CB004326

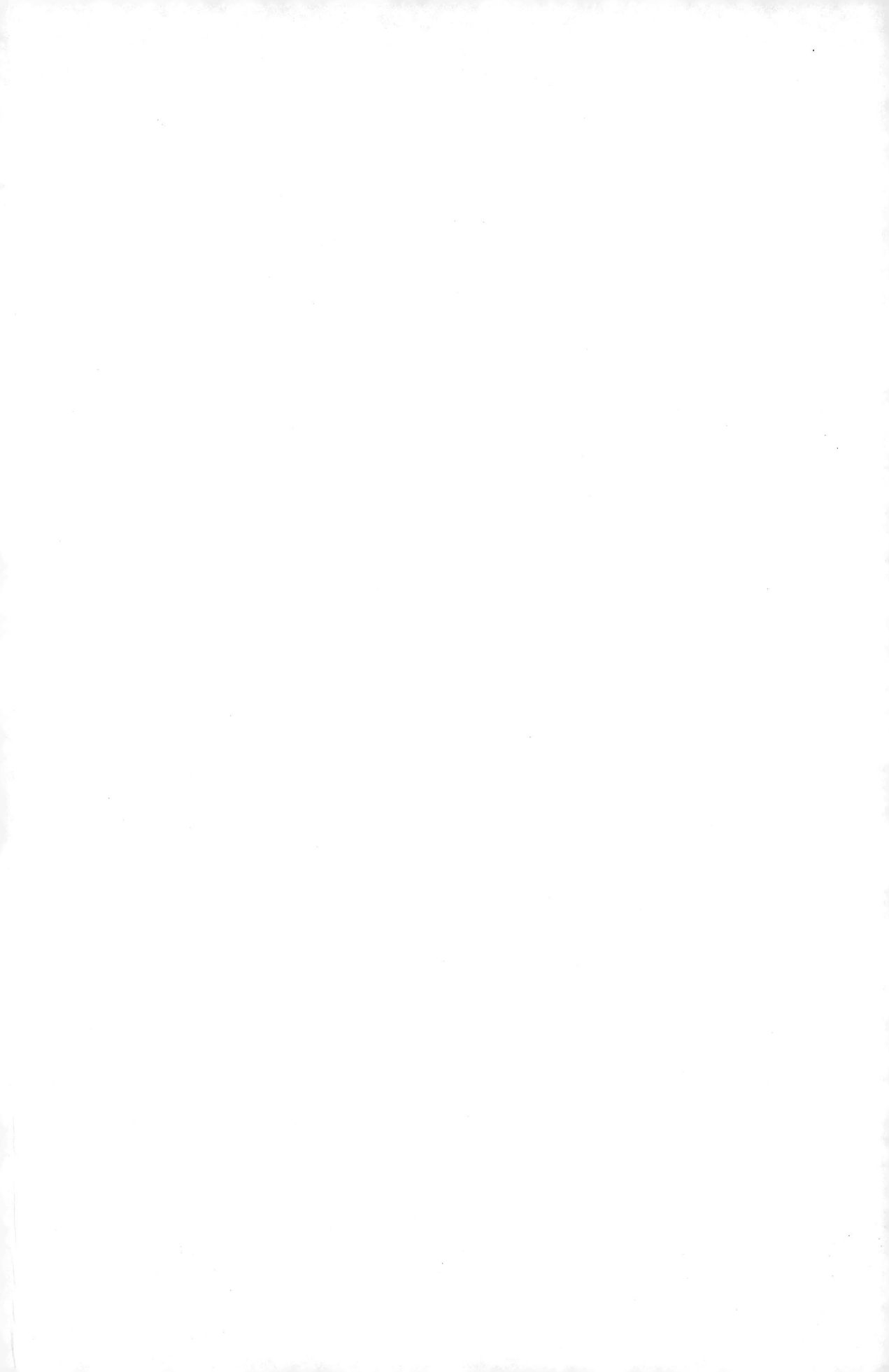

Atlas
de Histologia

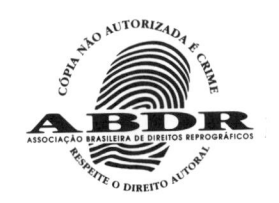

CÓPIA NÃO AUTORIZADA É CRIME
ABDR
ASSOCIAÇÃO BRASILEIRA DE DIREITOS REPROGRÁFICOS
RESPEITE O DIREITO AUTORAL

Atlas
de Histologia

Mariano S. H. Di Fiore
Ex-professor Regular Adjunto de Embriologia e Histologia
da Faculdade de Medicina da Universidade de Buenos Aires.
Ex-professor Titular de Histologia
do Instituto Nacional Superior do Professorado

Traduzido sob a supervisão de

Bruno Alípio Lobo
Professor Catedrático Emérito da Universidade Federal Rural
do Rio de janeiro e Professor Titular de Histologia
e Embriologia do Instituto de Ciências Biomédicas
da Universidade Federal do Rio de Janeiro.

7.ª edição

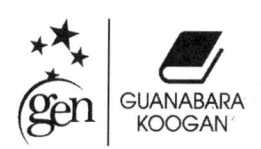

O autor e a editora empenharam-se para citar adequadamente e dar o devido crédito a todos os detentores dos direitos autorais de qualquer material utilizado neste livro, dispondo-se a possíveis acertos caso, inadvertidamente, a identificação de algum deles tenha sido omitida.

Título do original argentino
Atlas de Histología Normal
Copyright © 1999 Grupo ILHSA SA

Direitos exclusivos para a língua portuguesa
Copyright © 2001 by
EDITORA GUANABARA KOOGAN LTDA.
Uma editora integrante do GEN | Grupo Editorial Nacional

Travessa do Ouvidor, 11
Rio de Janeiro, RJ — CEP 20040-040
Tels.: 21-3543-0770 / 11-5080-0770
Fax: 21-3543-0896
www.grupogen.com.br
www.editoraguanabara.com.br

Reservados todos os direitos. É proibida a duplicação ou reprodução deste volume, no todo ou em parte, sob quaisquer formas ou por quaisquer meios (eletrônico, mecânico, gravação, fotocópia, distribuição na internet ou outros), sem permissão expressa da Editora.

ISBN: 978-85-277-1388-7

IMPRESSO EN LA ARGENTINA

Prefácio da Sexta Edição

Como já dissemos no prólogo da primeira edição desta obra, com o nome de *Atlas de Histologia Normal,* apresentamos uma compilação das lâminas em cores que ilustram a obra *Diagnóstico Histológico* e a descrição sumária que acompanha cada uma delas. Fomos mais uma vez levados a agir assim pelo desejo de que o estudante de histologia e outros estudiosos, médicos especialistas ou de clínica geral contem com uma coleção de lâminas que, ao reproduzir com clareza a estrutura microscópica dos numerosos tecidos e órgãos que devem reconhecer, lhes facilite o estudo e contribua para fixar a imagem dessas estruturas independentemente das obras ou dos textos utilizados para a sua formação teórica.

As lâminas que constituem este atlas, convém frisar, "não correspondem à reprodução de um determinado campo microscópico, mas representam reconstruções realizadas com base na observação de numerosos campos de uma ou várias preparações. Compreensivelmente, tivemos especial empenho em conservar, em todos os casos, as relações recíprocas existentes normalmente entre as diversas estruturas representadas e em manter a proporção em que as mesmas se encontram. Além disso, conferimos a cada desenho uma extensão maior do que a abarcada pelo campo microscópico real em cada aumento representado, obtendo-se, de certo modo, um resultado comparável ao que o observador consegue deslocando a preparação para examinar as imediações do campo focalizado. O método utilizado permite também desenhar os elementos situados em vários planos, obtendo-se imagens equivalentes às observadas quando se faz girar o parafuso micrométrico.

"Estas possibilidades fazem com que as lâminas se tornem bastante ilustrativas porque dão uma idéia de conjunto e de profundidade, necessária para a sua interpretação, não obtida com as fotografias quando se utilizam aumentos médios ou grandes. Desta forma, o que este método perde em valor documental, ganha em utilidade didática, sua principal finalidade."

"Ao reproduzir os cortes com as mesmas cores que apresentam segundo a técnica empregada — em geral hematoxilina-eosina — e procurando fazê-lo com a maior fidelidade possível, acrescenta-se outro elemento valioso para o diagnóstico das preparações e o reconhecimento dos diferentes elementos que participam de sua constituição."

"Em todos os casos, reproduzimos tão-somente as estruturas visíveis ou reveladas pelo método de coloração utilizado. Não representamos preparações obtidas com métodos especiais e mediante técnica minuciosa. Nosso objetivo foi colocar à disposição do estudante uma série de lâminas que reproduzam o mais exatamente possível a coleção de preparações comuns de uso em seus exercícios de microscopia."

Nas sucessivas edições publicadas do *Atlas de Histologia Normal,* além de terem sido redistribuídas as lâminas e, em alguns casos, as figuras que as compõem, foram acrescentadas outras novas a fim de completar a coleção de zonas microscópicas reproduzidas. Demos preferência a preparações de procedência humana, capazes de permitir que o estudante disponha dos elementos de estudo necessários para a sua formação. Por esta mesma razão, e não obstante o que foi dito no prólogo da primeira edição, esta coleção foi completada com reproduções de campos microscópicos de preparações realizadas com técnicas especiais, a fim de revelar pormenores estruturais cujo conhecimento é importante.

Nesta sexta edição foram acrescentadas as seguintes figuras: **Rim**: complexo justaglomerular; Testículo: túbulos retos e rete testis; Testículo: túbulos eferentes; Próstata: verumontanum; Ovário humano com corpo amarelo e folículos atrésicos; Glândula mamária durante o sétimo mês de gestação; Glândula mamária durante a lactação; Glândula tiróide e paratiróide (visão de conjunto), e Placa de Peyer do intestino delgado humano (substituindo a apresentada nas edições anteriores).

Todas estas novas lâminas foram realizadas pela professora de Ciências Naturais Matilde Grova, que já na edição anterior colaborou confeccionando algumas lâminas, demonstrou nesta oportunidade, uma vez mais, seu conhecimento e fina habilidade para a reprodução dos campos microscópicos observados. As lâminas que constituem este *Atlas* foram desenhadas, em sua maior parte, como dissemos em edições anteriores, pela Professora Celia M. Ishii de Sato, colaboradora que não poupou esforços para obter reproduções excelentes, habilidade por todos reconhecida.

Deixamos consignados nosso agradecimento ao Editorial El Ateneo, que, como nas anteriores, patrocinou esta edição; ao Sr. José Moreno Soria, a cujo cargo esteve a coordenação gráfica, e ao pessoal das Artes Gráficas Planeta, que, sob a eficiente direção do Sr. Nicolás Rubino, demonstrou sua capacidade e empenhou-se para apresentar a obra de forma tão altamente satisfatória.

Buenos Aires, janeiro de 1974.

Prefácio da Sétima Edição

Esta nova edição difere da anterior por terem sido ampliadas as descrições sumárias que acompanhavam as lâminas que compõem este *Atlas*. Como é fácil compreender, sua finalidade foi facilitar o entendimento das mesmas e servir de recordação dos conhecimentos teóricos que o estudante possui dos tecidos e órgãos ali representados. Acreditamos assim satisfazer uma finalidade didática que, esperamos, será devidamente apreciada.

Índice

APARELHO RESPIRATÓRIO

APARELHO URINÁRIO

APARELHO GENITAL MASCULINO

APARELHO GENITAL FEMININO

PELE

GLÂNDULAS DE SECREÇÃO INTERNA

SISTEMA NERVOSO CENTRAL

Aparelho visual

Aparelho auditivo

ATLAS DE
HISTOLOGIA

LÂMINA 1

OVÓCITO DE UM FOLÍCULO OVARIANO EM CRESCIMENTO

De uma preparação de ovário corada pela hematoxilina-eosina focalizou-se, com objetiva 45 X e ocular 10 X, um folículo em crescimento, um pouco ampliado na ilustração. Para facilitar o reconhecimento dos elementos microscópicos observados, recordemos que a hematoxilina cora, em tonalidade azul violeta, especificamente os núcleos (ou melhor, a cromatina nuclear, assim como algumas outras substâncias basófilas que podem ser encontradas no citoplasma — substância cromidial), enquanto a eosina é um corante citoplasmático e, em geral, das substâncias intercelulares, corando-as em vermelho-alaranjado, com intensidade variável.

Convém levar em conta o que foi dito acima, uma vez que as preparações reproduzidas neste atlas, em sua maior parte, foram coradas pelo método indicado.

No centro da lâmina observa-se uma formação volumosa, de contorno circular bem delimitado por uma camada corada pela eosina; corresponde ao corte histológico da volumosa célula denominada célula germinativa feminina, ou ovócito (2); a membrana que a rodeia, membrana celular (não membrana plasmática), é a zona pelúcida ou oolema (1). O citoplasma (2) é granuloso e apresenta zonas claras que se alternam irregularmente com outras, coradas em róseo mais ou menos intenso. O núcleo, ou vesícula germinativa (3), é esferóide e excêntrico. Distingue-se, nele, a membrana nuclear (8), o suco nuclear, os grãos de cromatina (3) e o nucléolo ou mancha germinativa (9), esférico e acidófilo.

Envolvendo esta grande célula existem muitas outras, pequenas e dispostas em camadas sucessivas. As mais próximas do ovócito são cilíndricas (4) e parecem implantar-se no oolema perpendicularmente à sua superfície externa. Seu conjunto constitui a coroa radiada. Mais para fora encontram-se células poliédricas, as células foliculares (7), que por sua vez, estão rodeadas de células fusiformes pertencentes à teca interna (6). De todas essas células, somente seus núcleos são bem visíveis, destacando-se cada elemento porque a membrana nuclear se corou com nitidez e os grãos de cromatina que possui aparecem fortemente corados pela hamatoxilina.

Existe uma célula em mitose (10) que apresenta os cromossomas dispostos em uma placa equatorial (metáfase), um capilar sangüíneo (11), entre as células da teca interna, e líquido folicular (5) entre as células do epitélio folicular.

Nas lâminas 83, 84 e 86 são representados folículos ovarianos em diferentes períodos de sua evolução, vistos com diferentes aumentos.

Ovócito de um Folículo Ovárico em Crescimento

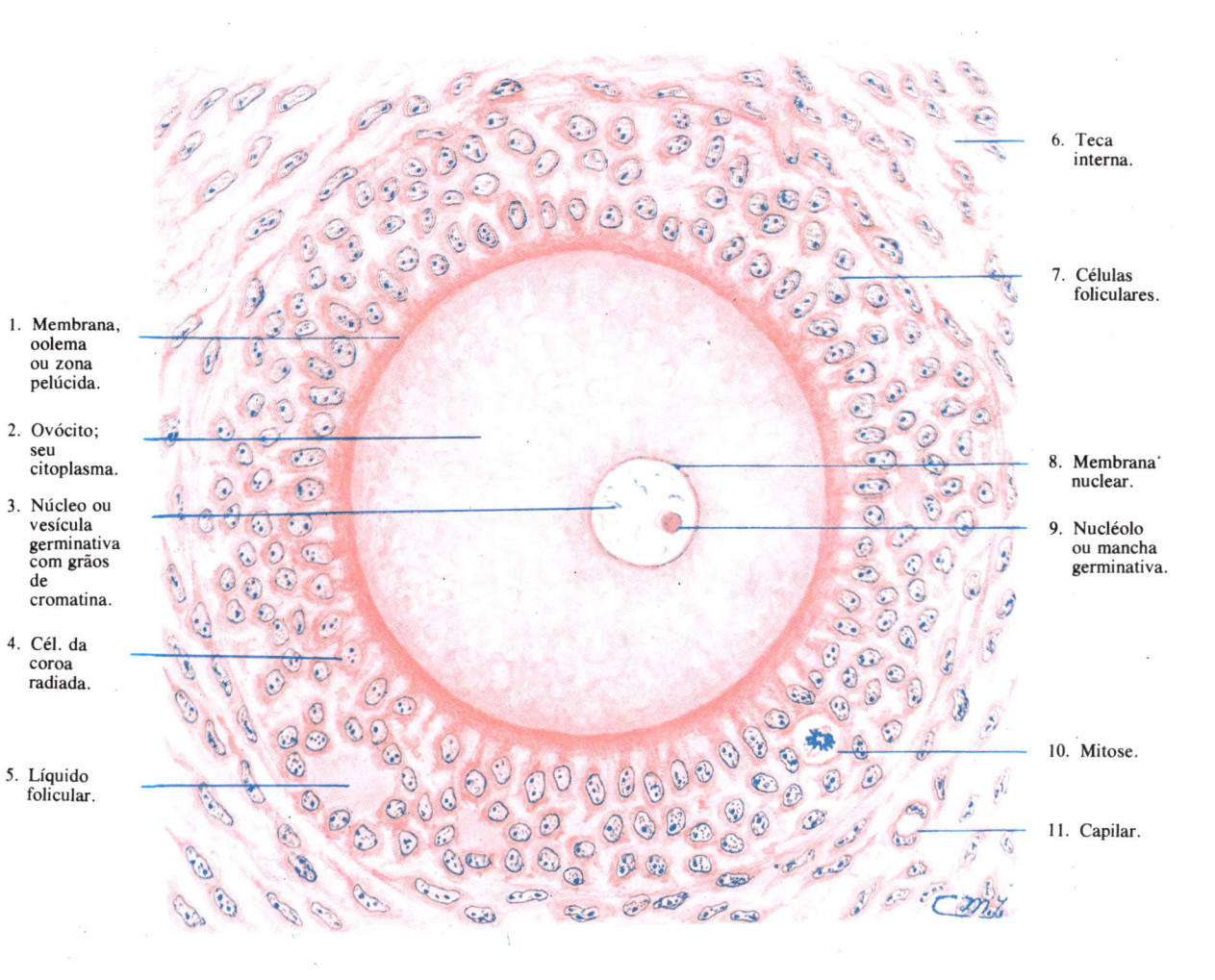

1. Membrana, oolema ou zona pelúcida.

2. Ovócito; seu citoplasma.

3. Núcleo ou vesícula germinativa com grãos de cromatina.

4. Cél. da coroa radiada.

5. Líquido folicular.

6. Teca interna.

7. Células foliculares.

8. Membrana nuclear.

9. Nucléolo ou mancha germinativa.

10. Mitose.

11. Capilar.

Coloração: hematoxilina-eosina. 650 ×.

LÂMINA 2

Figura 1. Células epiteliais pavimentosas dissociadas

O campo ilustrado corresponde a uma preparação "a fresco" de células epiteliais planas dissociadas, procedentes da mucosa bucal, obtidas por raspagem de sua superfície e colocadas (com a saliva que arrastam) entre lâmina e lamínula.

As células, observadas com iluminação pouco intensa, apresentam-se livres (*1* e *3*) ou em grupos (*2*), podendo-se ver neste a união íntima existente entre as diferentes células que se reúnem para constituir o tecido epitelial.

Estas células têm forma de polígonos irregulares e citoplasma granuloso. O núcleo central se destaca pela forma esférica, refringente e homogênea (*5*). Algumas células, que aparecem de perfil (*4*), mostram sua pequena espessura, fato que nos permite concluir que são células epiteliais planas, pavimentosas ou escamosas.

Figura 2. Endotélio (mesotélio) de peritônio

Um fragmento de mesentério de coelho, depois de ter sido tratado com uma solução de nitrato de prata e submetido à ação da luz, foi desidratado e montado no bálsamo de Canadá.

Podemos distinguir, em preto ou em castanho-escuro, os limites intercelulares (*1*), onde ocorreu a redução do nitrato de prata (cimento intercelular) e, em castanho-claro, o citoplasma das células mesoteliais que formam este tecido. Os núcleos não se coraram; ocupam estas zonas claras, geralmente excêntricas, observadas em cada célula (*2*). Alguns limites intercelulares apresentam espessamentos, que foram interpretados como estomas, e que parecem corresponder a artifícios de preparação (*3*).

Figura 3. Endotélio (mesotélio) de peritônio

A figura representa a região superficial de um corte da parede do intestino delgado, corado com hematoxilina-eosina. Cobrindo o tecido conjuntivo superficial (*4*) encontram-se células que se dispõem em uma camada simples; caracterizam-se por sua pequena altura com núcleos esferóides ou ovóides (a que se deve seu aspecto fusiforme no corte). São células endoteliais ou mesoteliais (*1*) que formam, em conjunto, o revestimento superficial do peritônio, e estão separadas entre si por uma simples linha intercelular (*2*). O microscópio eletrônico demonstra a existência de poucas microvilosidades em sua superfície livre. Uma membrana basal pouco notável (*3*) a separa do tecido conjuntivo antes mencionado. Neste, encontram-se alguns vasos sangüíneos revestidos internamente por células pavimentosas, endoteliais (*5*). Encontram-se em localização profunda algumas fibras musculares lisas, cortadas transversalmente e pertencentes à túnica muscular do órgão (*6*).

Outros cortes de peritônio estão representados nas lâminas 47, *7;* 53, *10;* 56, *1;* 57, *18;* e 66, *1.*

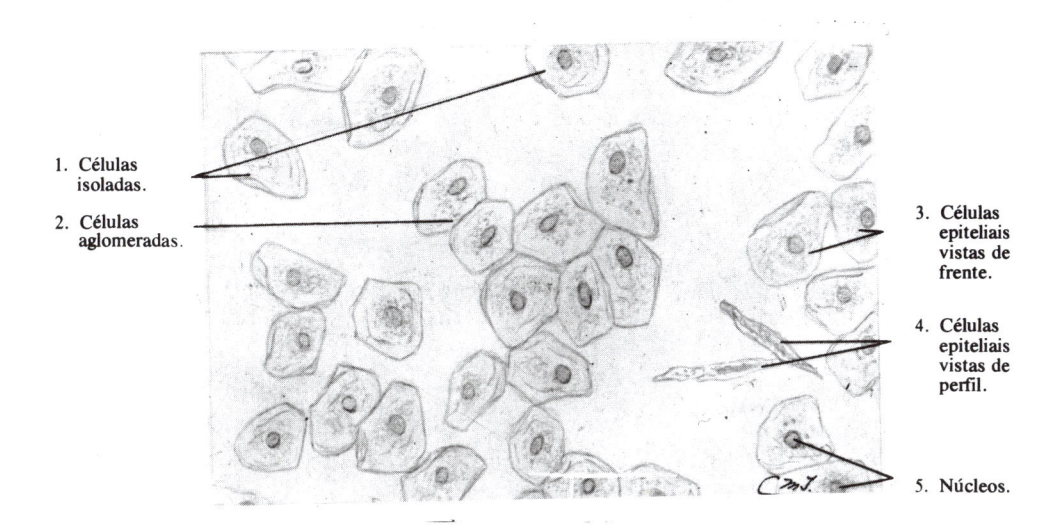

1. Células isoladas.
2. Células aglomeradas.
3. Células epiteliais vistas de frente.
4. Células epiteliais vistas de perfil.
5. Núcleos.

Fig. 1. — *Células epiteliais, chatas, dissociadas.*
Exame a fresco. 110 ×.

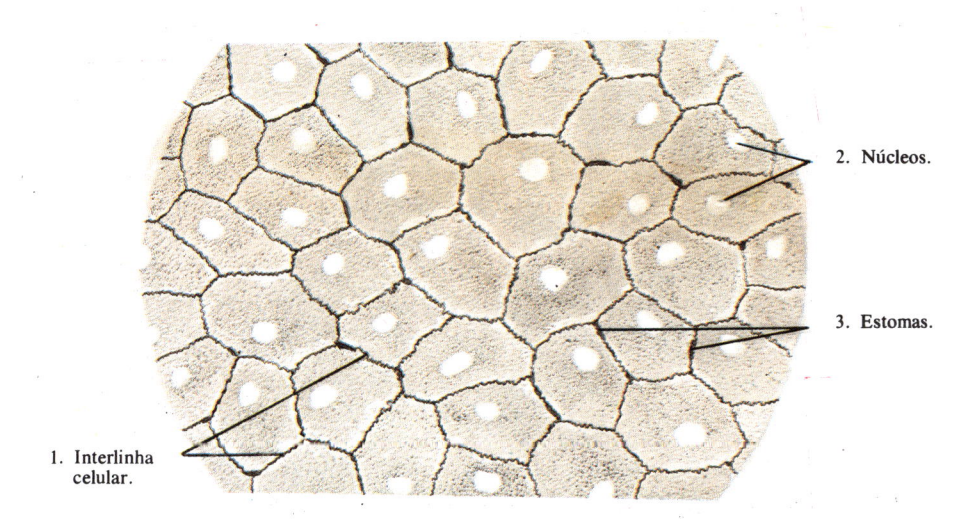

1. Interlinha celular.
2. Núcleos.
3. Estomas.

Fig. 2. — *Endotélio (mesotélio) do peritônio.*
Nitratação. 230 ×.

1. Célula mesotelial.
2. União intercelular.
3. Membrana basal.
4. Tecido conjuntivo.
5. Endotélio de arteríola e vênula.
6. Músculo liso. (c. trans.).

Fig. 3. — *Epitélio pavimentoso simples (mesotélio do peritônio).*
Coloração: hematoxilina-eosina. 500 ×.

LÂMINA 3

Figura 1. Tecido epitelial cilíndrico simples, mucoso

Reproduzimos aqui a zona mais interna da mucosa gástrica de uma preparação obtida pela técnica dos cortes e corada pela hematoxilina-eosina.

Vê-se o epitélio de revestimento, com suas células altas (*2* e *4*) dispostas em uma camada única, como se pode constatar observando a disposição de seus núcleos *(8)*, que se apresentam em uma fileira, formando uma paliçada. Estes núcleos são ovóides, alongados como as próprias células, e situados na região basal destas.

O citoplasma supranuclear é abundante e cora-se em róseo-claro (células mucosas), não sendo observada qualquer diferenciação apical.

Em alguns casos, o corte incidiu transversalmente sobre o epitélio, parelelo à sua superfície. Quando isto ocorre próximo à sua porção livre, isto é, tangencialmente à superfície epitelial, as células são vistas de frente, pelo seu ápice, e o aspecto é o de um mosaico *(1)*, que permite apreciar a forma poligonal do contorno desses elementos. Quando o corte passa pela zona profunda das células, os núcleos aparecem cortados transversalmente e muito próximos entre si, tendo em conjunto um aspecto semelhante ao dos epitélios estratificados *(7)*.

Abaixo do epitélio encontra-se um tecido conjuntivo pertencente ao córion da mucosa gástrica *(3)*. Uma membrana basal delgada, apenas visível nessas preparações, limita os dois tecidos.

Figura 2. Tecido epitelial prismático (ou cilíndrico) simples, com planura estriada

Vêem-se os extremos de algumas vilosidades intestinais, nas quais se observa o epitélio de revestimento prismático simples (*2* e *13*), caracterizado pela existência de uma planura ou borda estriada no ápice de suas células *(12)*, que se evidencia como um traço vermelho brilhante. Além disso, de vez em quando encontram-se algumas células mucosas, caliciformes (*8* e *11*), incolores ou apenas coradas, e com núcleo deformado e recalcado para a base da célula. São células epiteliais glandulares, enquanto as primeiras são células epiteliais de revestimento. Nestas, o microscópio eletrônico demonstra que a denominada planura estriada, presente em toda a extensão do intestino, está constituída por microvilosidades que são finos prolongamentos digitiformes citoplasmáticos da região apical das células, destinados a desdobrar consideravelmente a superfície de absorção das mesmas.

Entre as células do epitélio de revestimento encontram-se alguns linfócitos *(6)* reconhecíveis pelo núcleo escuro, pequeno e arredondado.

O epitélio da região superior da vilosidade, que está no centro e abaixo da lâmina, foi cortado obliquamente, aparecendo com aspecto de mosaico muito característico *(7)*.

Este epitélio repousa sobre uma membrana basal, que o separa do tecido conjuntivo da vilosidade, e que é um pouco mais aparente do que na preparação anterior.

Um epitélio similar, com planura estriada mais delgada, porém com a mesma constituição, acha-se revestindo a mucosa da vesícula biliar (lâmina 66, *5* e *17*). Semelhante à camada estriada, embora com microvilosidades mais amplas, é a borda em escova que apresentam as células de revestimento dos túbulos contornados proximais do rim (lâmina 73, *9, 14* e *20*).

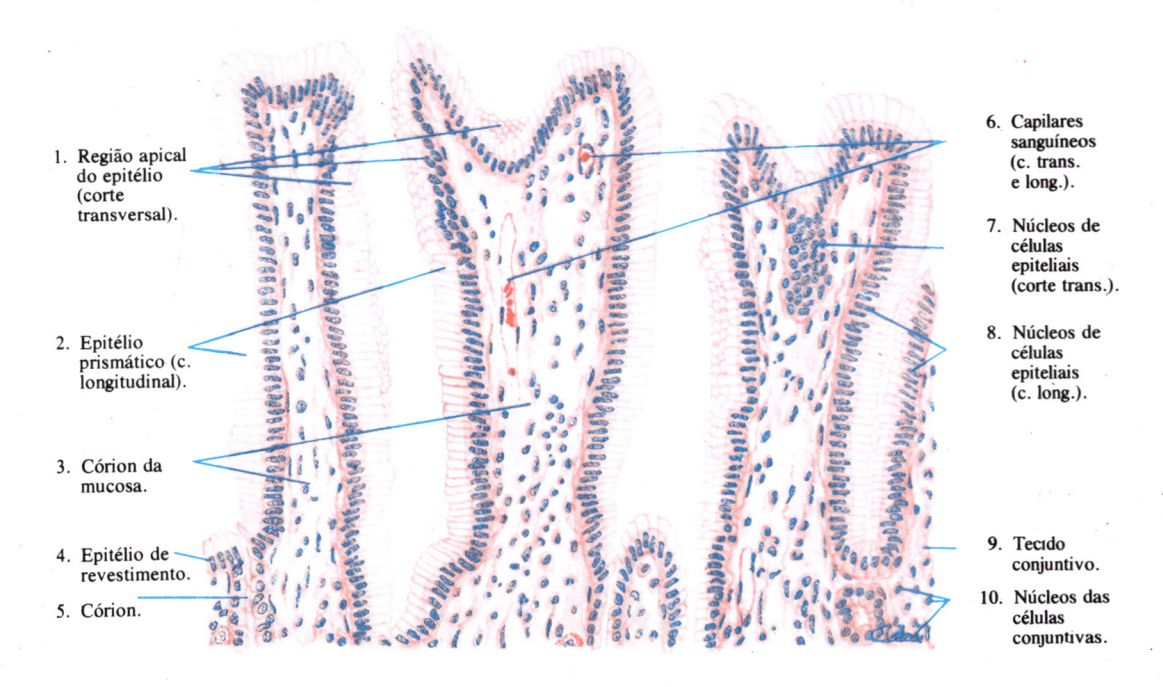

1. Região apical do epitélio (corte transversal).

2. Epitélio prismático (c. longitudinal).

3. Córion da mucosa.

4. Epitélio de revestimento.

5. Córion.

6. Capilares sanguíneos (c. trans. e long.).

7. Núcleos de células epiteliais (corte trans.).

8. Núcleos de células epiteliais (c. long.).

9. Tecido conjuntivo.

10. Núcleos das células conjuntivas.

Fig. 1. — *Epitélio cilíndrico simples mucoso.*
Coloração: hematoxilina-eosina. 250 ×.

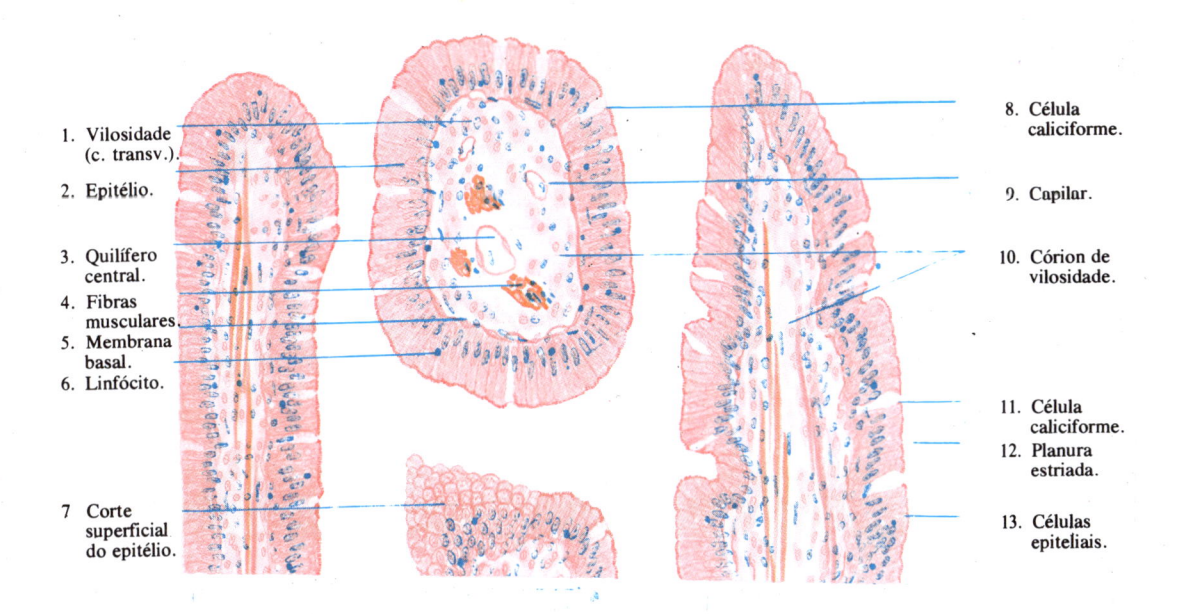

1. Vilosidade (c. transv.).

2. Epitélio.

3. Quilífero central.

4. Fibras musculares.

5. Membrana basal.

6. Linfócito.

7 Corte superficial do epitélio.

8. Célula caliciforme.

9. Capilar.

10. Córion de vilosidade.

11. Célula caliciforme.

12. Planura estriada.

13. Células epiteliais.

Fig. 2. — *Epitélio prismático (ou cilíndrico) simples, com planura estriada.*
Coloração: hematoxilina-eosina. 200 ×.

LÂMINA 4

EPITÉLIO PAVIMENTOSO ESTRATIFICADO

Figura 1. Corte sagital

O epitélio que se vê é o do revestimento esofágico *(1)*. Várias camadas celulares superpostas entram em sua constituição. As células profundas são altas, seus núcleos são ovóides e ricos em cromatina *(5)*. Estão muito próximos uns dos outros, o que indica que o citoplasma perinuclear é escasso. Algumas dessas células encontram-se em mitose *(7)*.

As células da zona média são poliédricas, com núcleo arredondado. As que formam as camadas superiores desta zona são um tanto achatadas e têm núcleo oval *(4)*.

As células da zona superficial são achatadas, pavimentosas, com núcleo lenticular e dispostas paralelamente à superfície livre do epitélio *(3)*.

Os limites intercelulares são visíveis nestas duas últimas zonas; aparecem como um delgado traço de um róseo um pouco mais intenso que o do citoplasma, que é bem visível quando observado com iluminação moderada.

Uma membrana basal pouco visível separa o epitélio *(1)* do tecido conjuntivo subjacente *(2)*. Este corresponde ao córion da mucosa esofágica, que é papilífero, motivo pelo qual a linha de implantação do epitélio é muito sinuosa. As papilas *(10)* são formações conjuntivas cônicas, simples ou compostas, que parecem penetrar no epitélio, porém na realidade a camada basal deste as recobre, elevando-se com elas.

O mesmo tipo de epitélio é encontrado na mucosa bucal (lâmina 38, *1*) e na face ventral da língua (lâmina 41, *8*), ao passo que sua face dorsal, nos seus dois terços anteriores, caracteriza-se pelas elevações em forma de papila que este mesmo epitélio apresenta ao revestir as papilas dérmicas (lâmina 41, *1, 2, 3* e *5*). A parede externa do colo uterino e a mucosa vaginal também apresentam um epitélio pavimentoso estratificado similar (lâminas 90, *1* e *12* e 91, *1*). O epitélio da face anterior do córnea também é pavimentoso estratificado, porém mais delgado: em sua constituição entra um menor número de camadas (lâmina 112, Fig. 2, *1*). Já o epitélio de revestimento da pele ou da epiderme, que é do mesmo tipo, pavimentoso estratificado, diferencia-se dos anteriores porque suas camadas superficiais estão formadas por células pavimentosas cornificadas (lâmina 97, Fig. 1, *1* e *5*, e Fig. 2, *1* e *10;* lâmina 98, Fig. 1, *1*).

Figura 2. Corte tangencial

O campo aqui reproduzido mostra o aspecto apresentado por um corte paralelo à superfície de um epitélio estratificado segundo um plano que passa pela linha *aa* da preparação anterior (zona profunda).

Podemos reconhecer as células poliédricas *(7)*, correspondentes à zona média do epitélio, e as células basais *(6)* que circundam as papilas do córion *(1, 5* e *9)*, que aqui aparecem cortadas transversalmente. Entre ambas encontra-se a membrana basal, delgada e pouco perceptível. O tecido conjuntivo que forma estas papilas cora-se de vermelho-claro, muito menos intenso do que o epitelial.

O aspecto que apresenta este corte é muito característico e permite ver com nitidez os elementos que compõem as papilas (estroma conjuntivo e suas células, *3;* vasos, *2* e *4* etc.) e as relações entre estas e as células basais do epitélio.

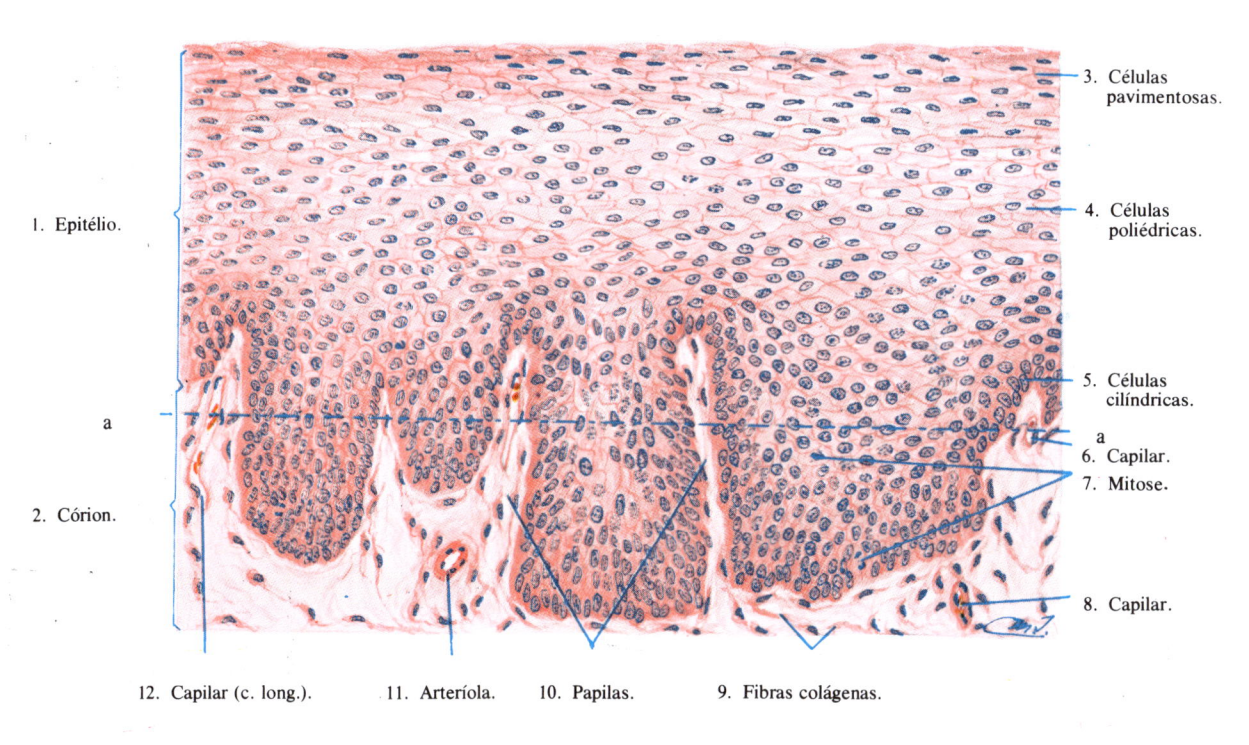

1. Epitélio.

a

2. Córion.

3. Células pavimentosas.
4. Células poliédricas.
5. Células cilíndricas.
a
6. Capilar.
7. Mitose.
8. Capilar.

12. Capilar (c. long.).   11. Arteríola.   10. Papilas.   9. Fibras colágenas.

Fig. 1. — *Epitélio pavimentoso estratificado. Corte perpendicular à sua superfície.*
Corante: hematoxilina-eosina. 215 ×.

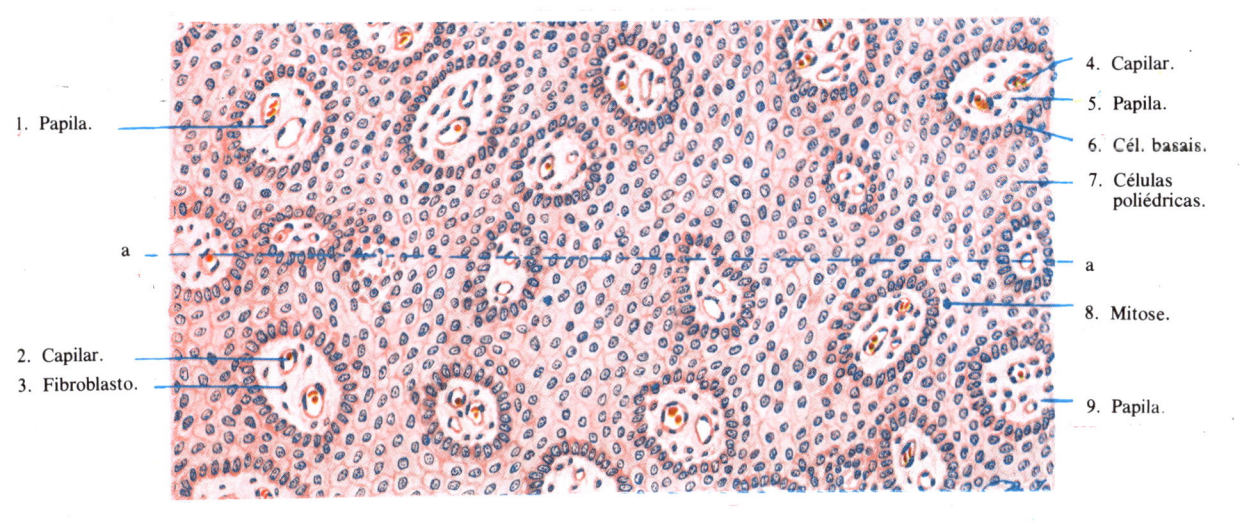

1. Papila.

a

2. Capilar.
3. Fibroblasto.

4. Capilar.
5. Papila.
6. Cél. basais.
7. Células poliédricas.
a
8. Mitose.
9. Papila.

Fig. 2. — *Epitélio pavimentoso estratificado. Corte paralelo à sua superfície.*
Corante: hematoxilina-eosina. 215 ×.

LÂMINA 5

Figura 1. Epitélio cilíndrico ciliado pseudo-estratificado

O corte reproduzido corresponde à mucosa das vias respiratórias superiores (fossas nasais, laringe, traquéia, brônquios).

Nesse epitélio as células aparentam dispor-se em várias camadas, pois seus núcleos ficam situados em diferentes níveis. Não obstante, observando bem e com auxílio do exame de cortes seriados, verifica-se que todas as células estão assentadas na membrana basal, mostrando ser um epitélio simples, de aspecto pseudo-estratificado.

Os núcleos profundos (7) correspondem às células arredondadas que não chegam à superfície livre; os da zona média pertencem, alguns, às células cilíndricas (5), com numerosos prolongamentos curtos e delgados (cílios vibráteis) que se implantam na superfície livre celular, onde se originam em um corpúsculo ou corpo basal (centríolo), situado logo abaixo da membrana plasmática, cuja sucessão constitui um traço aparentemente contínuo, de cor rósea intensa (4). Outros núcleos, em menor número e alternando com os anteriores, pertencem às células glandulares caliciformes (6), que se destacam entre as anteriores por sua cor clara, uma vez que o muco que contêm não se cora, ou se cora muito pouco, com a técnica empregada. Estes dois tipos celulares mencionados em último lugar são altos e chegam até a superfície livre do epitélio. Alguns núcleos, intensamente corados (paquicromáticos) e esferóides, correspondentes a linfócitos emigrantes (9), acham-se dispersos entre os elementos acima mencionados.

A membrana basal, bem evidente (8), separa o epitélio de revestimento (1) do córion da mucosa (2 e 11). Neste encontram-se células conjuntivas ou fibroblastos, substância fundamental intercelular, linfócitos migrantes e o corte transversal de pequenos vasos sangüíneos (10). Na região profunda acham-se alguns ácinos glandulares serosos (12) e mucosos (13), que se diferenciam facilmente entre si, não só pelo menor tamanho dos primeiros mas também pela intensidade de sua coloração.

Este tecido também está representado, com menor aumento, nas lâminas 68, 13 e 69, Fig. 1: 13 e 14, e Fig. 2: 5.

Figura 2. Epitélio misto ou polimorfo
(Também chamado de transição)

Este epitélio corresponde ao do revestimento da bexiga urinária. É formado por várias camadas celulares, cujos núcleos são esferóides e muito semelhantes. Este fato diferencia este tipo de epitélio do tipo estratificado já estudado (lâmina 4, Fig. 1), no qual os núcleos apresentam formas diferentes, bem manifestas, segundo a camada que ocupam. Além disso, pode-se ver no campo como as células das diversas camadas apresentam forma e número variável nas diferentes camadas, segundo o estado (distensão ou retração) da mucosa que revestem. Esta variação é especialmente notável nas células da camada superficial, que são achatadas e se dispõem em menor número de camadas quando a mucosa está distendida, apresentando-se cúbicas ou cilíndricas quando a mucosa está retraída, como se vê no fundo da prega situada no centro da ilustração.

O epitélio repousa sobre o córion sem que se possa observar, nestas preparações, a membrana basal. No tecido conjuntivo que constitui o córion, vemos alguns vasos sangüíneos de pequeno calibre (capilares, 8, vênulas, 9, e arteríola, 10). Oportunamente mostraremos como fazer o diagnóstico diferencial destes vasos. Na região profunda observam-se algumas fibras musculares lisas (11), pertencentes à camada muscular do órgão. Nas lâminas 75 (corte de ureter) e 76 (corte de bexiga) podemos ver este mesmo epitélio em diferentes aumentos.

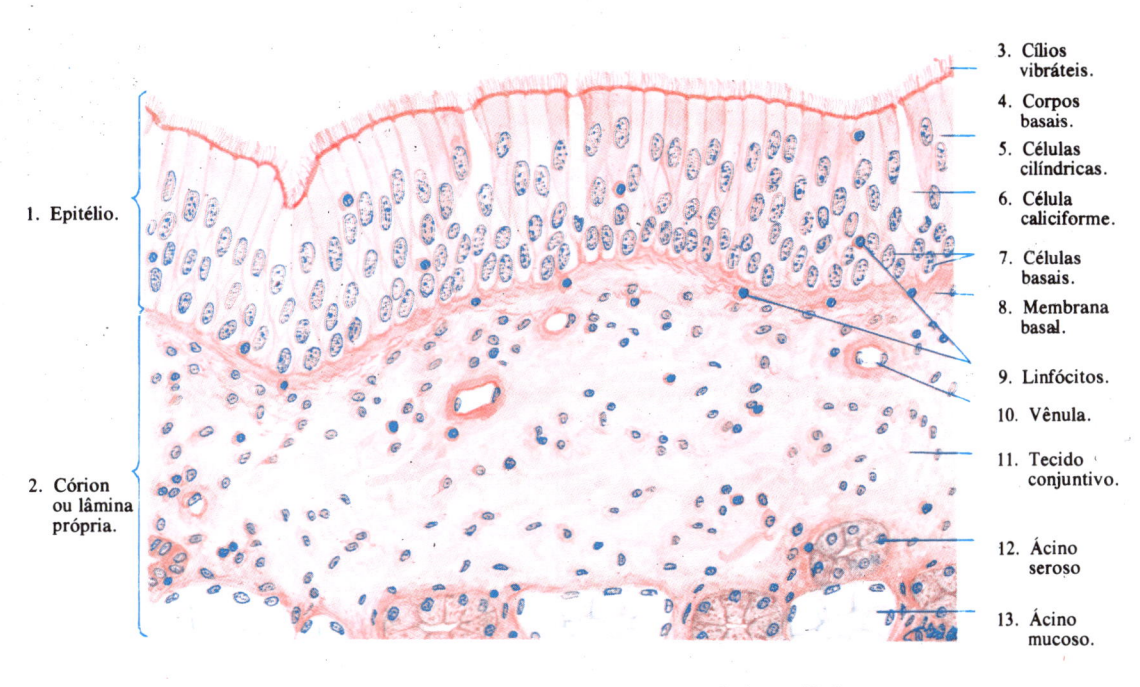

1. Epitélio.

2. Córion ou lâmina própria.

3. Cílios vibráteis.
4. Corpos basais.
5. Células cilíndricas.
6. Célula caliciforme.
7. Células basais.
8. Membrana basal.
9. Linfócitos.
10. Vênula.
11. Tecido conjuntivo.
12. Ácino seroso
13. Ácino mucoso.

Fig.1.— *Epitélio pseudoestratificado, cilíndrico ciliado.*
(Coloração: hematoxilina—eosina. 330 × .)

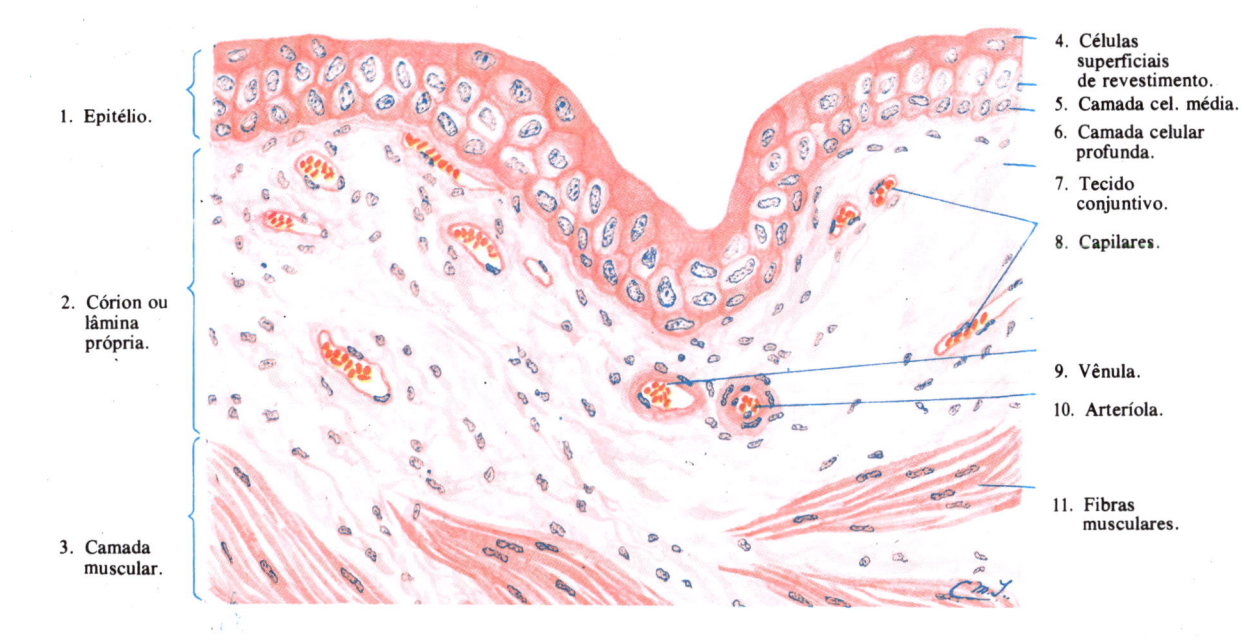

1. Epitélio.

2. Córion ou lâmina própria.

3. Camada muscular.

4. Células superficiais de revestimento.
5. Camada cel. média.
6. Camada celular profunda.
7. Tecido conjuntivo.
8. Capilares.
9. Vênula.
10. Arteríola.
11. Fibras musculares.

Fig. 2. — *Epitélio misto ou polimorfo.*
Corante: hematoxilina-eosina. 330 ×.

LÂMINA 6

GLÂNDULA TUBULOSA SIMPLES E RAMIFICADA
Esquema

No centro da lâmina vê-se a representação esquemática de um corte longitudinal de uma glândula tubulosa ramificada com quatro adenômeros, na qual o epitélio do conduto excretor prolonga-se, no ponto onde desemboca, diretamente no epitélio de revestimento superficial. O epitélio glandular é cúbico, com núcleos achatados e basais, enquanto o epitélio do conduto excretor é cilíndrico, com núcleos altos e ovóides.

As células dos tubos glandulares variam também em sua coloração, de acordo com o tipo de secreção que produzem (serosa: coloração violácea; mucosa: coloração rósea).

Em A pode-se ver o aspecto de um corte cujo plano de secção passa por aa. Vê-se um orifício central, desembocadura do conduto excretor, rodeado de células que formam um mosaico, as quais foram cortadas transversalmente e correspondem às células do revestimento epitelial vizinho ao ponto onde desemboca o conduto.

Em B vemos o corte sagital da mesma glândula. Seu aspecto é semelhante ao que apresenta o corte original. Não obstante, na porção alta, a secção intercepta a parede do conduto excretor e também suas células. Não se vê a luz do conduto. Este aparece como se fosse maciço e formado por um epitélio estratificado. Na porção inferior, o corte incide transversalmente sobre a porção terminal de um adenômero vazio, vendo-se a forma circular de seu contorno, a luz estreita e central do mesmo, e o número e a forma das células que se reúnem para circunscrevê-la.

Em C vê-se como se apresenta um corte oblíquo, "em bico de flauta", do conduto excretor. A luz é elíptica e o epitélio de ambos os pólos aparece em mosaico, porque o corte aí é transversal às células superpostas da parede do conduto.

Em D o corte passa pela parede de um adenômero que parece maciço, sem luz, formado por células das quais unicamente as periféricas apresentam seus núcleos.

Em E, um adenômero foi cortado obliquamente (luz oblonga e epitélio na porção alta em mosaico), e outro transversalmente.

Em F, três adenômeros foram cortados transversalmente. Observa-se a luz estreita e central e as células cilindrocônicas que formam sua parede.

Em G, o adenômero aparece cortado longitudinalmente, passando o corte por sua luz, exceto na região superior, onde se vêem as células de sua parede cortada superficialmente, numa incisão transversal.

Podemos observar que as células do conduto excretor sempre apresentam uma coloração avermelhada mais intensa do que a que corresponde aos tubos secretores.

Glândulas tubulosas de diversos tipos são encontradas no tubo digestivo (glândulas gástricas: lâminas 47, 48, 49 e 50; glândulas de Lieberkühn dos intestinos delgado e grosso: lâminas 52, 53, 54, 55, 56, 57 e 58; e, embora menos típicas, as glândulas da endocérvice, lâmina 90, 2).

Quando o conduto excretor se ramifica e cada uma dessas ramificações serve de desembocadura para tubos glandulares, a glândula é classificada como uma glândula tubulosa composta ramificada.

Glândula Tubulosa
(Esquema)

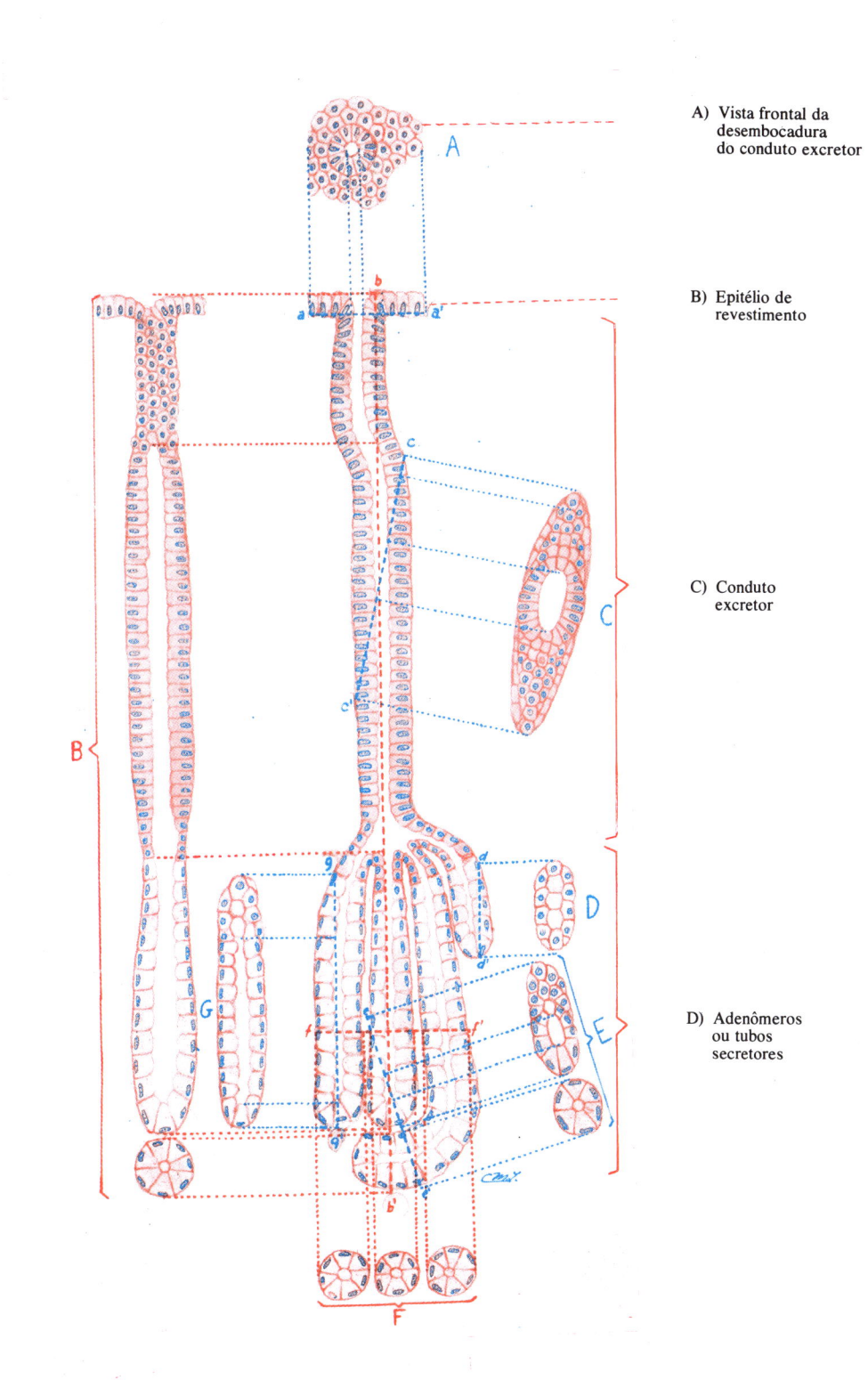

A) Vista frontal da
   desembocadura
   do conduto excretor

B) Epitélio de
   revestimento

C) Conduto
   excretor

D) Adenômeros
   ou tubos
   secretores

LÂMINA 7

Figura 1. Glândula acinosa composta
Esquema

No corte longitudinal da glândula representada no centro da lâmina, observa-se um conduto excretor com suas ramificações e numerosos adenômeros ou ácinos glandulares — arredondados ao corte ou ligeiramente alongados — formados por células piramidais que delimitam uma estreita luz. O conduto excretor e suas ramificações, revestidos por células cúbicas ou cilíndricas, diferenciam-se facilmente neste esquema, porque suas células coram-se de cor vermelha mais intensa do que as correspondentes aos adenômeros ou formações secretoras. O mesmo ocorre ao exame dos cortes histológicos das glândulas correspondentes. O que foi dito também é válido para o esquema anterior e para o seguinte.

Nas projeções *A, B* e *C*, vêem-se esses adenômeros cortados segundo os planos *aa, bb* e *cc*, respectivamente, apresentando todos eles forma arredondada (correspondem ao corte óptico de um esferóide). Este fato, assim como o de possuírem luz estreita, permite defini-los como ácinos glandulares, e a própria glândula, por possuir conduto excretor ramificado, é uma glândula acinosa composta. Os adenômeros alongados denominam-se tubuloácinos.

Embora não estejam representados no esquema, existem ácinos serosos e ácinos mucosos (além de ácinos mistos), que se diferenciam por caracteres morfológicos e por seus produtos de secreção, como definiremos oportunamente.

As glândulas salivares e o pâncreas, representados nas lâminas 60, 61, 62 e 67, pertencem a este tipo glandular. Também encontram-se ácinos glandulares serosos, mucosos e mistos nas paredes de diversos órgãos: lábios (lâmina 38, *4* e *6*); língua (lâmina 41, *13* e *15*); esôfago (lâminas 44, *11* e 45, *10* e *11*) e traquéia (lâmina 69, *4, 5* e *9*) etc.

Figura 2. Glândula alveolar composta
Esquema

Neste caso trata-se de uma glândula cujos adenômeros apresentam-se esferóides e com luz ampla. A conformação mencionada torna-se evidente, tanto nos cortes longitudinais como nos transversais da glândula.

Em *A* acha-se um alvéolo em que não se vê a luz, porque o corte *aa'* passa rasante à sua parede e as células que o formam aparecem cortadas transversalmente, apresentando o típico aspecto de mosaico. Encontra-se também a projeção de uma seção de um alvéolo ramificado, cujo corte intercepta o septo existente entre duas cavidades glandulares contíguas.

Em *B*, outro alvéolo ramificado mostra qual o aspecto apresentado quando o corte transversal *bb'* passa longe desse septo, pelo centro de sua luz.

A glândula mamária representada nas lâminas 95 a 96 pertence a este tipo, e a glândula lacrimal (lâmina 112, Fig. 1) é tubuloalveolar.

Além dessas glândulas de secreção externa, existem outras de secreção interna, cujos produtos de elaboração passam ao meio circulante interno (não são despejados, direta ou indiretamente, no exterior); estão representadas nas lâminas 67 (ilhotas de Langerhans no pâncreas), 85 (corpo amarelo), 100 e 101 (hipófise), 102 e 103 (tireóide e paratireóide) e 104 (supra-renal).

Glândula Acinosa
(esquema)

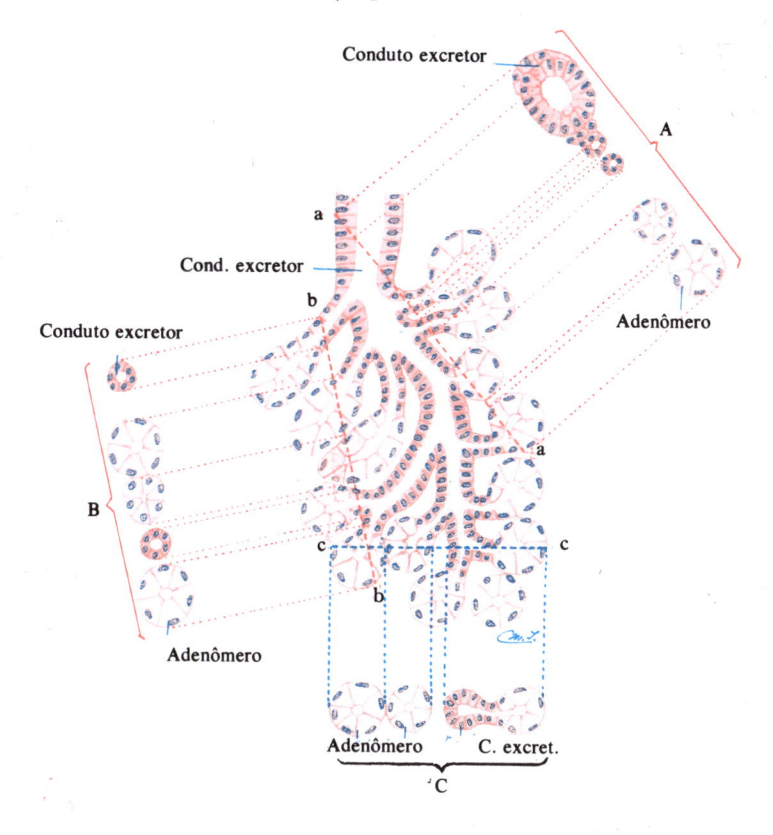

Conduto excretor

A

Cond. excretor

Adenômero

Conduto excretor

B

a

c   c

b

Adenômero

b

Adenômero   C. excret.

C

Glândula Alveolar Composta
(esquema)

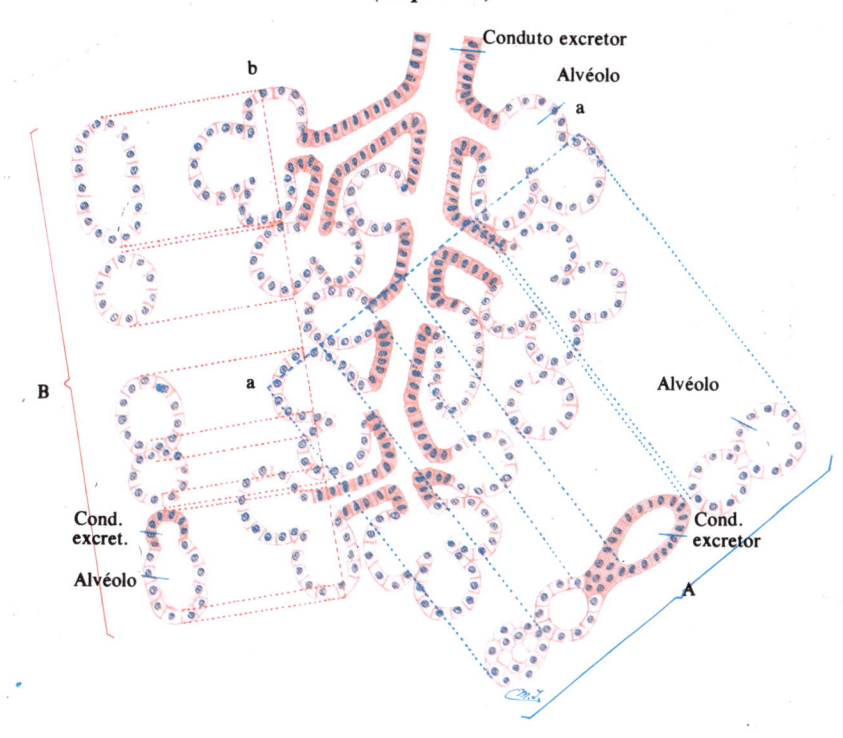

b

Conduto excretor

Alvéolo

a

B

a

Alvéolo

Cond.
excret.

Cond.
excretor

Alvéolo

A

LÂMINA 8

TECIDO CONJUNTIVO FROUXO

Figura 1. Processo da bola de edema

Está representado o campo microscópico de uma preparação obtida com um pequeno fragmento de tecido celular subcutâneo de rato branco, dissociado pelo processo da bola de edema de Ranvier. Usou-se como líquido de injeção uma solução muito diluída de vermelho neutro, dissolvido em solução salina. Vêem-se fibras e células. Entre as primeiras, predominam as fibras colágenas (*2 e 9*), que podem ser reconhecidas por sua espessura e pela constituição fibrilar. Seu trajeto é ondulado e não se observam extremidades livres nem anastomoses. As fibras restantes são elásticas (*1 e 10*) e diferenciam-se das anteriores por serem mais delgadas; destacam-se mais porque, embora incolores como as colágenas, são muito refringentes, expressão de seu elevado índice de refração. Ramificam-se e anastomosam-se entre si, seguindo um trajeto retilíneo, exceto nos casos — aliás muito freqüentes nestas preparações — em que foram seccionadas, aparecendo então sumamente onduladas.

As células são numerosas e apresentam aspecto muito variado. Os macrófagos fixos, ou histiócitos (*4, 11 e II*), são de forma irregular, com numerosos prolongamentos; seu citoplasma contém abundantes vacúolos encerrando vermelho neutro. Os fibroblastos (*8 e I*) são semelhantes aos anteriores na forma, mas diferenciam-se dos mesmos porque carecem desses vacúolos de vermelho neutro, ou só contêm poucos e pequenos vacúolos, quando a ação do corante foi prolongada. No núcleo, menos visível que os do histiócito, observa-se às vezes um ou mais nucléolos (*I*). Os mastócitos (*7 e III*) são células ovóides ou poliédricas, encerrando abundantes granulações coradas em tonalidade vermelho-tijolo. Aparecem isoladas ou reunidas, de preferência nas proximidades dos vasos. As células adiposas (*3*) apresentam-se como esférulas brilhantes de tamanho variado, dispostas em grupos, mais ou menos numerosos, segundo as regiões. Vêem-se também alguns leucócitos eosinófilos (*5*) com granulações incolores e brilhantes no citoplasma e núcleo lobulado, e linfócitos (*6*), menores do que os anteriores, com núcleo arredondado e citoplasma escasso, pouco visível.

Separando estes elementos existe uma substância fundamental, que foi infiltrada pelo líquido injetado e que não se evidencia nestas preparações.

Um capilar sangüíneo (*12*), com algumas hemácias em sua luz, acha-se no campo representado.

Figura 2. Células de tecido conjuntivo

Nesta figura vêem-se algumas células do tecido conjuntivo, com o aspecto que apresentam nas preparações histológicas obtidas após a fixação e a coloração com hematoxilina-eosina.

O primeiro da série é um histiócito (*1*); aparece com forma arredondada, contorno irregular e citoplasma ligeiramente eosinófilo. O núcleo é relativamente pequeno e rico em cromatina, com dois ou mais nucléolos pequenos.

O segundo é um fibroblasto (*2*); apresenta-se fusiforme, com algumas expansões (seus prolongamentos habituais retraíram-se por influência dos reagentes utilizados); núcleo ovóide, pobre em cromatina, e com um ou dois nucléolos (essa estrutura nuclear permite diferenciá-lo do histiócito ou macrófago).

O fibrócito (*3*) é semelhante ao anterior; fusiforme, sem expansões e um pouco menor; a estrutura nuclear também é similar.

Seguem-se dois linfócitos: o grande (*4*) e o pequeno linfócito (*5*), de uma mesma progênie hematopoética. Caracterizam-se por sua forma esferóide, pelo citoplasma ligeiramente basófilo (de cor violeta-claro) e pelo núcleo com cromatina condensada, sem nucléolos.

De aspecto parecido com o destes dois últimos é o plasmócito (*6*), que se diferencia deles por seu núcleo excêntrico, com cromatina condensada, disposta em raios de roda, e o citoplasma muito basófilo (cor violeta), em decorrência da sua riqueza em ácido ribonucleico; apresenta no citoplasma um halo claro, central, perinuclear. O seguinte é um eosinófilo (*7*), célula de origem sangüínea, caracterizada por seu núcleo com retículo cromático denso e habitualmente bilobulado, e pelas granulações eosinófilas (de cor vermelha) que ocupam seu citoplasma.

A célula pigmentar (*8*) caracteriza-se especificamente pelos grãos de pigmento melânico (castanho-escuro ou negro) contidos em seu citoplasma. Tem forma alongada, com prolongamentos semelhantes a pseudópodos, e sua presença é típica do tecido conjuntivo de certas regiões (reduzido número na derme e abundante na coróide).

O último elemento da série representada é uma célula adiposa (*9*): o citoplasma, reduzido a um halo periférico corado em róseo, envolve uma grande gota de gordura neutra — que aqui desapareceu por influência dos reagentes utilizados — e contém um núcleo excêntrico e achatado. Origina-se a partir de histiócitos ou fibroblastos, que acumulam gordura durante o processo da adipogênese.

Tecido conjuntivo Frouxo
Método da bola de edema

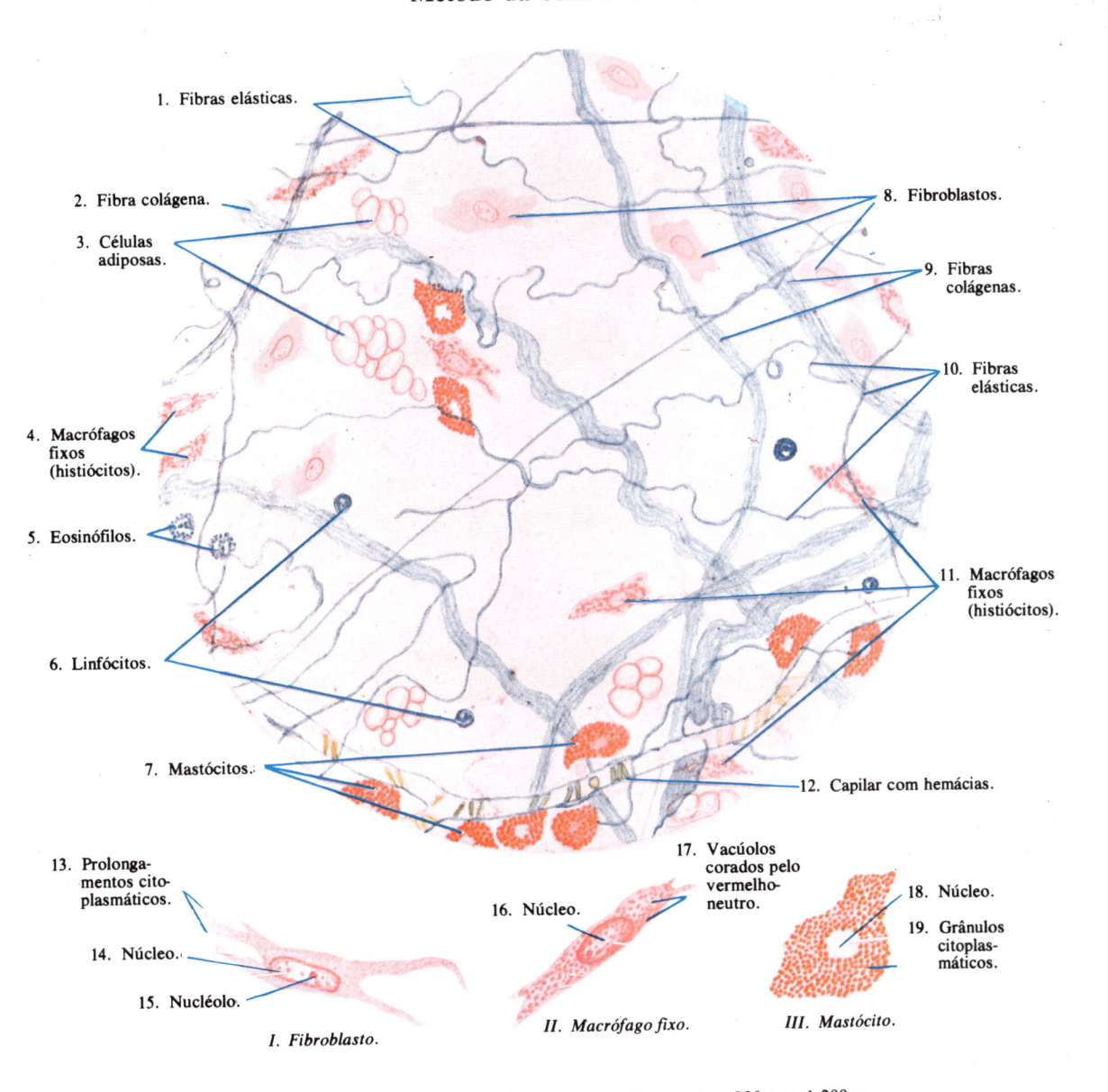

1. Fibras elásticas.
2. Fibra colágena.
3. Células adiposas.
4. Macrófagos fixos (histiócitos).
5. Eosinófilos.
6. Linfócitos.
7. Mastócitos.
8. Fibroblastos.
9. Fibras colágenas.
10. Fibras elásticas.
11. Macrófagos fixos (histiócitos).
12. Capilar com hemácias.

13. Prolongamentos citoplasmáticos.
14. Núcleo.
15. Nucléolo.

16. Núcleo.
17. Vacúolos corados pelo vermelho-neutro.

18. Núcleo.
19. Grânulos citoplasmáticos.

I. Fibroblasto.

II. Macrófago fixo.

III. Mastócito.

Fig. 1. — Coloração: supravital com vermelho-neutro. 320 × e 1.200 x.

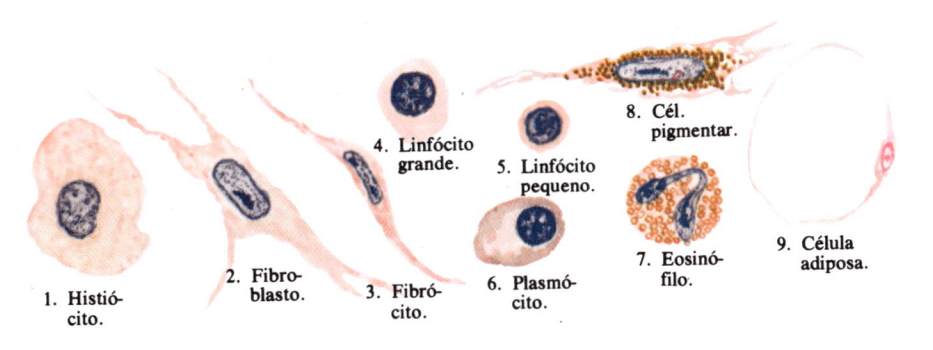

1. Histiócito.
2. Fibroblasto.
3. Fibrócito.
4. Linfócito grande.
5. Linfócito pequeno.
6. Plasmócito.
7. Eosinófilo.
8. Cél. pigmentar.
9. Célula adiposa.

Fig. 2. — *Células do tecido conjuntivo.*
Coloração: hematoxilina-eosina. 1.200 ×.

LÂMINA 9

Figura 1. Tecido conjuntivo frouxo ou areolar

O campo reproduzido corresponde a uma porção da túnica celular ou submucosa de uma preparação histológica de esôfago, corada pela hematoxilina-eosina.

Vêem-se numerosas células de forma irregular, com prolongamentos e núcleo oval. Em sua maior parte, são fibroblastos (*1*). Entre estes, acham-se alguns histiócitos que, neste tipo de preparação, não são fáceis de diferenciar. Encontram-se no campo também alguns linfócitos, com núcleo arredondado e escuro rodeado de pequena porção de citoplasma (*2*); polinucleares de núcleo lobulado e de maior tamanho de que os anteriores (*3*), e células adiposas, geralmente volumosas, com núcleo excêntrico e achatado e conteúdo incolor (*11*). Somente a periferia desses elementos se destaca, sob a forma de um traço róseo que limita cada um deles, correspondente ao ectoplasma da célula adiposa, que circunda uma grande gota de gordura que a célula contém normalmente e que, nestas preparações, desapareceu pela ação dos reagentes utilizados em sua execução.

Existem numerosos vasos sangüíneos, todos de pequeno calibre, cortados longitudinal ou transversalmente. Entre eles distinguimos capilares (*7* e *13*), com a luz limitada tão somente por uma camada endotelial, vênulas (*5* e *8*) de diâmetros semelhantes aos anteriores, mas com parede endotelial reforçada por algumas células musculares, e arteríolas (*4*, *9* e *10*), também com fibras musculares, nas quais a espessura da parede é semelhante ao diâmetro da luz do vaso.

Em meio a todos esses elementos, formando o fundo da preparação, há uma substância que foi corada em róseo pálido pela eosina; é a substância fundamental, que se apresenta percorrida por formações fibrilares: fibras colágenas (*6*). A cor rósea das fibras é um pouco mais intensa do que a da substância fundamental. Estes elementos aparecem em cor vermelha intensa quando as preparações são coradas pelo método de Van Gieson (hematoxilina e picrofucsina, isto é, ácido pícrico e fucsina ácida), como se vê representado na lâmina 46, Fig. 1, e de cor azul com a técnica de Mallory-Azán (lâmina 46, Fig. 2), nà qual são empregados o azul de metileno e o orange G, corantes aos quais se deve esta cor.

Existem também algumas fibras não destacadas nessas separações, e fibras de reticulina, que só podem ser reveladas pelos métodos de impregnação argêntica (fibras argirófilas).

Ao examinar este tecido, o classificamos como tecido conjuntivo frouxo porque, como já vimos, caracteriza-se pela abundância de fibroblastos e de substância fundamental, na qual existe uma rede de fibras colágenas que delimitam espaços areolares (daí o nome de tecido areolar, com o qual também é designado), com abundantes células adiposas, e percorrido por numerosos vasos sangüíneos, de diferentes diâmetros e denominações. Esse tecido, além de constituir a submucosa dos órgãos digestivos e respiratórios, entre outros, também é encontrado no tecido subcutâneo, na adventícia de órgãos e vasos, e entre fascículos musculares (ver lâminas correspondentes).

Figura 2. Tecido conjuntivo denso

Nesta lâmina, vê-se o tecido conjuntivo denso que forma a derme da pele, em uma preparação realizada como a anterior. As células conjuntivas, ou fibroblastos (*5* e *11*), são menos numerosas do que no tecido conjuntivo frouxo, sendo abundantes, ao contrário, as fibras colágenas (*1* e *2*), que se apresentam sob a forma de feixes grossos cortados em diversas direções. Destacam-se algumas fibras elásticas pela cor vermelho-brilhante que adotam com a eosina, e as finas ondulações que apresentam (*10*).

Há, também, alguns leucócitos polinucleares (*3*), linfócitos (*9*), e alguns capilares (*4* e *8*). Na vizinhança do capilar cortado obliquamente (*8*), existe uma célula mesenquimatosa indiferenciada (*6*).

Como vemos, este tecido conjuntivo denso caracteriza-se pela abundância de fibras colágenas que se dispõem em diferentes direções, situadas em meio a uma substância fundamental escassa, com poucos fibroblastos, células adiposas e vasos. Além de constituir a derme cutânea, é encontrado em certas zonas do córion de algumas mucosas. Há autores que incluem nesta mesma variedade o tecido fibroso modelado (peritônio, aponeurose, tendões etc.).

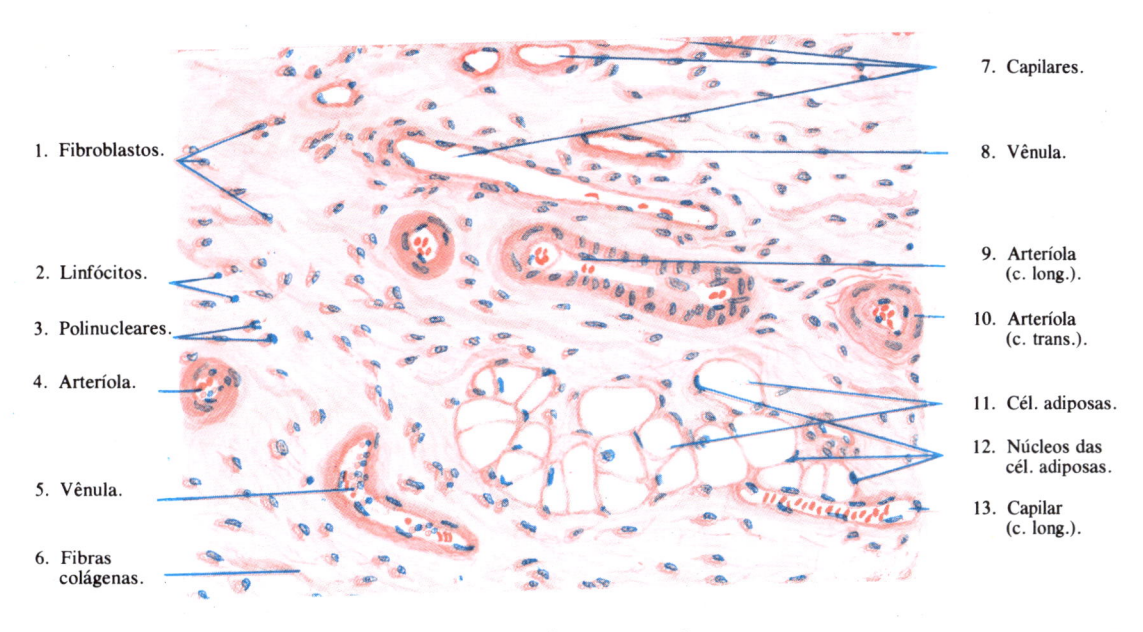

1. Fibroblastos.

2. Linfócitos.

3. Polinucleares.

4. Arteríola.

5. Vênula.

6. Fibras
   colágenas.

7. Capilares.

8. Vênula.

9. Arteríola
   (c. long.).

10. Arteríola
    (c. trans.).

11. Cél. adiposas.

12. Núcleos das
    cél. adiposas.

13. Capilar
    (c. long.).

Fig. 1. — *Tecido conjuntivo frouxo.*
Coloração: hematoxilina-eosina. 300 ×.

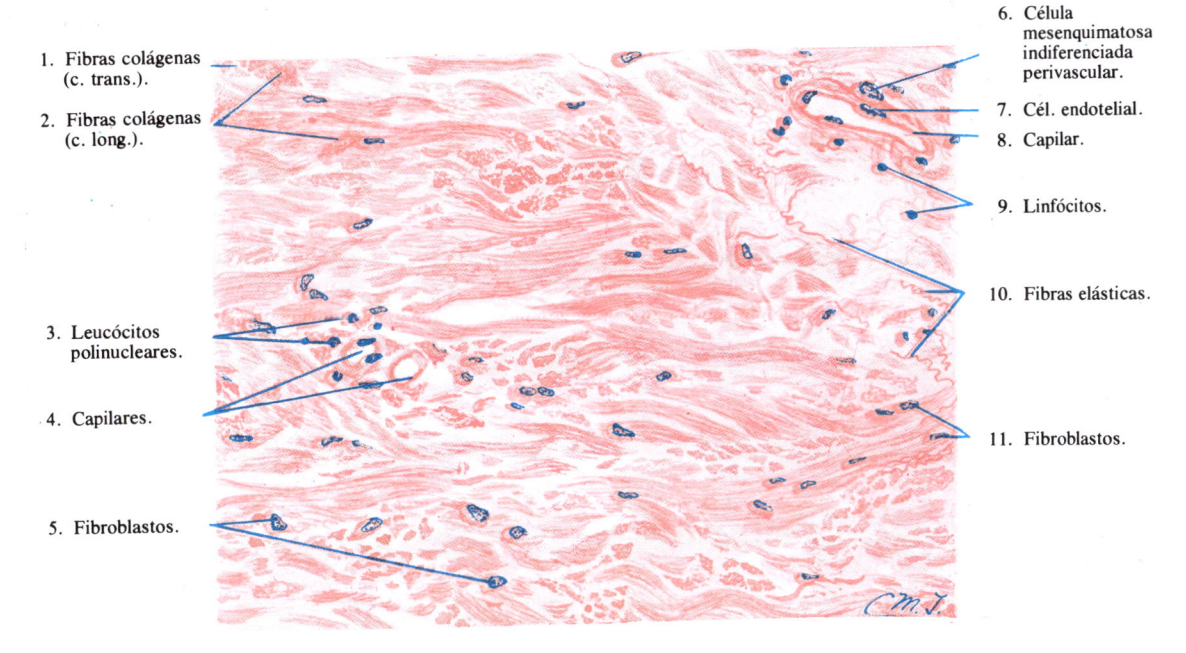

1. Fibras colágenas
   (c. trans.).

2. Fibras colágenas
   (c. long.).

3. Leucócitos
   polinucleares.

4. Capilares.

5. Fibroblastos.

6. Célula
   mesenquimatosa
   indiferenciada
   perivascular.

7. Cél. endotelial.

8. Capilar.

9. Linfócitos.

10. Fibras elásticas.

11. Fibroblastos.

Fig. 2. — *Tecido conjuntivo denso.*
Coloração: hematoxilina-eosina. 300 ×.

LÂMINA 10

Figura 1. Tecido mucoso

Gelatina de Wharton

Esta lâmina reproduz um campo de um corte histológico de cordão umbilical humano. Nela se vêem numerosas células estreladas, com longos prolongamentos que, em muitos casos, estão anastomosados entre si (fibroblastos: *1, 2* e *3*), que se encontram imersas em abundante substância fundamental (*5*), ligeiramente basófila em virtude do condroitinossulfato que entra em sua composição — um polissacarídeo metacromático, que pode ser revelado corando-se a preparação, por exemplo, com azul de toluidina, que o torna vermelho (coloração metacromática).

Os únicos elementos fibrilares diferenciados são representados por algumas fibras colágenas.

Fibroblastos estrelados — cujos prolongamentos podem se anastomosar em meio de abundante substância fundamental metacromática — com poucas fibras colágenas, são características que permitem fazer o diagnóstico de tecido conjuntivo mucoso (tecido de tipo embrionário, que constitui a gelatina de Wharton do cordão umbilical).

Figura 2. Tecido conjuntivo modelado

Tendão

Observam-se numerosas fibras colágenas (*2*) paralelas entre si, geralmente espessas e de constituição fibrilar.

Entre os feixes que elas constituem (*5* e *6*) encontram-se séries lineares de células (*1, 3* e *4*), que representam fibroblastos achatados: as células tendinosas, cujos núcleos, vistos de frente, são ovóides (*3*) e, de perfil, bastoniformes (*4*).

Por possuírem espessas fibras colágenas paralelas entre si e células conjuntivas achatadas ordenadas em séries lineares, este tipo de tecido fibroso é incluído entre os denominados tecidos conjuntivos modelados. O diagnóstico de tendão baseia-se no fato de todas as fibras estarem orientadas na mesma direção, uma vez que a tração é exercida sobre elas no mesmo sentido.

A esse mesmo tipo de tecido conjuntivo modelado pertencem: o tecido membranoso — no qual as fibras colágenas se dispõem em vários planos, sendo em cada um deles paralelas entre si, porém cruzando-se em diversos ângulos com as fibras dos outros planos, situando-se as células conjuntivas, polimorfas, nos interstícios deixados pelas fibras (exemplo: aponeurose) — e o tecido conjuntivo laminado, cuja característica é as fibras se disporem formando lamínulas superpostas, separadas por substância amorfa cimentante onde se localizam as células (exemplo: membrana própria dos tubos seminíferos: lâmina 79, *6*; perineuro: lâmina 28, *6*; parede dos corpúsculos de Paccini: lâmina 67, *6*).

Como já dissemos no início deste capítulo, ao tecido conjuntivo propriamente dito pertencem também: o tecido reticular que forma o tecido de sustentação dos órgãos linfáticos e hemocitopoéticos, no qual predominam as fibras de reticulina e as células reticulares (lâminas 18, 34, 35 e 36); o tecido elástico, no qual predominam as fibras elásticas (lâmina 30); o tecido adiposo, constituído quase exclusivamente por um aglomerado de células adiposas (representado em várias lâminas, entre elas na lâmina 75, *1* e *12*) e o tecido pigmentar, formado principalmente por células conjuntivas repletas de grânulos de melanina (lâmina 113, Figs. 7 e 2, *3* e *17*).

Sabemos também que são tecidos de substância conjuntiva o tecido cartilaginoso e o ósseo, que se diferenciam do tecido conjuntivo propriamente dito porque neste a substância fundamental é mole e mais ou menos viscosa, ao passo que, na cartilagem, é sólida e elástica, e no tecido ósseo é sólida e muito dura, por estar infiltrada de sais de cálcio.

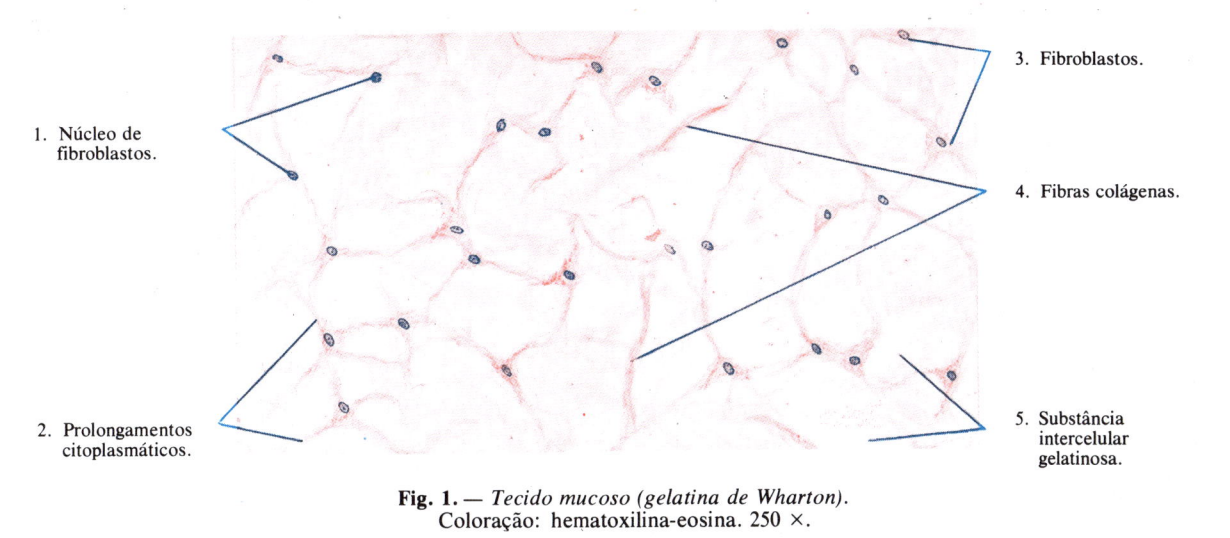

1. Núcleo de fibroblastos.

2. Prolongamentos citoplasmáticos.

3. Fibroblastos.

4. Fibras colágenas.

5. Substância intercelular gelatinosa.

Fig. 1. — *Tecido mucoso (gelatina de Wharton).*
Coloração: hematoxilina-eosina. 250 ×.

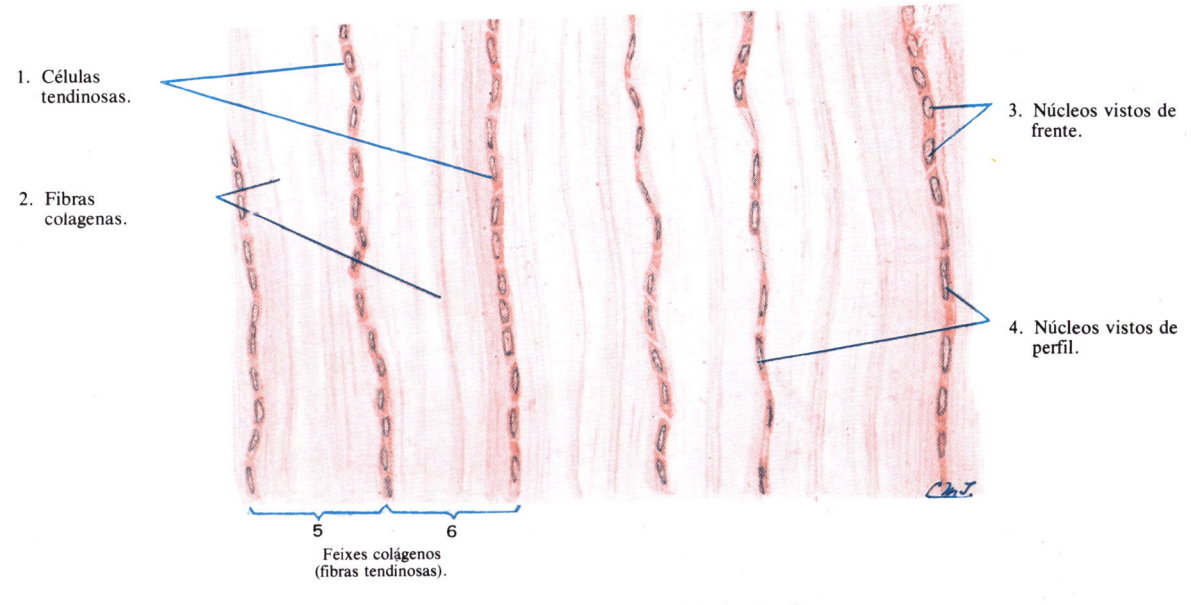

1. Células tendinosas.

2. Fibras colagenas.

3. Núcleos vistos de frente.

4. Núcleos vistos de perfil.

5   6
Feixes colágenos
(fibras tendinosas).

Fig. 2. — *Tecido conjuntivo modelado. Tendão.*
Coloração: hematoxilina-eosina. 250 ×.

LÂMINA 11

CARTILAGEM HIALINA

Figura 1. Exame em estado fresco

Uma delgada lâmina de cartilagem que recobre a cabeça do fêmur de sapos e rãs, obtida com uma navalha afiada "a mão livre" presta-se bem para observação da cartilagem hialina em estado fresco. O corte colocado entre lâmina e lamínula com uma gota de solução de cloreto de sódio a 7,50% (isotônica para os batráquios), é examinado com aumento médio e luz reduzida. Nestas condições observamos que, em meio a uma substância homogênea, a substância fundamental hialina ou matriz cartilaginosa (4), encontram-se numerosas cavidades (condroplastos ou lacunas cartilaginosas), bem delimitadas pelas chamadas cápsulas cartilaginosas ou matriz territorial (3), e que contêm as células cartilaginosas ou condrócitos (1). Às vezes, por influências externas, estes aparecem um tanto retraídos mas, normalmente, ocupam toda a cavidade ou condroplasto.

Observa-se que os condrócitos são células de citoplasma granuloso em meio ao qual se destaca o núcleo, por sua maior refringência (2). Alguns condroplastos contêm duas ou mais células e se distribuem diversamente segundo as zonas examinadas, como veremos melhor na preparação seguinte.

Figura 2. Exame pós-fixação e coloração

Esta lâmina reproduz, em parte, um corte de traquéia fixado e corado com hematoxilina-eosina, estando especialmente focalizada uma região da cartilagem traqueal. Pode-se distinguir as células cartilaginosas ou condrócitos (11 e 12), dispostas isoladamente (11) nos condroplastos ou lacunas cartilaginosas, ou formando grupos isogênicos coronários (12), assim denominados porque procedem de uma célula que sofreu duas divisões consecutivas e cujos planos de divisão são perpendiculares entre si. Em muitos casos, os condrócitos estão retraídos por influência dos reagentes utilizados, e então se torna possível apreciar a cavidade ou lacuna cartilaginosa ou condroplasto. Cada cavidade está bem delimitada pela mal denominada cápsula cartilaginosa, ou melhor, matriz territorial (15), que é uma zona de substância fundamental muito basófila que circunda um condroplasto ou, o que é mais freqüente, um grupo de células. Entre grupos similares encontra-se a substância fundamental (mais ou menos acidófila nas cartilagens adultas), que corresponde à denominada zona interterritorial (13). Circundando o conjunto acha-se o pericôndrio (4, 9 e 16), cuja camada interna (10) constitui a zona condrógena, na qual vêem-se numerosas células conjuntivas, que envolvem até se transformarem em condrócitos. Estes são ovóides, próximos uns dos outros e paralelos à superfície da cartilagem; à medida que se afastam, adquirem a forma e a disposição já mencionadas. Por fora do pericôndrio encontra-se uma zona ocupada por tecido conjuntivo frouxo (5, 8 e 17), onde há ácinos glandulares (1 e 7) e condutos excretores (6) pertencentes às glândulas traqueais.

Nas lâminas 68, 69, 70 e 71, todas pertencentes ao aparelho respiratório, pode-se ver a representação do tecido cartilaginoso observado com diferentes aumentos. Este mesmo tipo de cartilagem forma as cartilagens articulares e costais do adulto, e todo o esqueleto fetal.

O diagnóstico de cartilagem é estabelecido ao verificar-se a existência e a disposição dos elementos assinalados, e o de cartilagem hialina baseia-se no fato da substância fundamental apresentar-se homogênea (não aparecem nestas preparações as fibras colágenas de sua matriz, porque permanecem mascaradas pela substância cartilaginosa que as impregna).

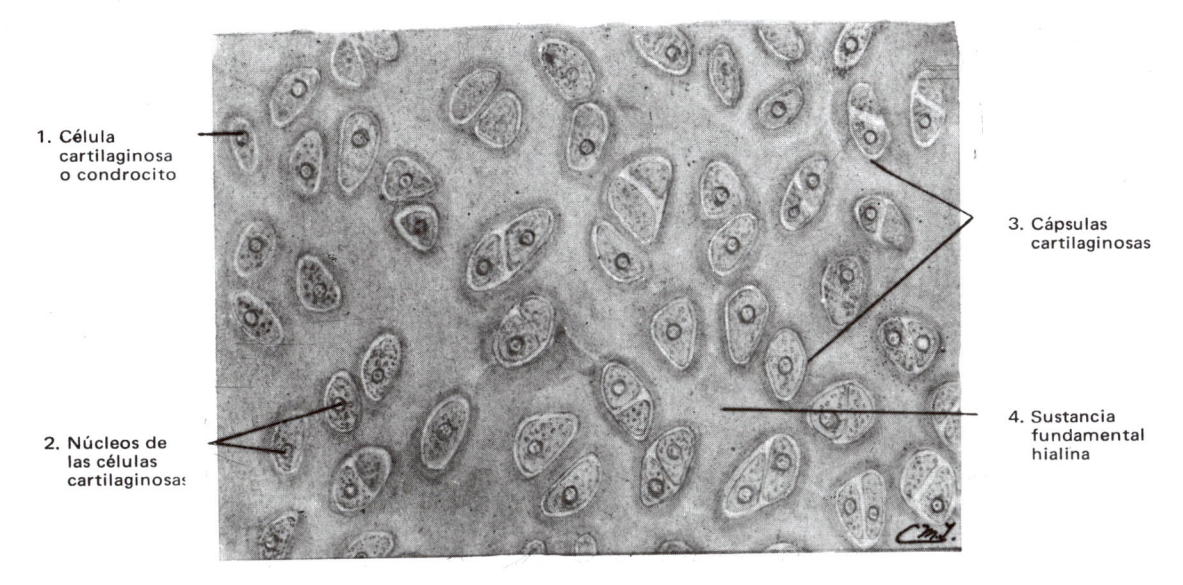

1. Célula
   cartilaginosa
   o condrocito

3. Cápsulas
   cartilaginosas

2. Núcleos de
   las células
   cartilaginosas

4. Sustancia
   fundamental
   hialina

Fig. 1.— *Cartílago hialino.*
(Examen en estado fresco. 320 X.)

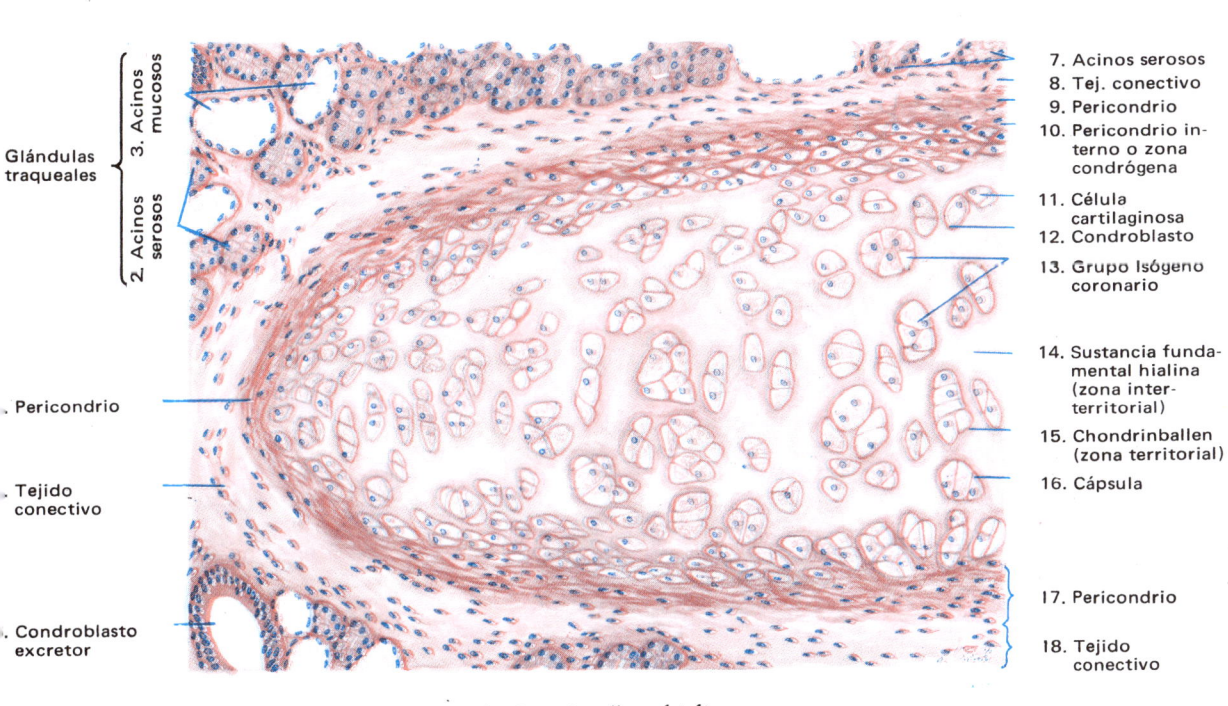

Glándulas
traqueales
3. Acinos mucosos
2. Acinos serosos

Pericondrio

Tejido
conectivo

Condroblasto
excretor

7. Acinos serosos
8. Tej. conectivo
9. Pericondrio
10. Pericondrio in-
    terno o zona
    condrógena

11. Célula
    cartilaginosa
12. Condroblasto

13. Grupo Isógeno
    coronario

14. Sustancia funda-
    mental hialina
    (zona inter-
    territorial)

15. Chondrinballen
    (zona territorial)

16. Cápsula

17. Pericondrio

18. Tejido
    conectivo

Fig. 2.— *Cartílago hialino.*
(Coloración: hematoxilina-eosina. 120 X.)

LÂMINA 12

Figura 1. Cartilagem fibrosa

Se, em vez de um corte de traquéia, como vimos na lâmina anterior, examinarmos um corte de disco intervertebral corado pela mesma técnica, observaremos numerosos condrócitos pequenos, dispostos em séries lineares (*3*) que constituem grupos isogênicos axiais (originados da divisão sucessiva de um condroblasto em planos paralelos), os quais se acham em meio a uma substância fundamental ou matriz (*6*) percorrida por numerosas fibras colágenas (*5*) que se destacam como traços irregulares, geralmente paralelos entre si, de cor vermelho-alaranjada um pouco mais intensa do que a substância fundamental — fato este que caracteriza esta variedade — fibrosa — de cartilagem (as fibras colágenas existentes em sua substância fundamental são mais espessas e abundantes do que na variedade hialina, o que permite visualizá-las sem qualquer tratamento prévio). Cada condrócito acha-se envolvido por uma cápsula bem visível (área territorial) (*1*) e possui um núcleo arredondado (*2*), bem corado e central.

Encontramos a cartilagem fibrosa também na sínfise púbica, nos meniscos intra-articulares do joelho e em alguns ligamentos articulares e tendões, próximo à implantação destes no osso.

Figura 2. Cartilagem elástica

Reproduzimos aqui um corte parcial da epiglote, para mostrar a cartilagem que faz parte da sua constituição. Neste preparado mostra-se (mediante o emprego da orceína, corante natural que evidencia eletivamente, em violeta escuro, as fibras elásticas) a existência de numerosas fibras elásticas (*1*) na substância fundamental, o que permite demonstrar que se trata de uma cartilagem elástica. As próprias fibras são de espessura muito variada, existindo algumas de grande calibre. Nesta cartilagem chama a atenção o maior tamanho que apresentam, em geral, os condroplastos, em cujo interior é freqüente existir condrócitos um tanto retraídos (*2* e *4*) e com núcleo excêntrico. Os condroplastos e condrócitos situados na face profunda do pericôndrio (*3*) são menores (*4*, linha superior). Mesmo o pericôndrio é muito rico em fibras elásticas, muitas delas prolongando-se diretamente nas fibras da cartilagem.

A cartilagem elástica também é encontrada no ouvido externo (pavilhão da orelha e porção inicial do conduto auditivo externo). Também a zona superficial das cartilagens brônquicas é rica em fibras elásticas, reveláveis com a técnica já mencionada ou outros métodos eletivos destas fibras (resorcina-fucsina de Weigert, método de Gallego etc.).

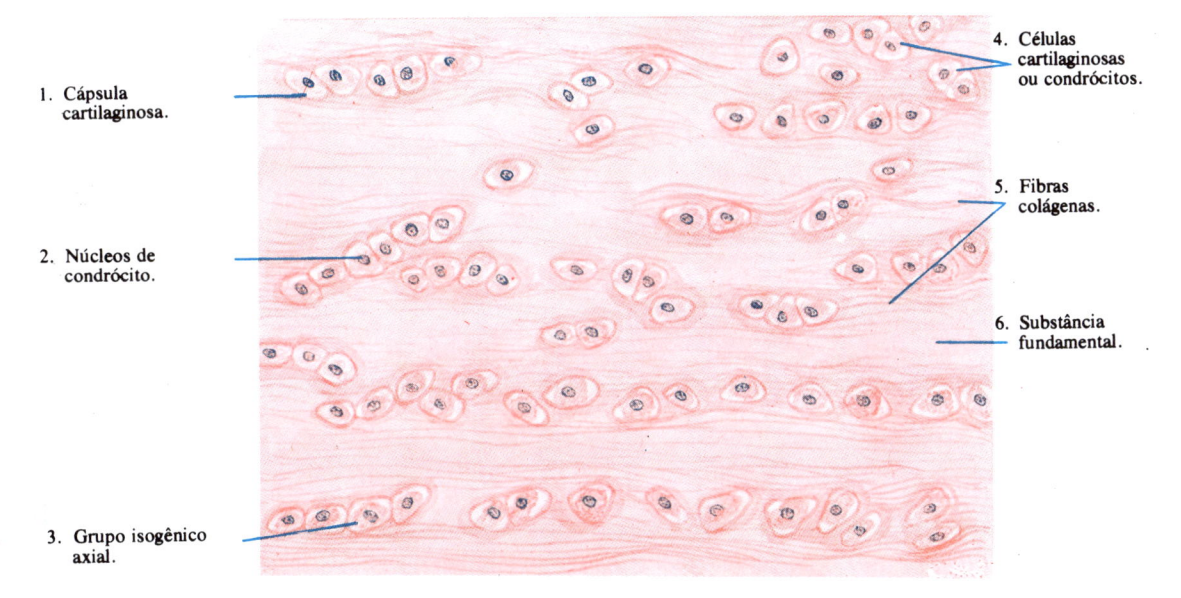

1. Cápsula cartilaginosa.

2. Núcleos de condrócito.

3. Grupo isogênico axial.

4. Células cartilaginosas ou condrócitos.

5. Fibras colágenas.

6. Substância fundamental.

Fig. 1. — *Cartilagem fibrosa. Disco intervertebral.*
Coloração: hematoxilina-eosina. 320 ×.

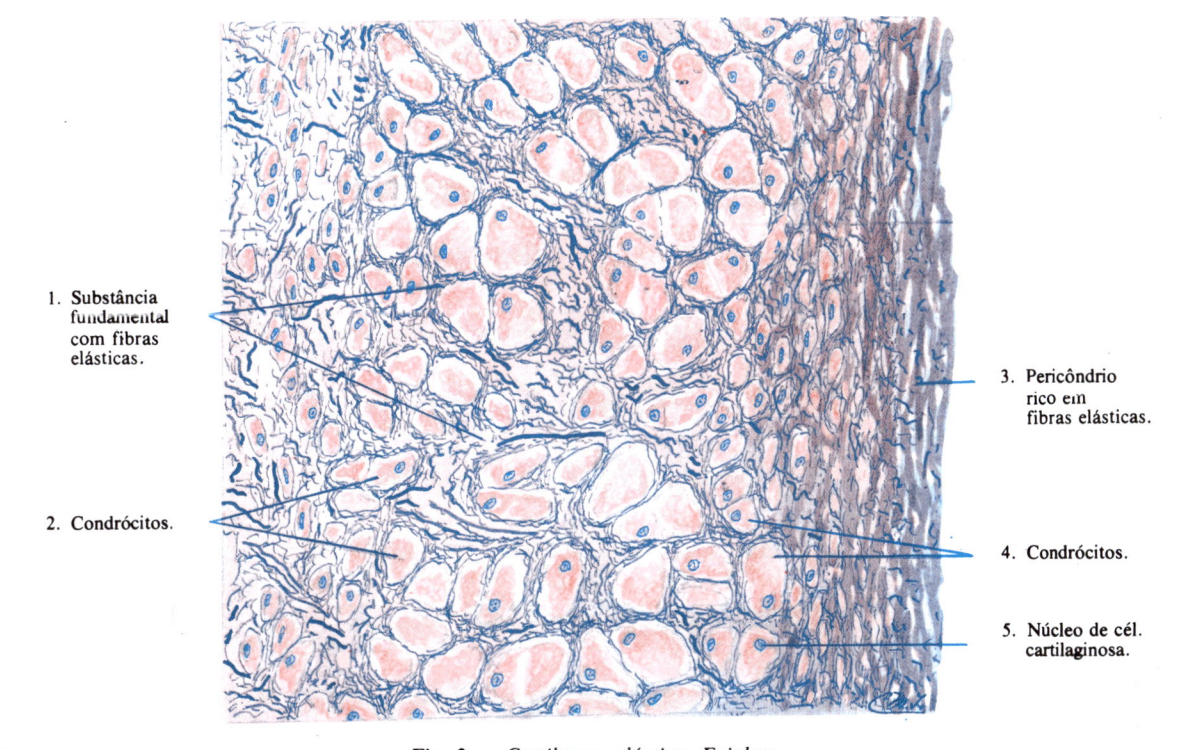

1. Substância fundamental com fibras elásticas.

2. Condrócitos.

3. Pericôndrio rico em fibras elásticas.

4. Condrócitos.

5. Núcleo de cél. cartilaginosa.

Fig. 2. — *Cartilagem elástica. Epiglote.*
Coloração: hematoxilina-eosina. 320 ×.

LÂMINA 13

OSSO SECO

Figura 1. Corte transversal de diáfise de tíbia

Para obter esta preparação partimos de uma lâmina de osso seco pertencente à diáfise de um osso longo, obtida mediante seu corte transversal com uma serra, e depois afinada ao máximo desgastando-se ambas as faces, alternadamente, em uma pedra de amolar (primeiro de grãos grossos, depois de grãos finos). Uma vez lavada e seca, pode-se colocar a preparação diretamente entre lâmina e lamínula e observá-la ao microscópio. De outra forma, agir como se procedeu neste caso e depois submergi-la em uma solução corante de azul de anilina, onde deve permanecer por tempo prolongado (horas ou dias) e, depois de seca e tratada com essência de bergamota, montá-la em bálsamo do Canadá.

Ao examiná-la ao microscópio, observa-se que a unidade de constituição do osso — a lamínula óssea — dispõe-se paralelamente, em camadas concêntricas, por baixo do periósteo, formando em seu conjunto o sistema fundamental externo (10) e, da mesma forma, circunscrevendo o conduto medular, constitui o sistema fundamental interno (6). Entre esses dois sistemas fundamentais, observamos que outras lamínulas ósseas, dispondo-se em múltiplas camadas concêntricas, circundam orifícios pequenos e arredondados que correspondem ao corte transversal dos condutos de Havers (13 e 14), constituindo cada conjunto assim formado um sistema de Havers ou osteônio (4 e 8). A área delimitada por três ou mais espaços de Havers acha-se ocupada por segmentos de lamínulas ósseas dispostas em várias camadas sucessivas, que formam, em conjunto, o denominado sistema intermediário (7 e 9).

As lamínulas ósseas (3) apresentam grande número de cavidades lenticulares, denominadas osteoplastos ou lacunas ósseas (1, 11 e 15), cuja luz, ocupada em estado fresco pela célula óssea ou osteócito, prolonga-se com a dos finos canalículos ósseos (12) que partem de sua superfície. Estes canalículos se anastomosam com outros da mesma natureza, situados nas proximidades, porém não o fazem com os pertencentes aos osteônios vizinhos. Por esta razão, o limite entre os osteônios é nítido e marcado por uma linha de cemento (5) homogênea e brilhante.

Em geral, os canais de Havers foram cortados transversalmente, mas existem alguns nos quais o corte incidiu oblíqua (8) ou longitudinalmente (13). Correspondem a ramificações destes canais ou a canais anastomóticos. Em (14) vê-se que um dos osteônios iniciou sua bifurcação. Em estado fresco, os canalículos de Havers contêm capilares sinusóides, às vezes arteríolas e vênulas, filetes nervosos e uma pequena quantidade de tecido conjuntivo.

Figura 2. Corte longitudinal de diáfise de tíbia

Representamos aqui uma pequena área da porção central da diáfise de um osso longo em corte longitudinal.

Os canais de Havers (3) são vistos como tubos cortados paralelamente ao seu eixo e rodeados de lamínulas ósseas (1), nas quais observam-se numerosos osteoplastos (4) com seus canalículos ósseos (6).

As linhas de cemento (2) separam os diferentes sistemas de Havers entre si e seguem, em geral, uma direção paralela aos seus canais. Vêem-se alguns destes ramificados, especialmente em (5), onde o conduto indicado pela linha central mostra a anastomose com os outros dois canais de Havers, igualmente indicados.

As preparações observadas pertencem à variedade de tecido ósseo denominado compacto. Se, ao invés, examinássemos cortes pertencentes às epífises do mesmo osso ou a ossos curtos correspondentes ao tecido ósseo esponjoso ou areolar, veríamos que grande número de septos, formados por diferentes números de lamínulas ósseas, delimita amplas cavidades ocupadas, no estado fresco, por medula óssea. Este tipo de tecido será ilustrado na próxima lâmina, em corte de osso fresco.

Tecido Ósseo
Osso seco

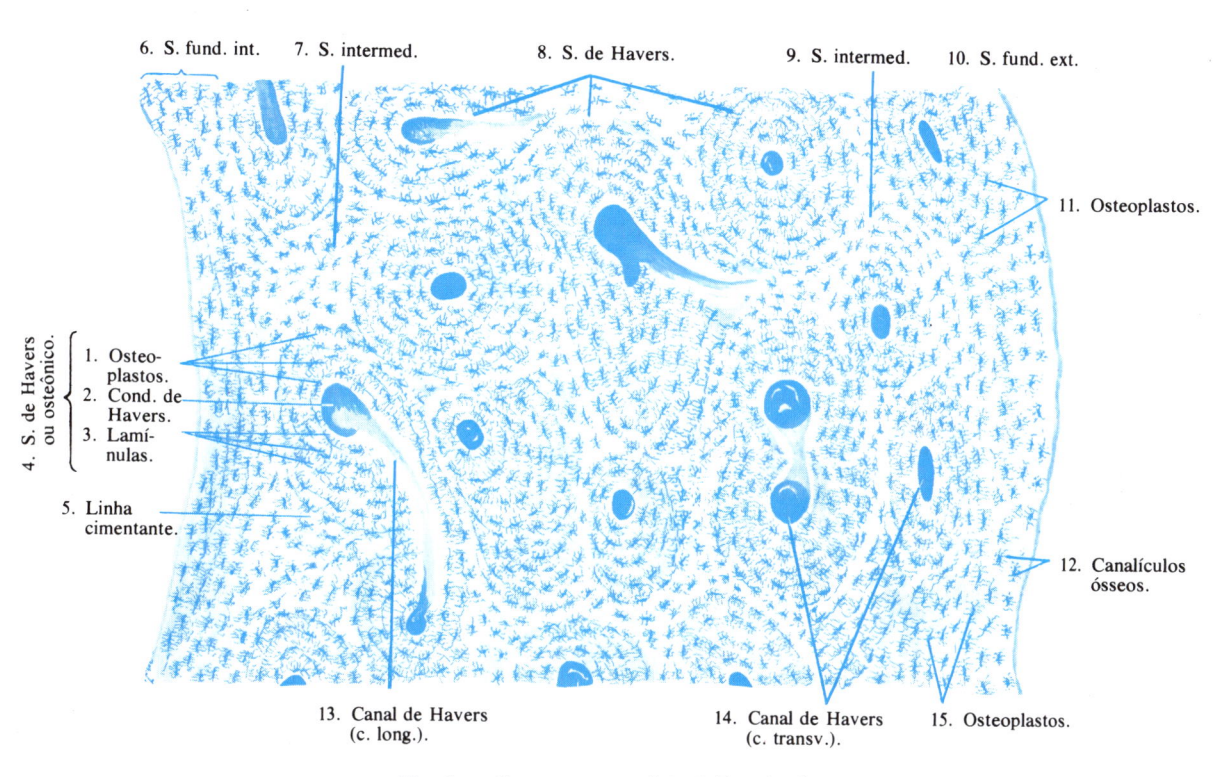

6. S. fund. int. 7. S. intermed. 8. S. de Havers. 9. S. intermed. 10. S. fund. ext.

11. Osteoplastos.

4. S. de Havers ou osteônico.

1. Osteo-
plastos.
2. Cond. de
Havers.
3. Lamí-
nulas.

5. Linha
cimentante.

12. Canalículos
ósseos.

13. Canal de Havers
(c. long.).

14. Canal de Havers
(c. transv.).

15. Osteoplastos.

Fig. 1. — *Corte transversal de diáfise de tíbia*.
Coloração: azul de anilina. 80 ×.

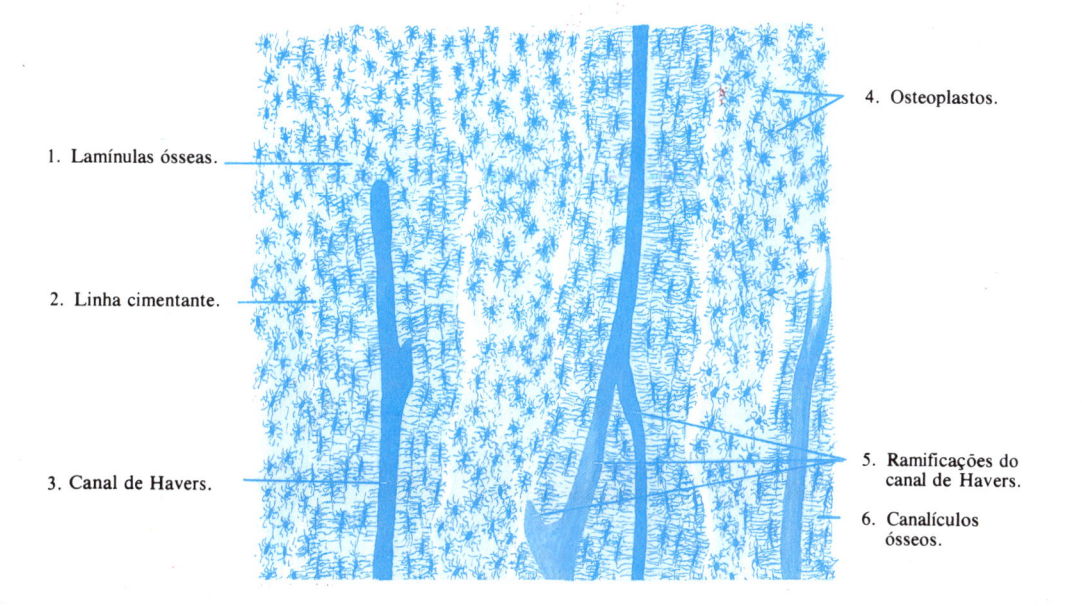

4. Osteoplastos.

1. Lamínulas ósseas.

2. Linha cimentante.

3. Canal de Havers.

5. Ramificações do
canal de Havers.

6. Canalículos
ósseos.

Fig. 2. — *Corte longitudinal de diáfise de tíbia*.
Coloração: azul de anilina. 80 ×.

LÂMINA 14

Figura 1. Osso esponjoso, descalcificado, esterno de adulto

Corte transversal

Já que o tecido ósseo deve sua dureza aos sais calcários que impregnam sua substância fundamental, para se poder realizar cortes histológicos de tecido ósseo fresco (que conserve toda sua composição orgânica) é necessário, depois de fixados, tratá-los com reagentes descalcificantes (ácido nítrico a 5%, ácido tricloroacético a 5%, freqüentemente renovados, e outros) que amolecem as peças, permitindo sua inclusão e corte e, em seguida, sua coloração e montagem. Este foi o processo utilizado para obter a preparação aqui reproduzida. Na região superior da lâmina encontra-se tecido conjuntivo frouxo, rico em vasos (*1*), que se prolonga profundamente no periósteo (*2*) que envolve o osso, sendo este representado por trabéculas ósseas (*3, 6 e 8*), delgadas, ramificadas e anastomosadas entre si, limitando amplos espaços ocupados por medula óssea (*5, 10 e 11*). Nas trabéculas ósseas distinguem-se as lamínulas ósseas (*8*) que as constituem, e apresentam em seu interior os osteócitos, ou células ósseas (*9*). A porção superficial do osso (tábua externa do esterno) aparece formada por osso compacto (*3*), em cuja constituição entram sistemas de lamínulas ósseas concêntricas (sistema de Havers), cortados transversalmente (*4 e 7*).

A medula óssea, rica em células adiposas (*10*), apresenta aglomerados celulares pertencentes ao tecido hematopoético (*11*). Em algumas zonas, a medula retraiu-se pela influência dos reagentes utilizados, e então, separada das trabéculas ósseas, permite ver o endósteo que a limita (*12*).

Figura 2. Ossificação intramembranosa (mandíbula de feto de 5 meses, descalcificada)

Corte transversal

Para obter a preparação representada nesta lâmina procedeu-se de forma similar à indicada no caso anterior, com a diferença de que, em vez de corá-la com hematoxilina-eosina, usou-se o método de Mallory-Azán, que cora as células em vermelho e as fibras colágenas e a substância fundamental do osso em azul.

Na região superior, encontra-se um epitélio pavimentoso estratificado (*1*) que repousa sobre um córion, ou lâmina própria (*2*), no qual se acham vasos e nervos. São os componentes da gengiva que recobre a mandíbula (que se encontra, aqui, no período inicial da ossificação).

As trabéculas ósseas que o constituem delimitam cavidades medulares primitivas de amplitude variável (*6, 13 e 14*), ainda ocupadas por tecido conjuntivo embrionário com vasos e nervos (*16*), pois o tecido mielóide ainda não se diferenciou.

Em algumas cavidades, limitadas pelas trabéculas ósseas, encontram-se osteoblastos dispostos em séries lineares (*7 e 15*) e, às vezes, osteoclastos (*5*); os primeiros estão relacionados com o processo de formação óssea, e os últimos com o de sua reabsorção. Enquanto as trabéculas ósseas completamente desenvolvidas se apresentam azuis, as recentemente formadas exibem cor vermelha; trata-se de um tecido osteóide (*11 e 17*), ainda não calcificado. Na região superficial da peça óssea em formação, e envolvendo-a, encontra-se o periósteo (*3 e 10*), cuja camada profunda é osteogênica. Em várias zonas pode-se ver sua continuidade com o tecido conjuntivo que preenche as cavidades alveolares, e a transformação de suas células em osteoblastos (*6 e 12*).

Tecido ósseo:
Osso esponjoso descalcificado: *Esterno de adulto*
(Corte transversal)

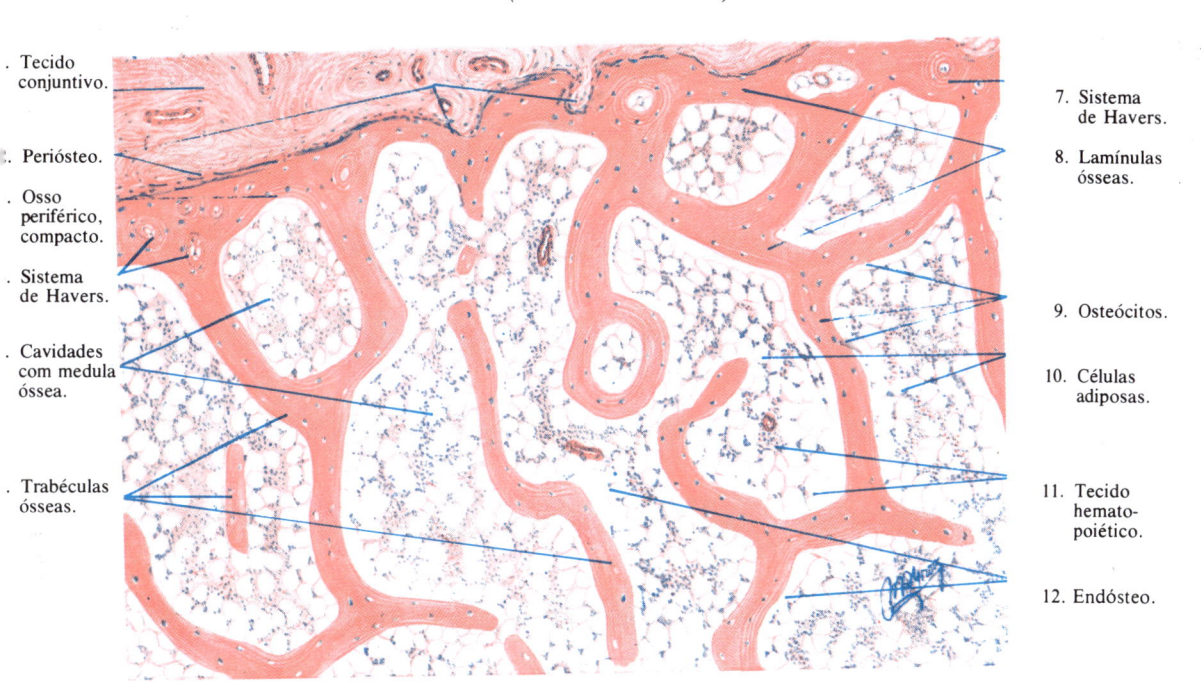

. Tecido conjuntivo.

. Periósteo.

. Osso periférico, compacto.

. Sistema de Havers.

. Cavidades com medula óssea.

. Trabéculas ósseas.

7. Sistema de Havers.

8. Lamínulas ósseas.

9. Osteócitos.

10. Células adiposas.

11. Tecido hemato-poiético.

12. Endósteo.

Fig. 1. — Coloração: hematoxilina-eosina. 35 ×.

Ossificação intramembranosa: *Mandíbula de feto de cinco meses*
(Corte transversal)

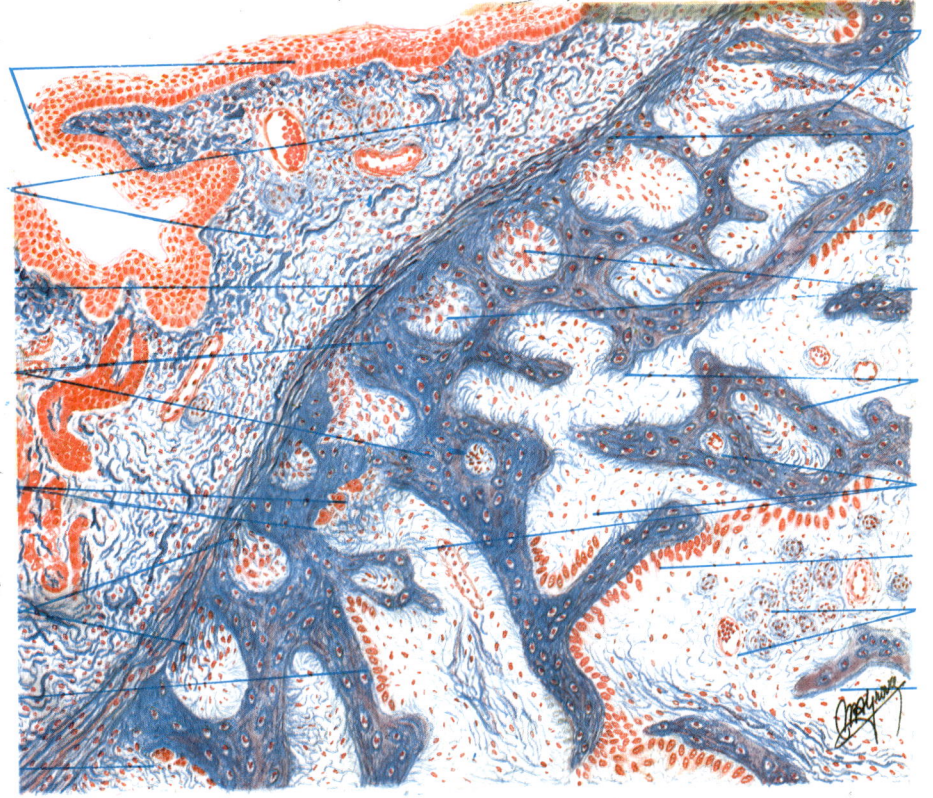

1. Epitélio pavimentoso estratificado.

2. Córion ou lâmina própria.

3. Periósteo.

4. Osteócitos.

5. Osteoclastos.

6. Continuidade entre o periósteo e a cavidade medular.

7. Osteoblastos.

8. Osteoclastos

9. Osteócitos.

10. Periósteo.

11. Tecido osteóide.

12. Desenvolvimento dos osteoblastos.

13. Continuidade entre as cavidades ósseas e medulares.

14. Cavidades medulares primitivas.

15. Osteoblastos.

16. Arteríola, filetes nervosos e vênula.

17. Tecido osteóide

Fig. 2. — Coloração: Mallory-Azán. 50 ×.

LÂMINA 15

OSSIFICAÇÃO DE MANDÍBULA

Estado avançado

Uma preparação similar à anterior, mas correspondente ao corte da mandíbula em um estado mais avançado de seu desenvolvimento e corado com hematoxilina-eosina, acha-se aqui representada.

A substância fundamental (9) aparece fortemente corada pela eosina. Os osteócitos ou células ósseas (1), retraídos, ocupam os osteoplastos, cavidades ósseas lenticulares que rodeiam concentricamente os canais de Havers (6). No interior destes canais vê-se tecido conjuntivo, com vasos (vaso ossificante, 4) e células de diversos tipos, entre os quais destacam-se os osteoblastos (7), que se dispõem em uma série circular que limita exteriormente o canal.

Enquanto na região superior acha-se uma larga faixa de tecido em avançado estado de ossificação, na região inferior há uma grande cavidade ocupada por medula óssea (12), caracterizada pelas numerosas células de diversos tipos que participam da sua constituição — entre as quais se destacam os osteoclastos, contendo múltiplos núcleos (11), situados nas lacunas de Howship (10) por eles escavadas — e megacariócitos (14), células gigantes com núcleo polimorfo cujo citoplasma, por fragmentação de seus prolongamentos pseudopodais, originam as plaquetas sangüíneas, inclusive suas células-tronco. Também se observa ali vasos ossificantes (5), de paredes delgadas e esquírolas ósseas (13).

Na região média da lâmina existe uma faixa de tecido conjuntivo osteogênico (8), em cuja periferia estão se formando novos canais de Havers (2).

Convém recordar que a ossificação da mandíbula é um tipo especial de ossificação intramembranosa ou endoconjuntiva, precedida pela cartilagem de Meckel, que vai sendo reabsorvida à medida que avança a ossificação, desempenhando o papel de indutora da mesma (ossificação justacondral). Por outro lado, os ossos chatos são precedidos de um esboço ou modelo de membrana conjuntiva, cujas células logo se dispõem ao longo das fibras colágenas e se transformam em osteoblastos, iniciando-se assim a ossificação intramembranosa típica. Isto ocorre também (durante a ossificação primária) na zona periférica da diáfise dos ossos longos, a partir da camada profunda do pericôndrio que envolve o esboço cartilaginoso que o precede. Enquanto se depositam as primeiras lamínulas ósseas, o pericôndrio se converte em periósteo, do qual partem os vasos ossificantes que realizarão a ossificação endocondral subseqüente (lâmina 16, 9, 10 e 29).

Ossificação do maxilar inferior
(estado avançado)

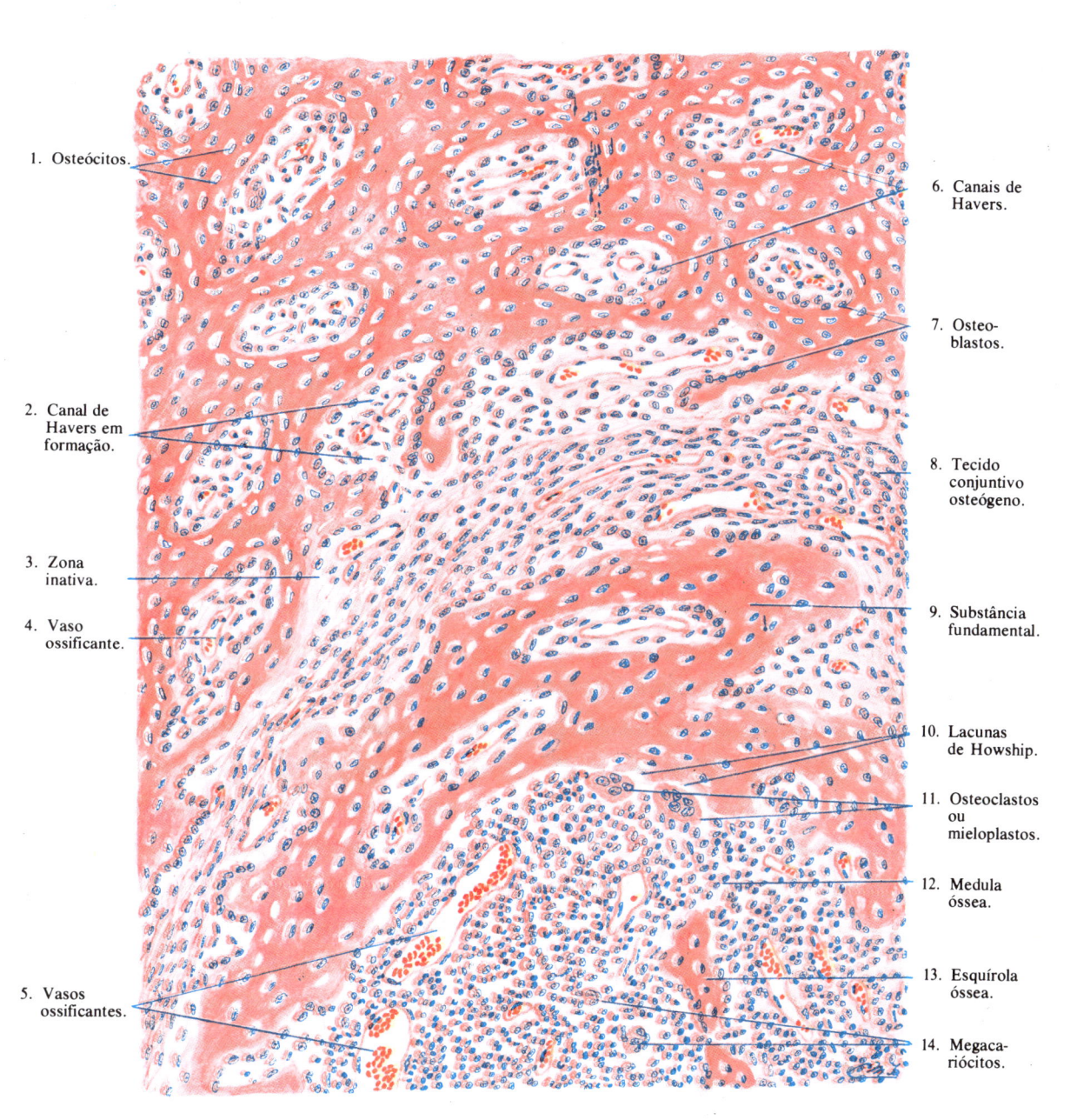

1. Osteócitos.

2. Canal de Havers em formação.

3. Zona inativa.

4. Vaso ossificante.

5. Vasos ossificantes.

6. Canais de Havers.

7. Osteo-blastos.

8. Tecido conjuntivo osteógeno.

9. Substância fundamental.

10. Lacunas de Howship.

11. Osteoclastos ou mieloplastos.

12. Medula óssea.

13. Esquírola óssea.

14. Megaca-riócitos.

Coloração: hematoxilina-eosina. 140 ×.

LÂMINA 16

OSSIFICAÇÃO PRIMÁRIA DE METACARPIANO

Corte longitudinal

Nesta lâmina está representado o processo de ossificação endocondral que ocorre na diáfise de um metacarpiano (precedida de um esboço cartilaginoso) e, ao mesmo tempo, a ossificação intramembranosa que tem lugar na face profunda de seu pericôndrio, prontamente convertido em periósteo.

Observando a preparação em toda a sua extensão, no sentido longitudinal e com aumento médio, vemos que na zona superior e central da lâmina há cartilagem hialina normal (2 e 17), com os condrócitos dispostos em grupos isogênicos coronários. Mais abaixo, os condrócitos dispõem-se em séries lineares, por divisão transversal e repetida dos mesmos, e constituem a cartilagem seriada (3 e 18). Logo se hipertrofiam (4) (cartilagem hipertrofiada, 19), e a substância fundamental se calcifica (cartilagem hipertrofiada e calcificada, 20). Um pouco mais abaixo encontramos os vasos ossificantes (23), que ocupam os corredores limitados pelas trabéculas diretrizes (6). Estas representam a substância fundamental calcificada que se encontra um pouco mais acima, entre os grupos isogênicos axiais de condrócitos (cartilagem seriada), e que ainda não foi destruída pelo processo de ossificação. Nas suas bordas vêem-se as primeiras camadas de tecido osteóide depositadas; este aumenta de espessura à medida que nos afastamos da zona cartilaginosa (11 e 30).

Na zona média da preparação encontra-se tecido ósseo (10) — originado na camada profunda do periósteo (9), osso subperióstico ou de origem endoconjuntiva — que circunda uma ampla cavidade ocupada por medula óssea osteogênica e hematogênica (13). Esta cavidade, inicialmente pequena, origina-se ao nível médio do esboço cartilaginoso, a partir dos vasos ossificantes que partem do osso subperióstico recentemente formado e que são acompanhados de condroclastos e osteoblastos.

Por fora desta peça cartilaginosa, na qual se realiza um processo de ossificação, acham-se diferentes tecidos, que correspondem às partes moles circundantes: tecido muscular (7) e as diferentes camadas da pele: hipoderme (15), derme cutânea (25), epiderme (24). Também há alguns anexos da pele: folículos pilosos (26), glândulas sudoríparas (16) e sebáceas (28).

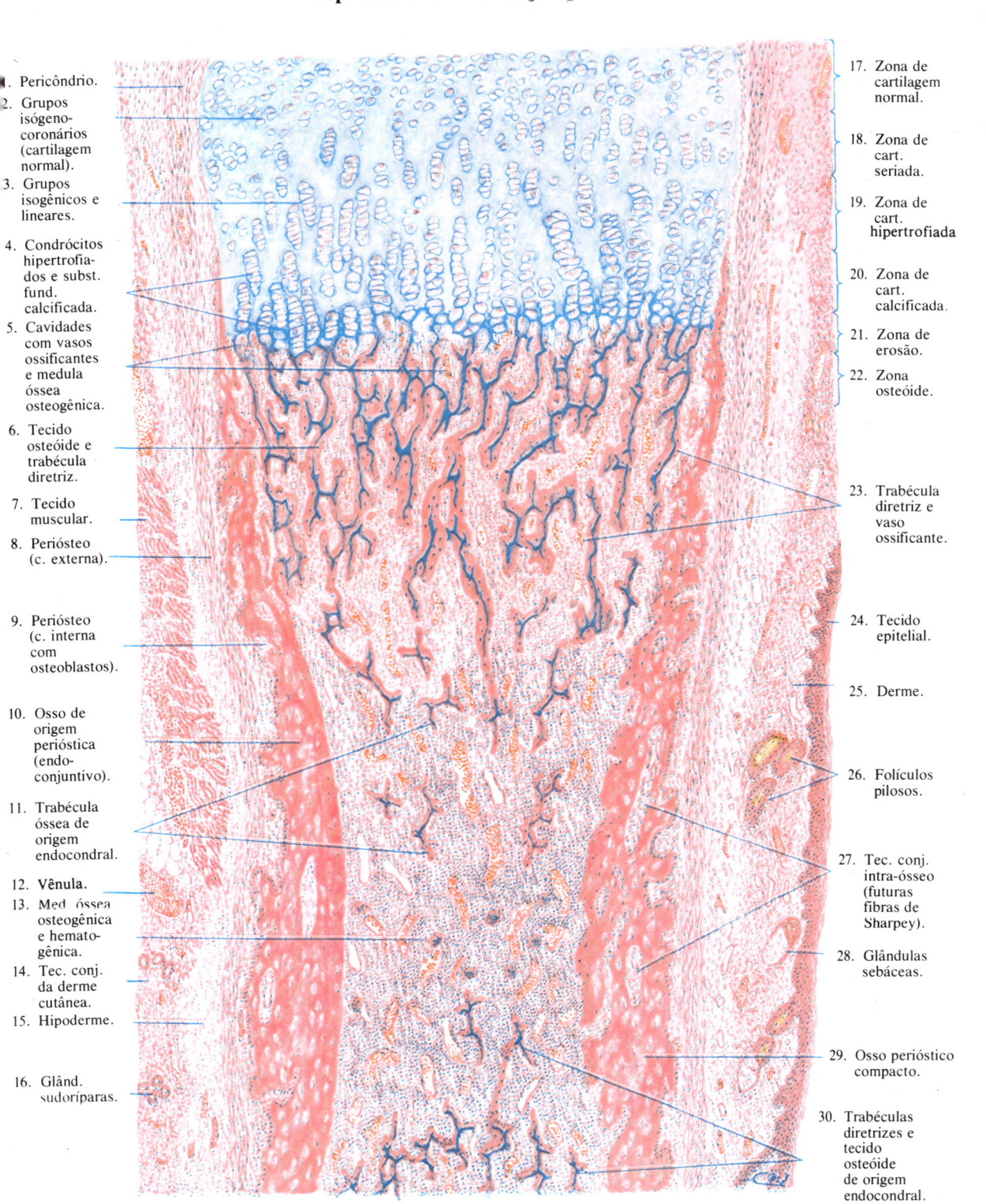

1. Pericôndrio.
2. Grupos isógeno-coronários (cartilagem normal).
3. Grupos isogênicos e lineares.
4. Condrócitos hipertrofia-dos e subst. fund. calcificada.
5. Cavidades com vasos ossificantes e medula óssea osteogênica.
6. Tecido osteóide e trabécula diretriz.
7. Tecido muscular.
8. Periósteo (c. externa).
9. Periósteo (c. interna com osteoblastos).
10. Osso de origem perióstica (endo-conjuntivo).
11. Trabécula óssea de origem endocondral.
12. Vênula.
13. Med. óssea osteogênica e hemato-gênica.
14. Tec. conj. da derme cutânea.
15. Hipoderme.
16. Glând. sudoríparas.

17. Zona de cartilagem normal.
18. Zona de cart. seriada.
19. Zona de cart. hipertrofiada.
20. Zona de cart. calcificada.
21. Zona de erosão.
22. Zona osteóide.
23. Trabécula diretriz e vaso ossificante.
24. Tecido epitelial.
25. Derme.
26. Folículos pilosos.
27. Tec. conj. intra-ósseo (futuras fibras de Sharpey).
28. Glândulas sebáceas.
29. Osso perióstico compacto.
30. Trabéculas diretrizes e tecido osteóide de origem endocondral.

Coloração: hematoxilina-eosina. 60 ×.

LÂMINA 17

OSSIFICAÇÃO ENDOCONDRAL

A lâmina reproduz uma zona da preparação anterior, vista com maior aumento. No extremo da peça cartilaginosa observa-se uma zona em vias de ossificação, onde se vêem as modificações que a cartilagem sofre durante este processo. À cartilagem seriada (*2* e *10*), originada por ativa proliferação da cartilagem normal (*1*), sucede a cartilagem hipertrofiada, com células de citoplasma vacuolizado e núcleos picnóticos (*3*). Estas alterações acentuam-se na cartilagem calcificada (*11*), onde os condrócitos aparecem retraídos e ocupando unicamente uma parte do condroplasto (*4*). Além disso, a substância fundamental está calcificada, reconhecendo-se este fato pela cor violácea que apresenta. Os vasos ossificantes (*5*) perfuram os septos transversais dos condroplastos pertencentes a uma mesma série, e chegam quase todos a uma mesma altura, constituindo-se, assim, a chamada zona de erosão.

Entre esses vasos encontram-se trabéculas diretrizes cercadas de tecido osteóide (*6*), no qual são visíveis os osteoblastos já incluídos neste (*7*).

Mais para fora vêem-se osteoblastos dispostos em fileira epitelióide (*14*) que formarão uma nova lamínula óssea.

Na medula óssea existente entre o tecido osteóide encontram-se megacariócitos (*8*), hemácias e grupos de células pertencentes à série eritroblástica (*17*) e granulocítica (*18*). Próximos das lamínulas que sofrem processo de reabsorção, encontram-se os osteoclastos (*15*), células multinucleadas situadas nas escavações por elas produzidas, chamadas lacunas de Howship.

Em um dos lados do corte vê-se tecido ósseo esponjoso (*13*) de origem perióstica, e o periósteo do qual deriva (*12*), que se prolonga diretamente, na região superior, no pericôndrio (*9*).

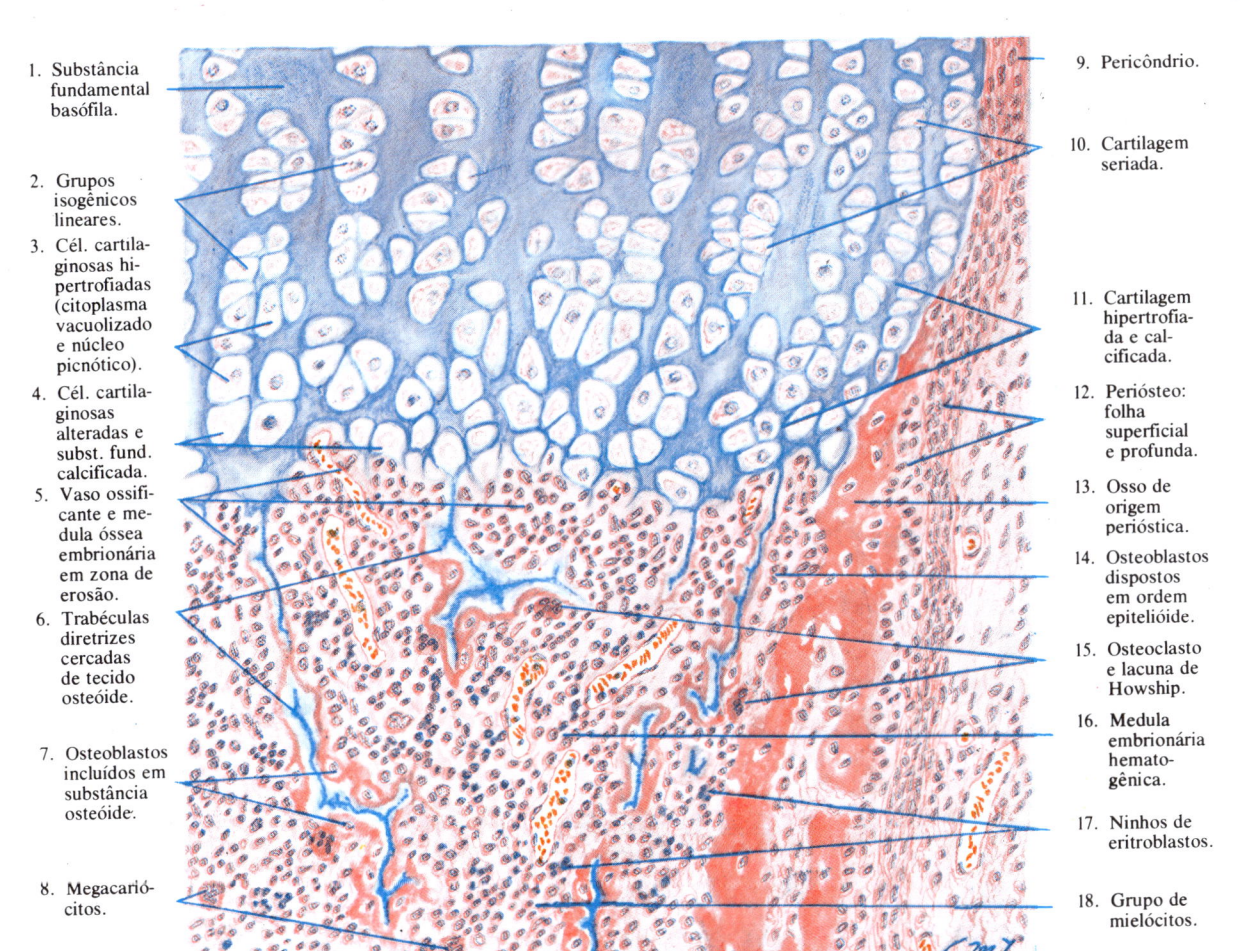

1. Substância fundamental basófila.

2. Grupos isogênicos lineares.

3. Cél. cartilaginosas hipertrofiadas (citoplasma vacuolizado e núcleo picnótico).

4. Cél. cartilaginosas alteradas e subst. fund. calcificada.

5. Vaso ossificante e medula óssea embrionária em zona de erosão.

6. Trabéculas diretrizes cercadas de tecido osteóide.

7. Osteoblastos incluídos em substância osteóide.

8. Megacariócitos.

9. Pericôndrio.

10. Cartilagem seriada.

11. Cartilagem hipertrofiada e calcificada.

12. Periósteo: folha superficial e profunda.

13. Osso de origem perióstica.

14. Osteoblastos dispostos em ordem epitelióide.

15. Osteoclasto e lacuna de Howship.

16. Medula embrionária hematogênica.

17. Ninhos de eritroblastos.

18. Grupo de mielócitos.

Coloração: hematoxilina-eosina. 200 ×.

LÂMINA 18

Figura 1. Medula óssea hematogênica

Nesta lâmina reproduzimos o aspecto apresentado por um corte histológico de medula óssea de coelho em atividade hematocitopoética, depois de fixada e corada pelos métodos comuns, examinada com pequeno aumento. Ao pé da lâmina foram reproduzidos com maior aumento alguns dos seus elementos celulares, com o objetivo de melhor apreciar as características estruturais.

Os elementos que mais se destacam neste corte são as células adiposas (2 e 14) e os megacariócitos (5 e 23); as primeiras pelo seu aspecto vacuolar com núcleo periférico, e os últimos por seu núcleo de grande tamanho, polimorfo ou vegetante. Há muitas outras células de núcleo polimorfo ou simplesmente em bastão, porém de menor tamanho que as anteriores; são os granulócitos (16), mielócitos (1 e b) e metamielócitos heterófilos (21 e c), com granulações finas e róseas, ou os granulócitos, mielócitos (4) e metamielócitos eosinófilos, com grânulos maiores corados de vermelho brilhante.

Encontram-se numerosas hemácias (12) e suas células ancestrais, ou que lhes deram origem: eritroblastos ortocromáticos (20 e f), eritroblastos policromatócitos (22 e e) e eritroblastos basófilos (3 e d), que se diferenciam uns dos outros pela crescente basofilia do citoplasma e pela maior frouxidão de sua trama nuclear. O hemocitoblasto (13, 17 e a) é uma célula volumosa, de citoplasma ligeiramente basófilo e núcleo esponjoso, com um ou mais nucléolos.

Alguns desses elementos estão em mitose (6 e 18), distinguindo-se pelas disposições especiais que a cromatina adquire e por corar-se mais intensamente.

Encontram-se também células reticulares (8, 15 e 24) pertencentes ao estroma do órgão, e vasos sangüíneos de diversos tamanhos (9, 10 e 19).

Pode-se fazer o diagnóstico preciso desta preparação com base no que se observa no corte de um órgão circular, rico em vasos e células adiposas, constituído por um estroma celulofibrilar (as células reticulares são as únicas visíveis nestas preparações), entre cujas malhas encontram-se numerosas células em diversos graus de transformação, pertencentes a diferentes famílias celulares ou séries (megacariocítica, granulocítica e eritrocítica), todas de série mielóide, e das quais originaram-se respectivamente as plaquetas, os granulócitos e as hemácias ou eritrócitos, que fazem parte dos elementos figurados do sangue. Com isto concluímos que nossas observações correspondem ao corte de um órgão hematocitopoético capaz de produzir elementos mielóides, razão pela qual podemos assegurar que se trata de medula óssea ativa, hematogênica.

Figura 2. Medula óssea de coelho injetada com tinta nanquim

Neste corte de medula óssea hematogênica, procedente de um coelho que recebeu injeções repetidas, por via endovenosa, de uma solução diluída de tinta nanquim, as células reticulares do estroma e as que formam as paredes dos vasos aparecem cheias dos grãos de carvão que fagocitaram, o que evidencia que se trata de macrófagos e permite diferenciá-los de todos os outros elementos que também se encontram aqui.

As células endoteliais macrofágicas ou células do litoral (2) dispõem-se em séries, formando as paredes dos capilares sangüíneos ou sinusóides da medula (3 e 5). As células reticulares primitivas (1 e 7) estão dispersas do estroma do órgão. Nem todas aparecem igualmente carregadas de grãos de carvão (11).

Estas células macrofágicas, representantes do mesênquima primitivo que persiste no adulto, capazes de acumular grânulos de soluções coloidais de corantes eletronegativos (azul tripan, azul de lítio, carmim litinado etc.) e de fagocitar partículas ultramicroscópicas de carvão (tinta nanquim) e de soluções coloidais de metais (ouro, prata, cobre, ferro etc.), encontram-se disseminadas em todo o organismo (embora sejam especialmente abundantes em alguns órgãos). Em conjunto, constituem o sistema macrofágico ou retículo-histiocitário retículo-endotelial.

A lâmina 64, Fig. 2, que representa o corte do fígado de um coelho tratado como no caso anterior, mostra as células de Kupffer, participantes da constituição dos capilares sinusóides do órgão, repleto de grãos de carvão. Outros órgãos, como os linfonodos (gânglios linfáticos), o baço, a hipófise, as suprarenais, também são ricos em macrófagos ou histiócitos.

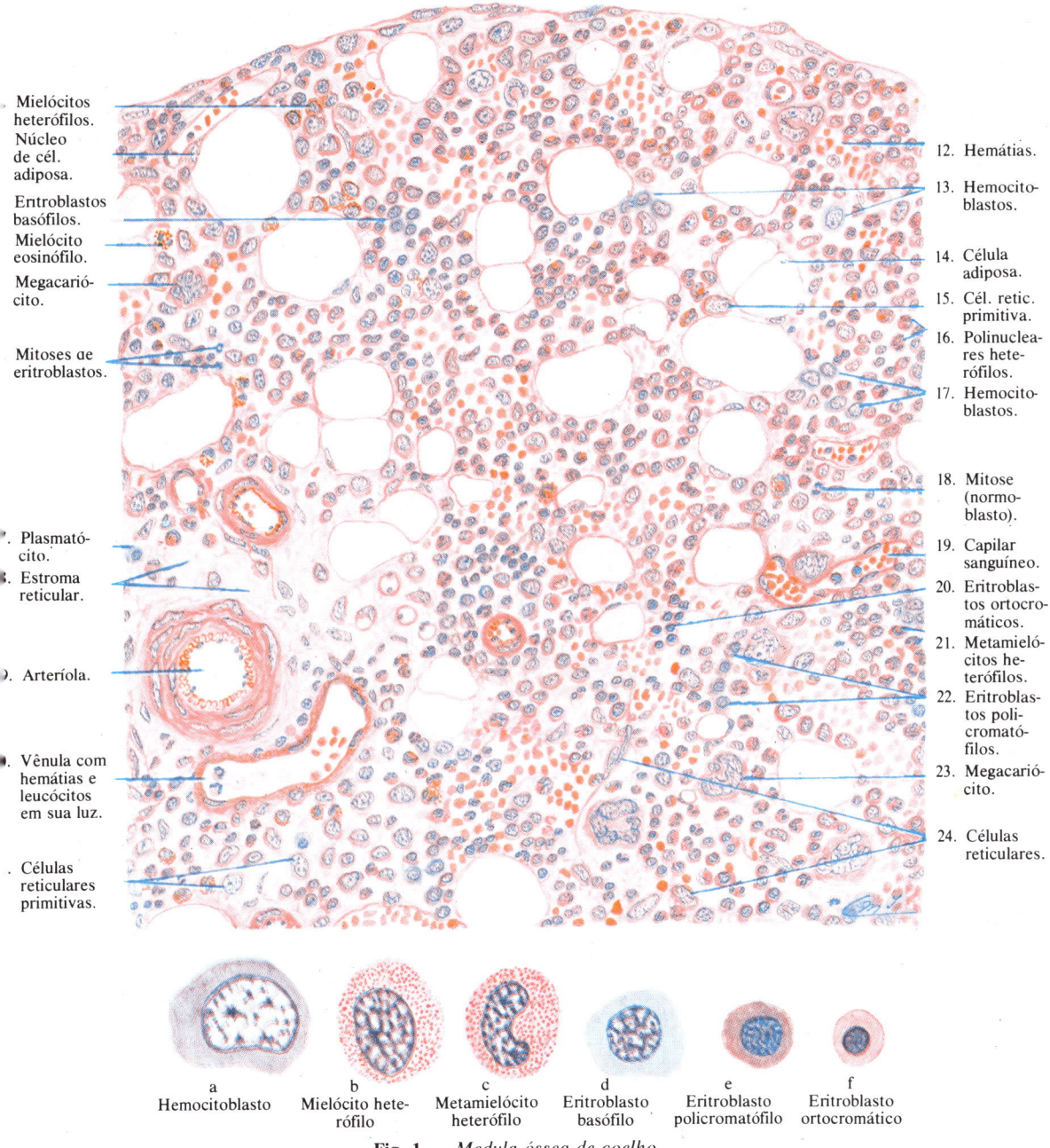

Mielócitos heterófilos.
Núcleo de cél. adiposa.

Eritroblastos basófilos.
Mielócito eosinófilo.
Megacariócito.

Mitoses ae eritroblastos.

7. Plasmatócito.
8. Estroma reticular.

9. Arteríola.

10. Vênula com hemátias e leucócitos em sua luz.

11. Células reticulares primitivas.

12. Hemátias.
13. Hemocitoblastos.

14. Célula adiposa.
15. Cél. retic. primitiva.
16. Polinucleares heterófilos.
17. Hemocitoblastos.

18. Mitose (normoblasto).
19. Capilar sanguíneo.
20. Eritroblastos ortocromáticos.
21. Metamielócitos heterófilos.
22. Eritroblastos policromatófilos.
23. Megacariócito.

24. Células reticulares.

a	b	c	d	e	f
Hemocitoblasto	Mielócito heterófilo	Metamielócito heterófilo	Eritroblasto basófilo	Eritroblasto policromatófilo	Eritroblasto ortocromático

Fig. 1. — *Medula óssea de coelho.*
Coloração: hematoxilina-eosina. 300 × e 1.200 ×.

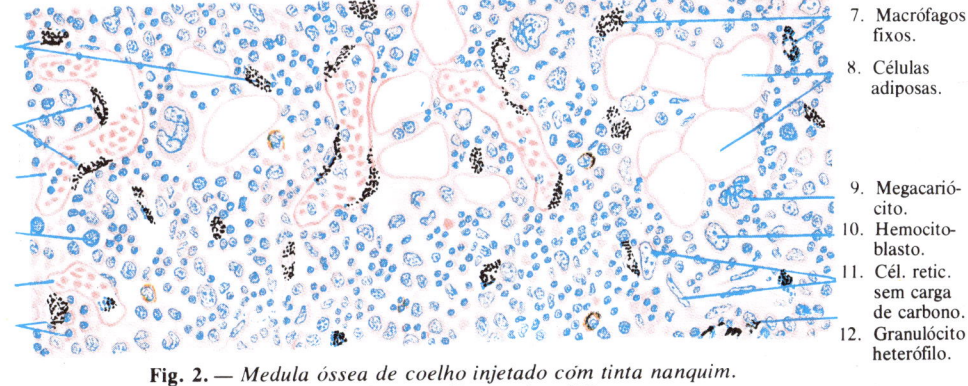

1. Células reticulares primitivas.
2. Células endoteliais macrofágicas.
3. Cap. sanguíneo com eritroblastos policromatófilos.
4. Eritroblastos basófilos.
5. Capilar sanguíneo com eritrócitos.
6. Eritroblastos ortocromáticos.

7. Macrófagos fixos.
8. Células adiposas.

9. Megacariócito.
10. Hemocitoblasto.
11. Cél. retic. sem carga de carbono.
12. Granulócito heterófilo.

Fig. 2. — *Medula óssea de coelho injetado com tinta nanquim.*
Coloração: hematoxilina-eosina. 250 ×.

LÂMINA 19

Figura 1. Esfregaço de medula óssea

Esta preparação é um esfregaço de medula óssea colhida mediante punção esternal; foi corada pelo método panóptico de May-Grünwald-Giemsa, que utiliza como substâncias corantes fundamentais os eosinatos de azul e de azur de metileno.

No centro da ilustração está reproduzido um campo microscópico deste esfregaço medular e, ao seu redor, os elementos que o constituem, vistos com maior aumento. Encontramos entre eles muitos dos que se acham no sangue periférico: glóbulos vermelhos — eritrócitos ou hemácias (*18* e *31*), e glóbulos brancos ou leucócitos: polimorfonucleares granulócitos (neutrófilos, *33*; eosinófilos, *32* e basófilos, *12*), além das plaquetas (*24*). Também estão presentes as células das quais se originam os elementos citados: normoblastos (*6*), mielócitos (*29*), megacariócitos (*15*), e todos os elementos intermediários das séries correspondentes.

Graças ao método de coloração empregado, que empresta diversas cores e matizes aos elementos basófilos, acidófilos, neutrófilos e azurófilos das estruturas celulares, torna-se fácil o reconhecimento destas. Os núcleos aparecem em violeta avermelhado, mais ou menos intenso segundo a textura que adota sua cromatina; o citoplasma das células linfóides, em azul claro (basofilia); o dos granulócitos, incolor ou ligeiramente róseo; os eritrócitos em alaranjado (eritrócitos ortocromáticos) ou com tonalidade azulada mais ou menos manifesta (eritrócitos policromatófilos); as granulações basófilas em violeta escuro, as granulações eosinófilas em alaranjado, as granulações azurófilas em púrpura brilhante.

O hemo-histioblasto, representado na porção superior da lâmina (*1*), foi considerado por Ferrata como a célula reticular primitiva, fonte das diferentes séries de glóbulos, medindo 20 a 30μ de diâmetro; possui citoplasma basófilo com numerosas granulações azurófilas e grande núcleo com delicada rede de cromatina, além de um ou dois nucléolos.

Desta célula derivaria o mieloblasto (*2* e *25*), considerado atualmente por muitos autores como a célula precursora de todas as células-mães das diversas séries sangüíneas, designando-a então hemocitoblasto. O mieloblasto ou hemocitoblasto mencionado tem 15 a 18μ de diâmetro, citoplasma basófilo sem granulações e grande núcleo com rede cromática tênue e dois a três nucléolos proeminentes. Em virtude de seus caracteres morfológicos torna-se difícil ou impossível diferenciá-lo do linfoblasto (precursor da série linfática); embora admita-se que esta possa originar-se na medula óssea, seus principais pontos de origem localizam-se nos linfonodos (gânglios linfáticos), baço e timo.

O proeritroblasto (*3* e *8*) deriva do anterior e inicia a série eritrocítica; tem 20 a 30μ de diâmetro, citoplasma intensamente basófilo, sem granulações (como todos os desta série), núcleo grande, arredondado ou oval, com rede cromatínica delicada, com um e dois nucléolos.

Estes dão origem aos eritroblastos basófilos (*4* e *7*), um tanto menores (15 a 20μ) e com citoplasma menos basófilo; o núcleo, não tão extenso, inicia a condensação de seu retículo cromatínico e não costuma apresentar nucléolos. Seguem-se os eritroblastos policromatófilos (*5*, *13* e *14*), de menor tamanho (12 a 15μ), que se caracterizam pelo aparecimento em seu citoplasma, à medida que a basofilia diminui, de zonas acidófilas em relação com sua carga hemoglobínica crescente. O núcleo, menor, condensa a trama cromatínica sob a forma de "tabuleiro de xadrez." Destes originam-se os normoblastos (*6* e *11*), de 8 a 11μ, com citoplasma acidófilo (vermelho nessas preparações) e núcleo pequeno, picnótico. Por perda nuclear dão origem aos eritrócitos ou hemácias; inicialmente aos policromatófilos ou reticulócitos, com restos de basofilia (*9* e *17*), e em seguida aos eritrócitos ortocromáticos, sem vestígios de basofilia (*18*). É comum encontrar entre os elementos desta série algumas mitoses (*14*) e eritrócitos policromatófilos que apresentam restos nucleares (corpos de Howell-Jolly, *16*).

O promielócito (*19* e *24*), que inicia a série granulocítica, tem 18 a 20μ de diâmetro; seu citoplasma basófilo contém grânulos azurófilos, que se coram de vermelho-púrpura. O núcleo arredondado ou oval apresenta uma trama cromatínica delicada, e um ou dois nucléolos. Dá origem aos mielócitos jovens ou imaturos, de 15 a 18μ, com citoplasma ligeiramente basófilo e núcleo menor, com trama cromatínica condensada e sem nucléolos. Além de granulações azurófilas (inespecíficas), podem apresentar granulações específicas: neutrófilas, eosinófilas ou basófilas, que caracterizam os mielócitos jovens: neutrófilos (*23* e *26*), eosinófilos (*21*) e basófilos (*20*), respectivamente. Desses derivam os mielócitos maduros: neutrófilos, (*10, 22* e *34*), eosinófilos (*27* e *35*) e basófilos (*12*), com cerca de 12 a 14μ de diâmetro, citoplasma debilmente acidófilo e portador exclusivamente de granulações específicas, com núcleos de rede cromatínica em grumos e sem nucléolos. Cada uma destas variedades dará origem aos respectivos granulócitos adultos polimorfonucleares, passando pelos metamielócitos (*27, 30* e *36*), com núcleo em bastão, e os granulócitos jovens, com núcleos em faixas ou em bastão (*28*). Os megacarioblastos (*37*) são células de grande *tamanho* (40 a 60μ), de citoplasma basófilo, sem granulações, núcleo volumoso, de rede cromatínica densa e nucléolos pouco evidentes. Dão origem aos megacariócitos (*15* e *38*), de 80 a 100μ, com citoplasma debilmente acidófilo, com restos de basofilia, cheio de pequenas granulações azurófilas e núcleo fendido ou lobulado, com rede cromatínica condensada e sem nucléolos. Por fragmentação dos prolongamentos pseudópodicos de seu citoplasma, originam-se as plaquetas sangüíneas (*24* e *39*), elementos com 2 a 3μ que apresentam uma zona periférica, hialina e basófila (hialômero), e uma zona central granulosa e azurófila (cromômero).

Medula Óssea:
Esfregaço de punção esternal

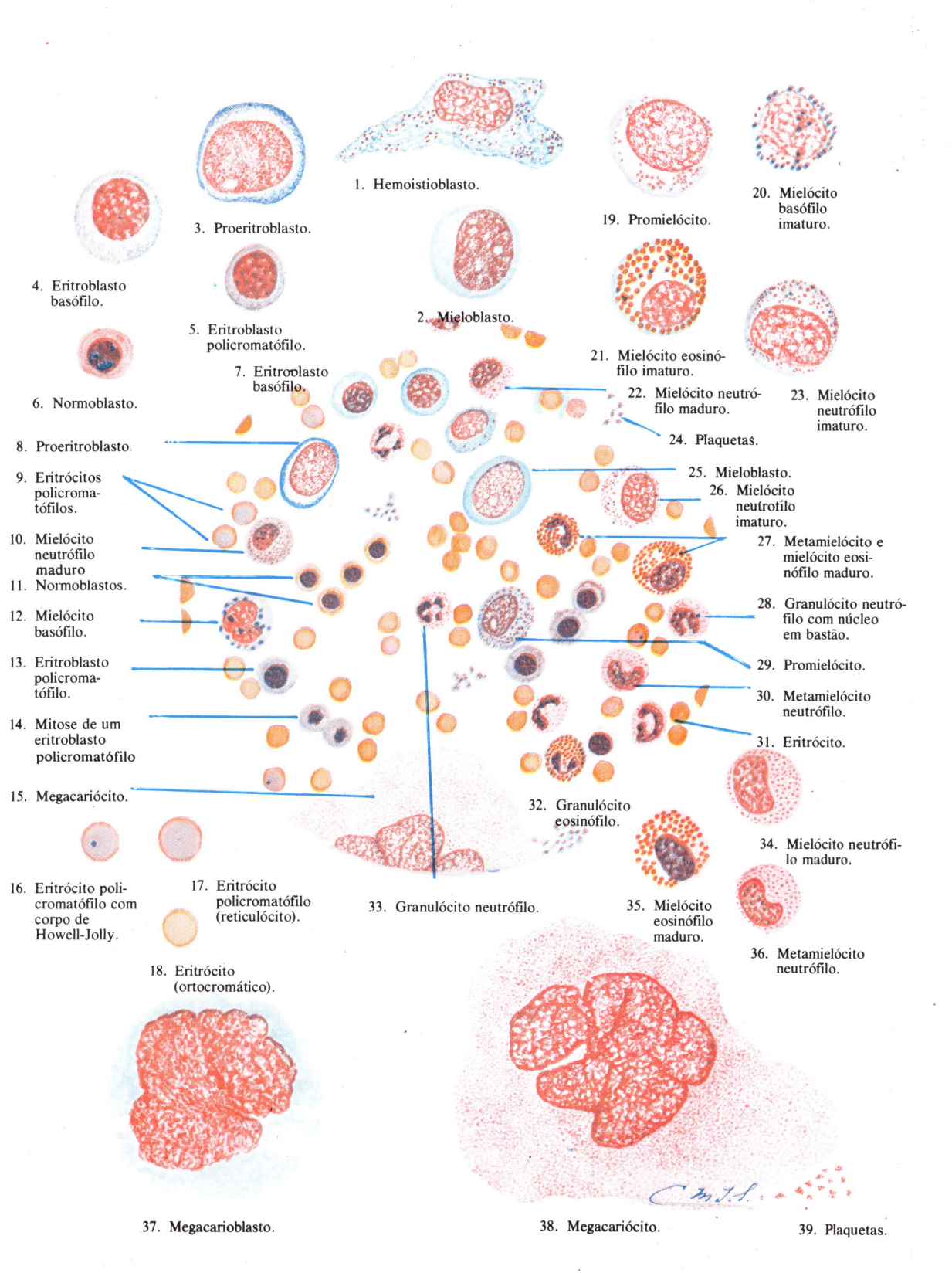

1. Hemoistioblasto.

3. Proeritroblasto.

20. Mielócito basófilo imaturo.

19. Promielócito.

4. Eritroblasto basófilo.

5. Eritroblasto policromatófilo.

2. Mieloblasto.

21. Mielócito eosinófilo imaturo.

7. Eritroblasto basófilo.

22. Mielócito neutrófilo maduro.

23. Mielócito neutrófilo imaturo.

6. Normoblasto.

24. Plaquetas.

8. Proeritroblasto.

25. Mieloblasto.

9. Eritrócitos policromatófilos.

26. Mielócito neutrófilo imaturo.

10. Mielócito neutrófilo maduro

27. Metamielócito e mielócito eosinófilo maduro.

11. Normoblastos.

12. Mielócito basófilo.

28. Granulócito neutrófilo com núcleo em bastão.

13. Eritroblasto policromatófilo.

29. Promielócito.

14. Mitose de um eritroblasto policromatófilo

30. Metamielócito neutrófilo.

31. Eritrócito.

15. Megacariócito.

32. Granulócito eosinófilo.

34. Mielócito neutrófilo maduro.

16. Eritrócito policromatófilo com corpo de Howell-Jolly.

17. Eritrócito policromatófilo (reticulócito).

33. Granulócito neutrófilo.

35. Mielócito eosinófilo maduro.

36. Metamielócito neutrófilo.

18. Eritrócito (ortocromático).

37. Megacarioblasto.

38. Megacariócito.

39. Plaquetas.

Coloração: May-Grünwald-Giemsa. 800 e 1.200 ×.

LÂMINA 20

ESFREGAÇO DE SANGUE

Em um campo microscópico selecionado desta preparação de sangue, fixada e corada pelo método de May-Grünwald-Giemsa explicado na lâmina anterior, acham-se numerosas hemácias (elementos discóides, de coloração rósea e sem núcleo, *6*) além de alguns elementos nucleados que se diferenciam entre si, basicamente, por apresentarem núcleo lobulado (polimorfonucleares, *1, 2* e *3*) ou não (mononucleados, *4* e *5*).

Entre os polimorfonucleares, alguns apresentam no citoplasma granulações espessas e avermelhadas (granulócitos eosinófilos *1*); outros, granulações finas, abundantes e violáceas (granulócitos neutrófilos, *3*) e os demais, granulações de tamanho desigual e de cor pardacenta escura (granulócitos basófilos, *2*). Estes são os mais raros. Os eosinófilos são um pouco mais freqüentes, e os neutrófilos os mais numerosos.

Entre as formas mononucleadas, algumas são relativamente pequenas, têm núcleo arredondado ou oval (às vezes ligeiramente chanfrado) e muito cromático, e o citoplasma basófilo, sem granulações ou com poucas granulações azurófilas (linfócitos, *4*). Os outros mononucleares, de maior tamanho, possuem também núcleo arredondado ou oval (com freqüência chanfrado ou fendido), mas com cromatina pouco corada. O citoplasma apresenta uma débil basofilia e numerosas granulações finas, azurófilas (monócitos, *5*).

Observam-se também outros elementos que são muito pequenos e com freqüência se apresentam agrupados: são as plaquetas ou trombócitos (*7*). Possuem uma zona central granulosa e uma periférica hialina e fracamente basófila.

Nas proximidades do campo microscópico reproduzido vêem-se outros leucócitos, que mostram as principais variações que podem apresentar as diferentes espécies celulares mencionadas.

1. Granulócitos eosinófilos.

2. Granulócitos. basófilos.

3. Granulócitos. neutrófilos.

4. Linfócito

5. Monócitos.

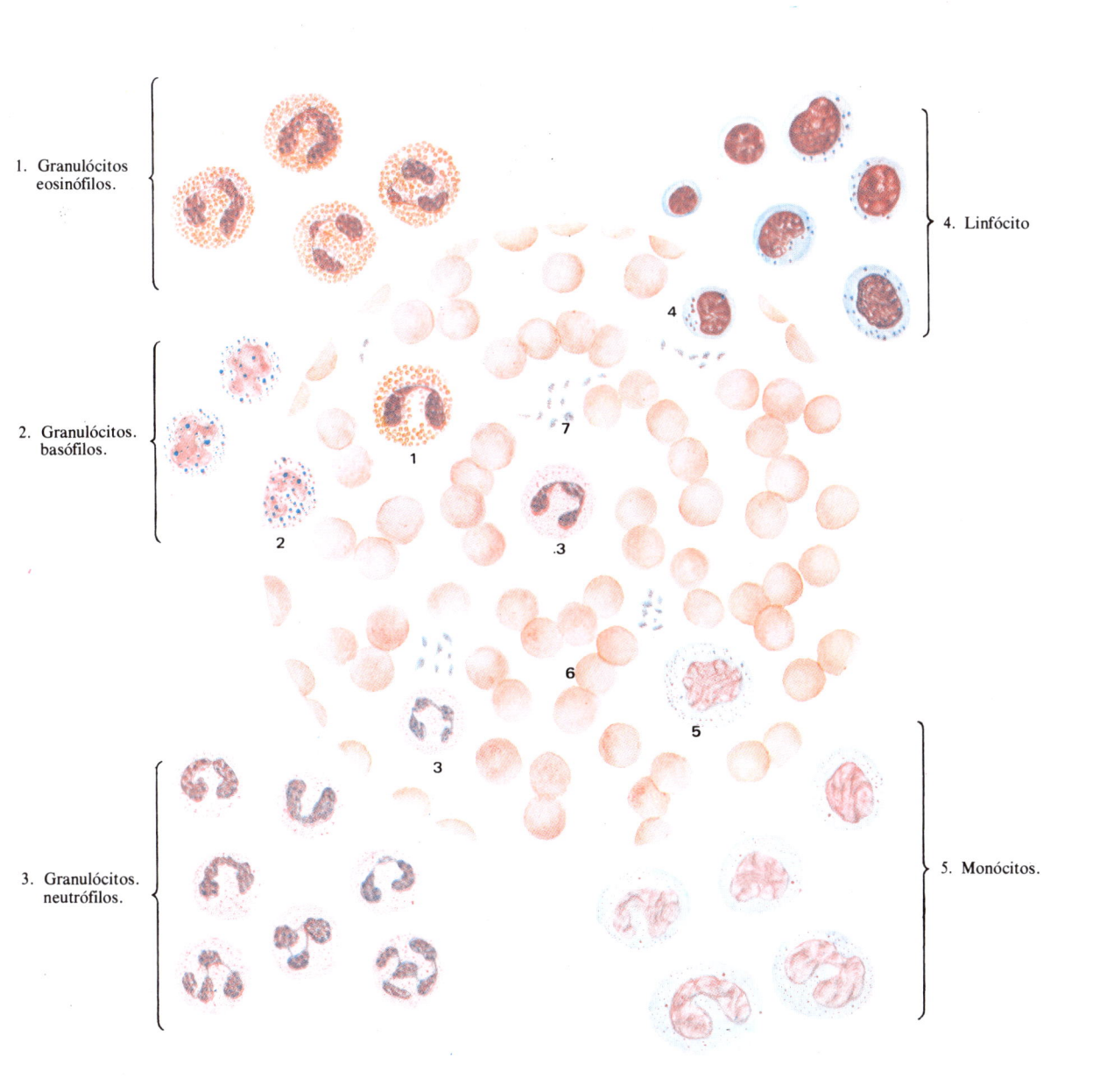

Coloração: May-Grünwald-Giemsa. 1.100 ×.

LÂMINA 21

SANGUE

Técnicas especiais

Figura 1. Colorações supravitais

Diferentes métodos de coloração permitem evidenciar a existência de estruturas especiais, sem exigir a morte ou a fixação prévia das células; são os métodos ou colorações supravitais, que empregam substâncias corantes atóxicas ou de toxicidade muito reduzida nas concentrações utilizadas.

Em *a* observam-se os leucócitos encontrados em uma gota de sangue à qual juntou-se uma gota de solução muito diluída de vermelho neutro, e que foi observada 30 minutos depois entre lâmina e lamínula, com objetiva de imersão. Os leucócitos apresentam-se como elementos esferóides acinzentados, cujo núcleo se destaca pelo seu maior índice de refração, e contêm, no citoplasma, pequenos vacúolos corados de vermelho; seu conjunto constitui o vacuoma. A quantidade de vacúolos varia com a espécie celular observada e, até certo ponto, com o tempo de ação do corante. Nos granulócitos neutrófilos (*a, 1*) os vacúolos costumam ser escassos, mas podem chegar a ser numerosos (as granulações específicas desses leucócitos também se coram em vermelho). Nos linfócitos (*a, 2*) os vacúolos são pequenos e escassos, e nos monócitos (*a, 3*) são pequenos e numerosos, situados preferencialmente na chanfradura nuclear, quando ela existe (nestas células as granulações azurófilas, inespecí-

ficas, não se coram).

Em *b* observam-se esses mesmos elementos, mas neste caso procedem de uma gota de sangue que foi tratada, de modo semelhante ao anterior, com uma solução de verde-janus que cora vitalmente de azul-esverdeado as mitocôndrias (as enzimas oxidantes existentes nas mitocôndrias coram novamente o verde-janus, descorado ao nível do citoplasma). As mitocôndrias aparecem como grânulos azul-esverdeados disseminados no citoplasma dos granulócitos neutrófilos (*b, 1*); em forma de bastonetes nos linfócitos (*b, 2*) e como grânulos e bastonetes, reunidos ao nível da chanfradura nuclear, nos monócitos (*b, 3*).

Em *c* está representado um grupo de hemácias tratadas com técnica supravital com uma solução de azul-brilhante de cresila; todas apresentam uma rede filamentosa, de extensão variável, corada em azul, ocupando parte do estroma da hemácia, que aparece com sua cor natural, dada pela hemoglobina. São *reticulócitos* ou hemácias jovens, que ainda possuem restos do ácido ribonucleico citoplasmático, que aparece sob a forma de uma estrutura granulofilamentosa (o mesmo ácido ao qual, nas preparações fixadas, as hemácias policromatófilas devem sua basofilia).

Figura 2. Coloração panóptica e reação das peroxidases

Em *a* pode-se ver um campo microscópico correspondente a um esfregaço de sangue corado pelo método panóptico de May-Grünwald-Giemsa, que evidencia nitidamente a estrutura nuclear, a afinidade citoplasmática pelos diversos corantes e a das diferentes granulações que contribuem para diferenciar cada espécie celular. Na lâmina anterior descrevem-se as características que permitem reconhecê-las.

Em *b*, o esfregaço de sangue mostrado foi submetido a uma técnica que revela as peroxidases existentes nas

células; estas provocam, a partir da água oxigenada utilizada, o desprendimento de oxigênio, o qual oxida a benzidina existente na mistura empregada, transformando-se, em seu nível, em um corpo de cor azul-escura, que revela, sob a forma de grânulos, a presença de enzimas. Os granulócitos (*2, 3* e *4*) apresentam granulações espessas e abundantes; os monócitos (*6*) possuem granulações finas e mais escassas, enquanto os linfócitos (*5*) carecem das mesmas, o mesmo ocorrendo com as hemácias (*1*) e plaquetas.

SANGRE
Técnicas especiales

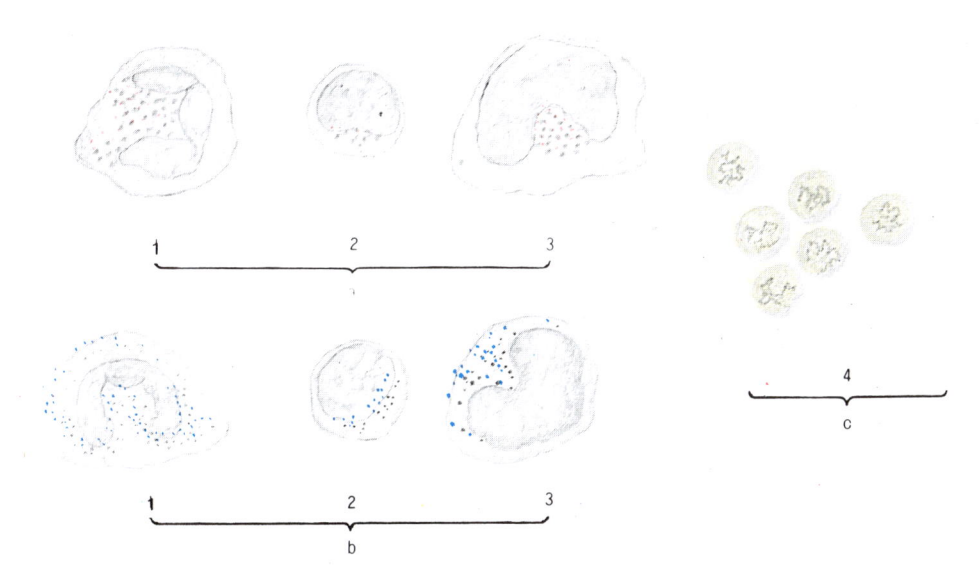

Fig. 1.— *Células sanguíneas coloreadas con métodos supravitales.*

a, Vacuoma. Coloración con rojo neutro.
b, Condrioma. Coloración con verde jano.
c, Sustancia granulofilamentosa. Coloración con azul brillante de cresilo.
    1, Granulocito neutrófilo; 2, linfocito; 3, monocito; 4, hematíe.

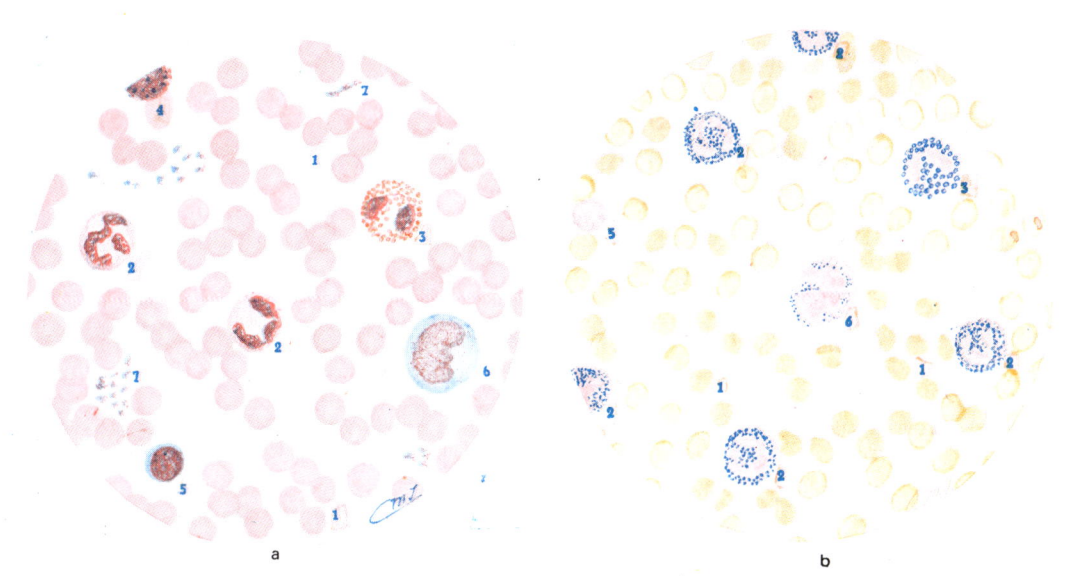

Fig. 2.— *Extendido de sangre humana.*

a, Método panóptico de Pappenheim (May-Grünwald-Giemsa). Núcleos, violeta rojizo; citoplasma basófilo, azul de diferente intensidad de acuerdo con su basofilia; citoplasma acidófilo, rojo más o menos intenso; granulaciones neutrófilas, violeta; granulaciones eosinófilas, rojo anaranjado; granulaciones basófilas, violeta oscuro; granulaciones azurófilas, púrpura brillante.

b, Reacción de las peroxidasas. Técnica de Celani. Núcleos, rosado vivo; citoplasma de los leucocitos, rosado pálido; hematíes, amarillento; granulaciones que contienen peroxidasas, azules.

1, Hematíes; 2, granulocito neutrófilo; 3, granulocito eosinófilo; 4, granulocito basófilo; 5, linfocito;
6, monocito; 7, plaquetas.

LÂMINA 22

Figura 1. Tecido muscular liso

A preparação corresponde à parede distendida de uma bexiga de sapo, fixada e corada com hematoxilina-eosina. O campo é percorrido por feixes de fibras musculares (5), compostos de células fusiformes com citoplasma muito corado e núcleo axial (2). Algumas destas fibras são muito evidentes, pois estão isoladas ou constituem feixes delgados.

Entre os feixes musculares acha-se tecido conjuntivo, com substância fundamental corada em róseo claro e numerosos fibroblastos estrelados, com prolongamentos bem visíveis (1 e 6). Vêem-se algumas células isodiamétricas justapostas, correspondentes ao epitélio de revestimento vesical (3). Um capilar sangüíneo, com numerosas hemácias em seu interior, está representado no campo microscópico (4).

As fibras musculares observadas são fibras musculares lisas, porque as miofibrilas presentes em sua constituição são formações homogêneas em toda sua extensão (não apresentam zonas claras e escuras alternando-se regularmente, como apresentam as fibras musculares estriadas, fato ao qual devem sua denominação). Além disto, como vimos, a forma de fuso destas fibras e a posição axial de seu núcleo são outras características que contribuem para sua fácil identificação.

O tecido muscular liso acha-se constituindo a camada muscular de diversos órgãos inervados pelo sistema nervoso da vida vegetativa (simpático e parassimpático) como, entre outros, o tubo digestivo em quase toda sua extensão (lâminas 47, 49, 53 e 56), a vesícula biliar (lâmina 66), a traquéia (lâmina 69), o ureter (lâmina 75), a bexiga urinária (lâmina 76), o útero (lâmina 88), a vagina (lâmina 93) etc.

Figura 2. Tecido muscular estriado

Dissociado

Fibras musculares da pata do sapo, dissociadas e coradas com hematoxilina-eosina e observadas com grande aumento e iluminação moderada, apresentam estriação transversal bem evidente (3). Os núcleos estão situados imediatamente abaixo do sarcolema, como se verifica ao observar os que ocupam os lados das fibras (4). Estes dois detalhes estruturais (estriação transversal e núcleos situados na parte externa das fibras) fundamentam o diagnóstico de: fibras musculares estriadas da vida de relação. Como veremos na lâmina seguinte, as fibras musculares cardíacas, que também são estriadas, diferenciam-se das anteriores, entre outros caracteres, por apresentarem núcleo axial ou no centro (como as fibras musculares lisas).

Uma fibra muscular estriada dissociada mostra as miofibrilas que a integram, as quais estão agrupadas em delgados feixes (1).

Vê-se um capilar sangüíneo aplicado a uma fibra muscular (2).

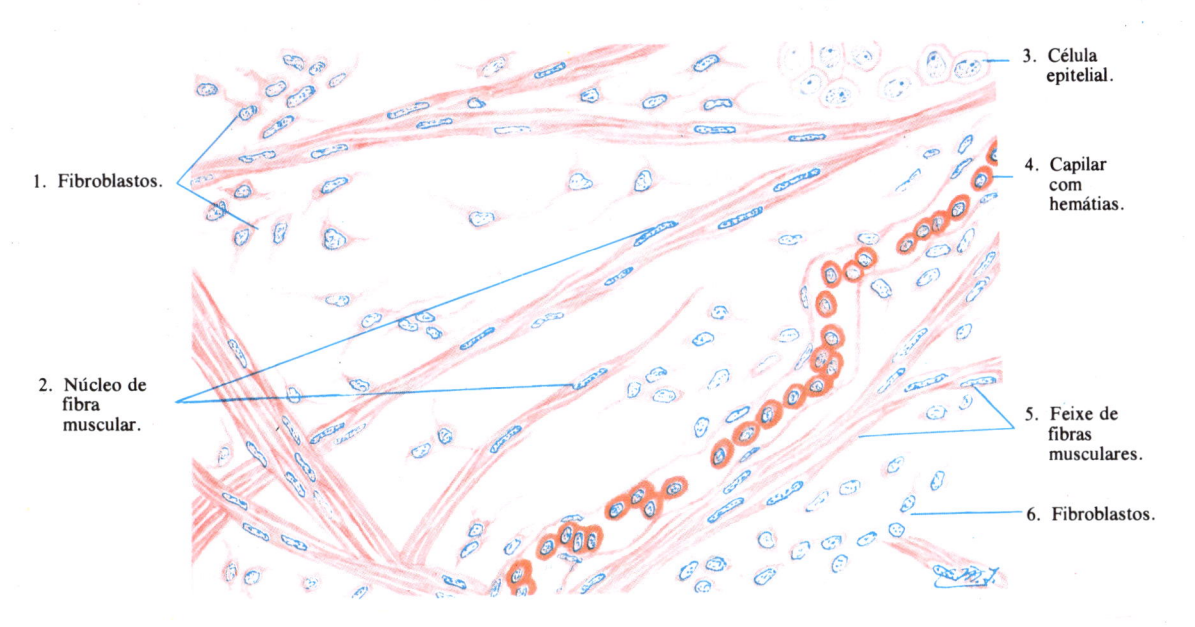

1. Fibroblastos.

2. Núcleo de fibra muscular.

3. Célula epitelial.

4. Capilar com hemátias.

5. Feixe de fibras musculares.

6. Fibroblastos.

Fig. 1. — *Parede distendida de bexiga de sapo.*
Coloração: hematoxilina-eosina. 360 ×.

Tecido muscular estriado

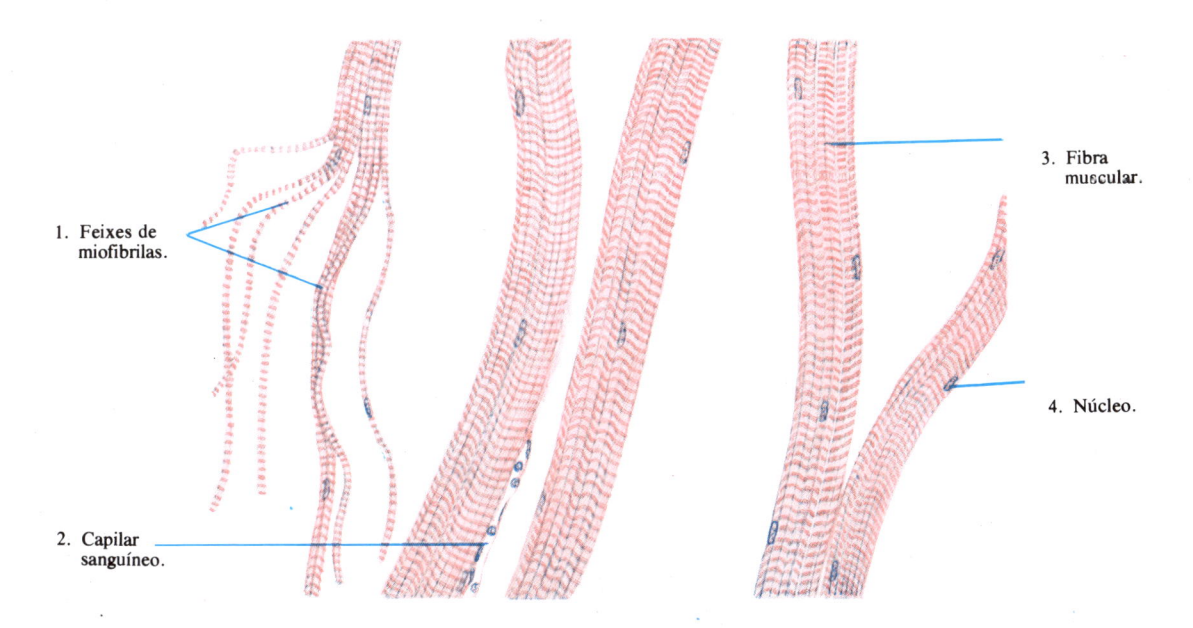

1. Feixes de miofibrilas.

2. Capilar sanguíneo.

3. Fibra muscular.

4. Núcleo.

Fig. 2. — *Músculo dissociado de pata de sapo.*
Coloração: hematoxilina-eosina. 250 ×.

LÂMINA 23

Figura 1. Tecido muscular estriado

Músculos da língua

Na região central de um corte histológico de língua acham-se numerosas fibras musculares estriadas, variedade esquelética, cortadas transversal (*1* e *7*) ou longitudinalmente (*3* e *5*). Apresentam-se reunidas em feixes pelo tecido conjuntivo interfascicular (*8*), que se condensa ao seu redor formando o perimísio (*2*), donde partem septos — cujo conjunto constitui o endomísio (*1*) — que separam umas das outras as diversas fibras que formam o feixe muscular. Percorrendo as fibras musculares cortadas longitudinalmente, podemos verificar que não se anastomosam entre si.

Os núcleos (*9*) estão situados na periferia das fibras, sendo possível distingui-los dos núcleos das células conjuntivas próximas (*10*) por sua cor violeta menos intensa.

Nos cortes longitudinais observa-se a estriação das miofibrilas e, nos transversais, os campos de Cohnheim (*4*), isto é, os cortes ópticos dos feixes de miofibrilas que formam as colunas de Kölliker. No tecido conjuntivo interfascicular acham-se alguns vasos sangüíneos de pequeno calibre (*6*).

Recordemos que todos os músculos de contração dependente da nossa vontade — ou voluntários — da vida de relação são músculos estriados deste tipo.

Figura 2. Tecido muscular liso

Túnica muscular de intestino

Nas fibras cortadas longitudinalmente (*1*), observa-se que o núcleo (*2*) se situa em sua porção mais larga. Nota-se, também, a forma de fuso que apresentam estas fibras (fusiformes). Nos cortes transversais (*5*) observam-se os diferentes tamanhos que apresentam as fibras, segundo a altura em que incide o corte; as mais volumosas estão providas de núcleo esférico e central. Nestas fibras não existem estriação transversal nem campos de Cohnheim.

Entre as fibras musculares há escasso tecido conjuntivo, no qual existem alguns vasos sangüíneos (*4*) e cuja proporção aumenta entre os planos de fibras cortadas em um ou outro sentido (*3*).

Figura 3. Tecido muscular cardíaco

Miocárdio

Estas fibras apresentam uma estriação transversal bem visível quando cortadas longitudinalmente (*1*), notando-se também suas ramificações e as anastomoses com as fibras vizinhas, além da presença dos traços escaleriformes de Eberth (*2*), que se distinguem por sua coloração mais intensa.

Os núcleos são centrais (*5*); nos cortes transversais, observa-se melhor a sua posição axial (*8*) e a abundância do sarcoplasma perinuclear. No tecido conjuntivo interfascicular pode-se ver numerosos vasos sangüíneos (*6* e *7*).

Todas estas características permitem firmar o diagnóstico de tecido muscular (estriado) cardíaco. Ao examinar cortes de coração (lâmina 32) veremos que, além destas fibras musculares cardíacas típicas, existem outras, denominadas de Purkinje, que se diferenciam por características especiais (fibras musculares cardíacas atípicas).

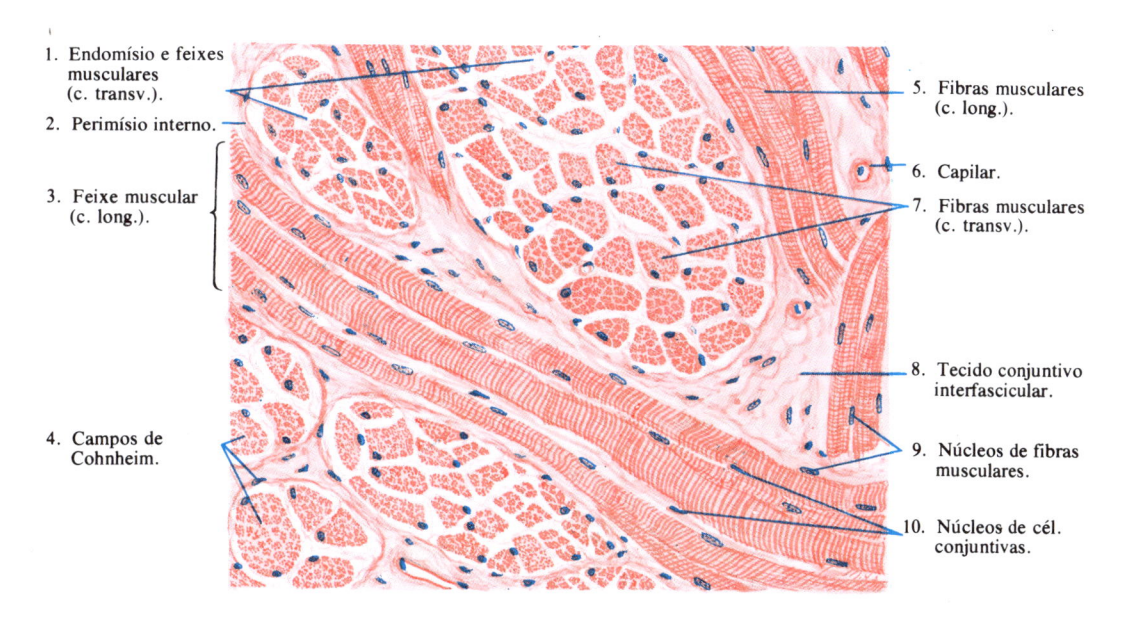

1. Endomísio e feixes musculares (c. transv.).
2. Perimísio interno.
3. Feixe muscular (c. long.).
4. Campos de Cohnheim.
5. Fibras musculares (c. long.).
6. Capilar.
7. Fibras musculares (c. transv.).
8. Tecido conjuntivo interfascicular.
9. Núcleos de fibras musculares.
10. Núcleos de cél. conjuntivas.

Fig. 1. — *Tecido muscular estriado.*
Músculos da língua.
Coloração: hematoxilina-eosina. 320 ×.

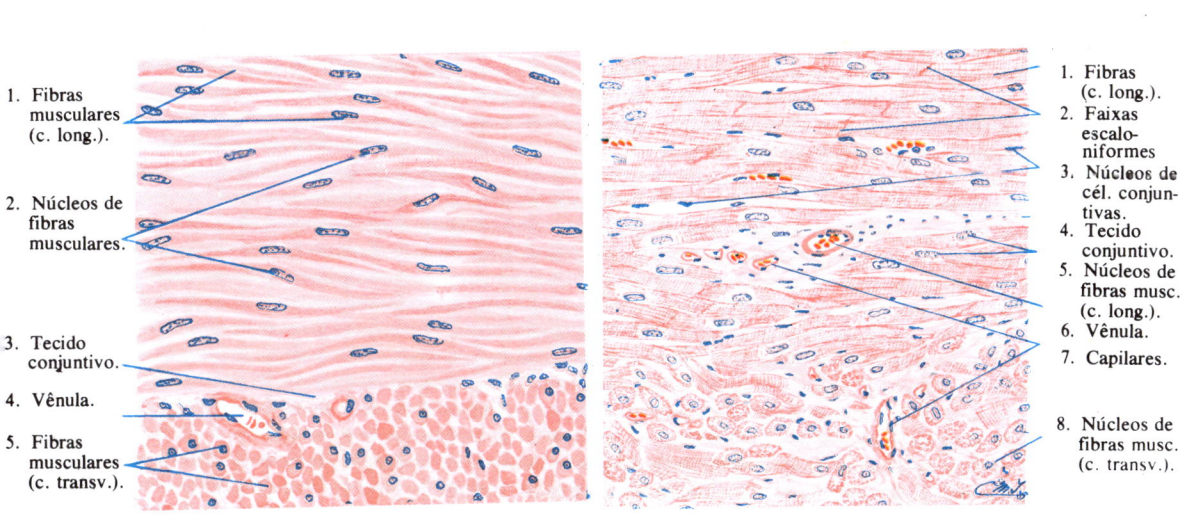

1. Fibras musculares (c. long.).
2. Núcleos de fibras musculares.
3. Tecido conjuntivo.
4. Vênula.
5. Fibras musculares (c. transv.).

Fig. 2. — *Tecido muscular liso.*
Túnica muscular de intestino.
Coloração: hematoxilina-eosina. 320 ×.

1. Fibras (c. long.).
2. Faixas escaloniformes
3. Núcleos de cél. conjuntivas.
4. Tecido conjuntivo.
5. Núcleos de fibras musc. (c. long.).
6. Vênula.
7. Capilares.
8. Núcleos de fibras musc. (c. transv.).

Fig. 3. — *Tecido muscular cardíaco.*
Miocárdio.
Coloração: hematoxilina-eosina. 320 ×.

LÂMINA 24

SUBSTÂNCIA CINZENTA

Coluna anterior da medula

Figura 1. Método de coloração de Nissl

Entre as células que se encontram no campo reproduzido, correspondente à coluna anterior da medula espinhal, e coradas com uma anilina básica (neste caso, azul de toluidina) segundo o método de Nissl, algumas se destacam por seu maior volume e pelo núcleo vesiculoso e (*6*) encerrando escassos grumos cromáticos situados próximos da membrana nuclear, e um nucléolo (*5* e *12*) volumoso, excêntrico e bem corado. Estas células motoras da coluna anterior apresentam no citoplasma grande quantidade de granulações, que ficaram intensamente coradas pela anilina básica utilizada na coloração (substância cromática ou corpos de Nissl, correspondentes à substância basófila ou cromidial do citoplasma de outras células), o que lhes confere um aspecto especial que lembra a pele do tigre (substância tigróide, *11*). Possuem vários prolongamentos, providos desta substância cromática (prolongamentos citoplasmáticos ou dendritos, *7* e *8*), e um único que se diferencia facilmente dos anteriores por não possuí-la (prolongamento cilindro-eixo ou axônio, *1*). No local de origem deste prolongamento o citoplasma também não contém corpos de Nissl (cone de origem ou implantação, *4*). O núcleo, como vimos, apresenta um nucléolo volumoso e intensamente corado, que o observador desprevenido pode confundir com o próprio núcleo. Na célula representada em (*3*) não se observa o núcleo, porque o corte incidiu tangencialmente.

Há ainda numerosos núcleos de células pertencentes à neuróglia, cujo citoplasma não se corou. Os núcleos arredondados e com cromatina pouco condensada pertencem aos astrócitos protoplasmáticos (*2* e *16*); os núcleos arredondados, menores e muito corados, aos oligodendrócitos (*15*) e os núcleos alongados e bem corados às células da micróglia (*10*).

Alguns capilares sangüíneos (*9*) apresentam os núcleos de suas células endoteliais também corados.

Figura 2. Método de impregnação argêntica de Cajal

Vemos aqui um campo microscópico correspondente à mesma zona reproduzida na figura anterior, mas no qual as células apresentam aspecto diferente em conseqüência do método empregado neste caso (impregnação argêntica). O citoplasma e seus prolongamentos (*3*) contêm inumeráveis fibrilas (neurofibrilas, *2* e *12*), que não foram reveladas pelo método anterior. Por outro lado, os núcleos só se vêem como espaços pouco corados, onde às vezes aparece o nucléolo bem corado (*14*).

Neste caso, a presença deste intrincado plexo de fibrilas argentafins serve para reconhecer as células nervosas, assim como, na preparação anterior, a presença dos corpos de Nissl.

Entre estas células encontram-se numerosos prolongamentos com igual estrutura fibrilar, procedentes de outras células nervosas, além de células neuróglias mal caracterizadas: astrócitos protoplasmáticos (*1*, *5* e *9*) e oligodendrócitos (*4* e *8*).

1. Axônio ou neurita
   (cilindro-eixo).

2. Núcleo de cél. gliais
   (astrócitos
   protoplasmáticos).

3. Cél. nervosa cortada
   superficialmente.

4. Cone de origem
   de uma neurita.

5. Nucléolo.

6. Núcleo (cél. nervosa).

7. Dendritos com grumos
   cromáticos de Nissl.

8. Dendrito (prolongamento
   protoplasmático).

9. Capilar.

10. Núcleos de células
    micróglicas.

11. Citoplasma com
    substância tigróide.

12. Nucléolo.

13. Núcleo (retículo
    de cromatina).

14. Capilar.

15. Núcleos de células da
    oligodendróglia.

16. Núcleos de astrócitos
    protoplasmáticos.

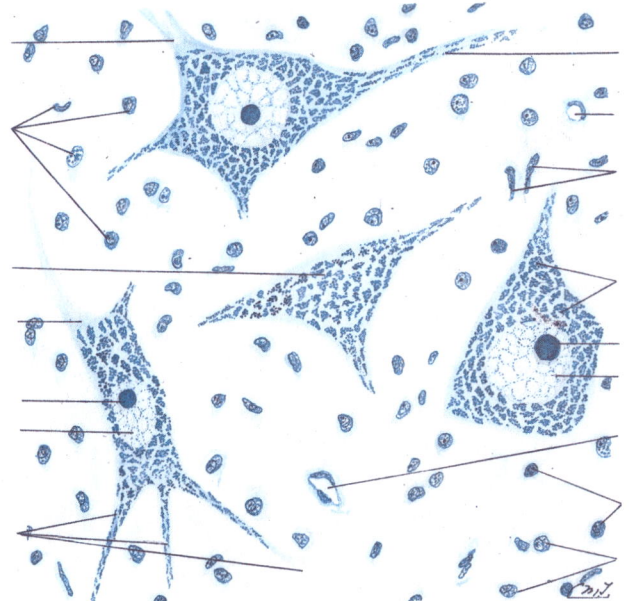

Fig. 1. — *Substância cinzenta (corno anterior da medula).*
Método de Nissl. 350 ×

1. Astrócitos.
   protoplasmáticos.

2. Neurofibrilas.

3. Neurônio.

4. Oligodendróglia.

5. Astrócitos
   protoplasmáticos.

6. Corpo celular cortado
   superficialmente.

7. Dendritos.

8. Núcleos de células da
   oligodendróglia.

9. Astrócitos
   protoplasmáticos.

10. Neurônio motor.

11. Dendrito.

12. Neurofibrilas.

13. Núcleo.

14. Nucléolo.

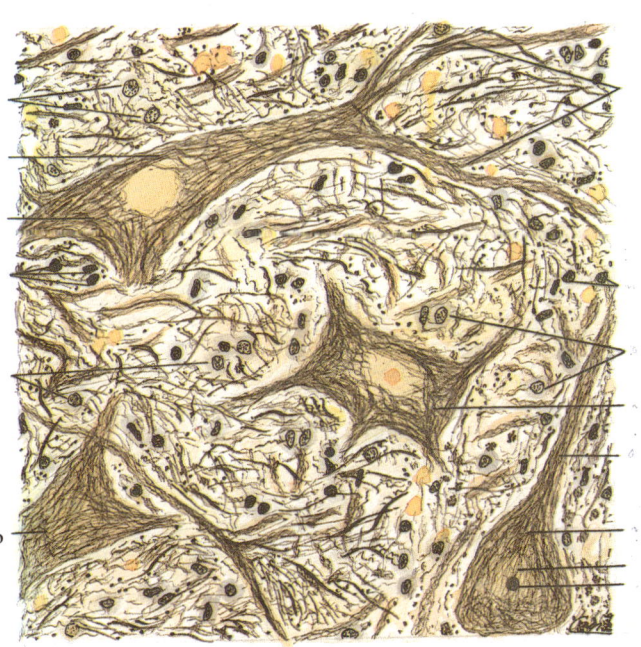

Fig. 2. — *Substância cinzenta (corno anterior da medula).*
Método de Cajal. 350 ×.

450

LÂMINA 25

SUBSTÂNCIA CINZENTA

Coluna anterior da medula

Figura 1. Método de Golgi

Um fragmento de órgão do sistema nervoso central, fixado e endurecido em bicromato de potássio, ao ser submerso em solução de nitrato de prata, produzirá um precipitado negro-avermelhado de bicromato de prata, que se distribui especialmente sobre determinado número de células nervosas e seus prolongamentos, e em poucas outras células. Este é, basicamente, o método de Golgi utilizado para realizar esta preparação de medula espinhal.

Se focalizarmos um campo pertencente à coluna anterior da medula, veremos que as células (*4*) aparecem intensamente coradas de castanho-escuro, com seus prolongamentos bem desenhados, até em suas mais finas ramificações (*2*). Por outro lado, este método não evidencia os pormenores estruturais revelados pelos métodos anteriores.

Vêem-se alguns astrócitos protoplasmáticos (*1* e *3*) com o citoplasma e seus prolongamentos intensamente corados.

Figura 2. Método de Weigert-Pal

Todo o espaço existente entre as células evidenciadas nas preparações anteriores aparece percorrido por numerosas fibras, cuja bainha de mielina foi corada especificamente em azul intenso pelo método empregado (*2* e *5*), destacando-se sobre um fundo amarelado. O método de coloração utilizado neste caso é o de Weigert-Pal, que consiste em submergir um corte do material fixado em formol em um mordente de alume de ferro, e depois corá-lo com hematoxilina de Weigert. Verifica-se, com este método, a existência de grande quantidade de fibras nervosas mielínicas, existentes entre os elementos celulares. O corpo, ou pericário, das células (*1* e *4*) não se distingue, ou só aparece corado de amarelo, um pouco mais intenso do que a cor de fundo da preparação.

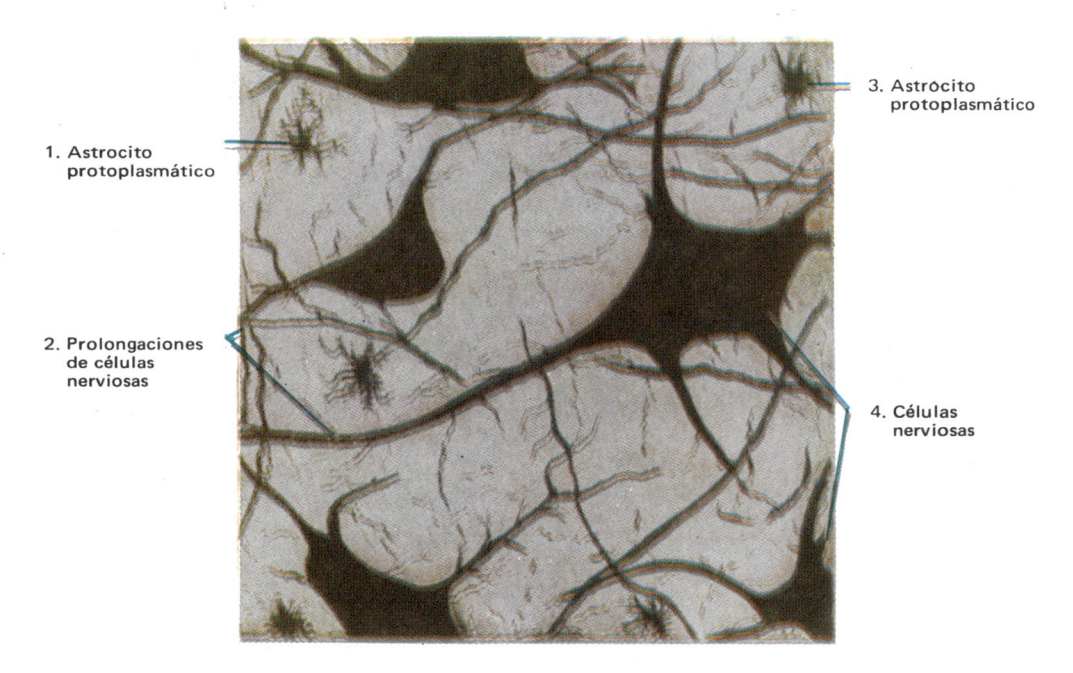

1. Astrocito protoplasmático

2. Prolongaciones de células nerviosas

3. Astrocito protoplasmático

4. Células nerviosas

Fig. 1.— *Sustancia gris (asta anterior de la médula).*
(Método de Golgi. 350 X.)

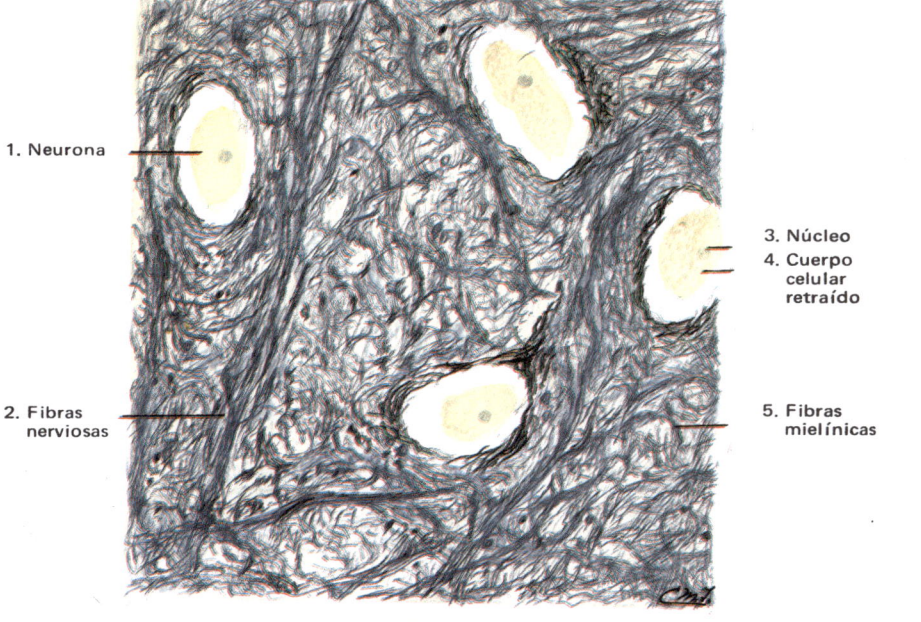

1. Neurona

2. Fibras nerviosas

3. Núcleo
4. Cuerpo celular retraído

5. Fibras mielínicas

Fig. 2.— *Sustancia gris (asta anterior de la médula).*
(Método de Weigert-Pal. 350 X.)

LÂMINA 26

Figura 1. Macróglia fibrosa

Cérebro

Para completar o conhecimento da estrutura do tecido nervoso, é aconselhável recorrer ao emprego de outros métodos que nos permitirão estudar especialmente os outros elementos que, além das células nervosas e de seus prolongamentos, também fazem parte da sua constituição. Referimo-nos aos representantes da neuróglia. Recomenda-se para este estudo os métodos argênticos de Del Río Hortega, em alguma das suas múltiplas variantes.

No centro deste corte de cérebro, tratado pelo método de Del Río Hortega para a macróglia — um dos componentes da neuróglia — observa-se uma célula com prolongamentos radiais de estrutura fibrilar. Um dos prolongamentos termina fixando-se em um pequeno vaso sangüíneo que passa pelo campo microscópico reproduzido (3). Esta célula, localizada na substância branca do cérebro, é um astrócito ou macróglia fibrosa, com pedículo vascular.

Na região superior observa-se outra célula semelhante à anterior, cujo corpo está localizado na proximidade desse vaso sangüíneo, ao qual circunda em parte, como o fazem alguns de seus prolongamentos: macróglia ou astrócito fibroso perivascular (1).

O método evidenciou também, de forma imprecisa, a presença de outros elementos da neuróglia, como os oligodendrócitos (2), dos quais somente se distinguem o corpo celular e seu núcleo, porém não seus prolongamentos.

Um capilar sangüíneo rodeado de fibras reticulares (4) aparece no ângulo inferior direito da preparação.

Além dos astrócitos fibrosos, existem astrócitos protoplasmáticos, não presentes nesta figura, mas que aparecem na figura seguinte (Fig. 2, 4).

Figura 2. Oligodendróglia

Cérebro

O método de Golgi, modificado por Del Río Hortega, foi aplicado a este corte de cérebro. Desta maneira, evidenciaram-se alguns elementos da neuróglia: um astrócito protoplasmático (4) de corpo asteriforme, com abundantes prolongamentos flexuosos e ramificados, e numerosos oligodendrócitos (2 e 5) de corpo arredondado ou anguloso, de núcleo esférico e poucos prolongamentos delgados, varicosos e com raras dicotomias (oligodendrócitos tipo II, 2). É possível apreciar o modo pelo qual as ramificações terminais desses elementos situam-se entre as fibras nervosas, que formam bainhas espiraladas mais ou menos nítidas (6). Recordemos que os oligodendrócitos estão relacionados com a função mielogênica e que são os homólogos das células de Schwann, que constituem o neurilema das fibras nervosas dos nervos periféricos.

Alguns capilares sangüíneos (3) e uma porção do neurônio (1) também aparecem nesse campo.

Figura 3. Micróglia

Cérebro

Neste caso empregou-se o método de Del Río Hortega para a micróglia. Foi possível, assim, evidenciar os elementos caracterizados por seu corpo pequeno, providos de numerosos prolongamentos ramificados que, do mesmo modo que o corpo celular, apresentam abundantes expansões curtas, ou "espinhos", em sua superfície (1 e 4). Estas são células da micróglia. Convém recordar que, diferentemente dos elementos anteriores, estes são de origem mesodérmica (mesóglia), não sendo aceita por todos sua natureza neuróglica.

Distinguimos também alguns capilares sangüíneos (2, 5 e 6) e o corpo de um neurônio (3).

1. Astrócito fibroso perivascular.

2. Oligodendróglia.

3. Astrócito fibroso com pedículo vascular.

4. Fibras reticulares em torno de um capilar.

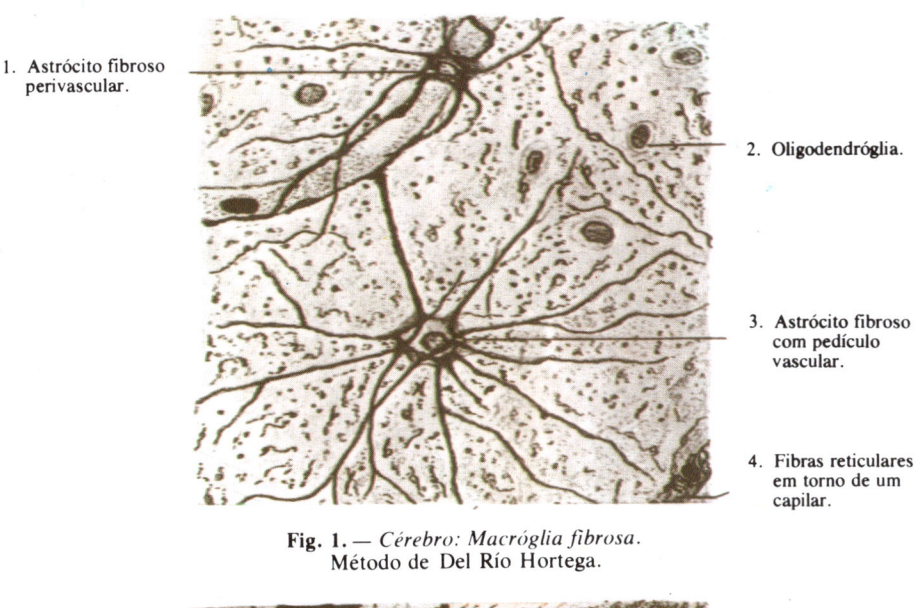

Fig. 1. — *Cérebro: Macróglia fibrosa.*
Método de Del Río Hortega.

1. Neurônio.

2. Oligodendrócitos tipo II.

3. Capilar sanguíneo.

4. Astrócito protoplasmático.

5. Oligodendrócito tipo I.

6. Prolongamentos dos oligodendrócitos dispostos entre as fibras nervosas.

Fig. 2. — *Cérebro: Oligodendróglia.*
Método de Golgi-Del Río Hortega.

1. Micróglia.

2. Célula endotelial de um capilar sanguíneo.

3. Neurônio.

4. Prolongamentos com "espinhos" da micróglia.

5. Capilar.

6. Hemátias.

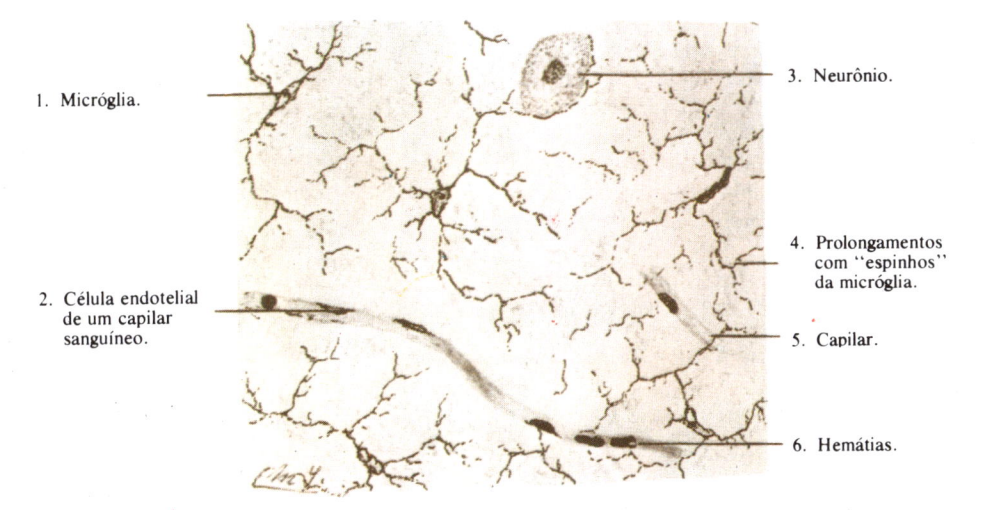

Fig. 3. — *Cérebro: Micróglia.*
Método de Del Río Hortega.

LÂMINA 27

Figura 1. Nervos

Fibras nervosas com mielina

Um fragmento de nervo ciático de sapo foi fixado com ácido ósmico e dissociado com duas agulhas. As fibras que o constituem aparecem como delgados filamentos, corados em negro pela redução do ácido ósmico ao nível da mielina (4). A bainha de mielina apresenta-se como um traço espesso e enegrecido, que limita exteriormente as fibras (4) e é interrompida, de trecho em trecho, ao nível dos chamados estrangulamentos de Ranvier (1 e 6). Neste nível, a fibra nervosa está representada somente pelo axônio, ou cilindro-eixo, não corado (2, 5 e 7), e pelo neurilema, ou bainha de Schwann, que envolve a fibra em toda a sua extensão mas que, nesta preparação, não é visível.

Os segmentos interanulares de mielina apresentam numerosas linhas oblíquas e incolores, conhecidas como incisuras de Schmidt-Lantermann (3 e 8).

Figura 2. Corte transversal de nervos

No campo apresentado aparecem numerosos feixes nervosos cortados em sentido transversal (1) ou oblíquo (8). Todos eles aparecem como cortes de cordões maciços, que se destacam do tecido conjuntivo circundante pela cor mais clara com que se coram, com núcleos de diversos tipos em seu interior, e por estarem bem limitados por tecido conjuntivo que, à maneira de uma membrana, se condensa ao seu redor, formando o perineuro (2). Do perineuro partem septos (5) que se interpõem entre as fibras. Seu conjunto forma o endoneuro (5). As próprias fibras nervosas aparecem cortadas oblíqua e transversalmente (8). Entre elas encontram-se numerosos núcleos, uns pertencentes ao neurilema ou bainha de Schwann (3), e outros ao endoneuro (5). No tecido conjuntivo ambiente (17) acha-se também uma artéria de tipo muscular (12) — na qual se distinguem a limitante elástica interna (14), o endotélio (15) e a adventícia com vasos nutridores (13) — e, além dela, artérias de pequeno calibre em corte transversal (8) e oblíquo (6 e 10), vênulas (16), capilares (18) e células adiposas (1 e 19).

Na descrição das próximas lâminas assinalaremos quais são os elementos que devem ser considerados para firmar o diagnóstico dessas diversas estruturas.

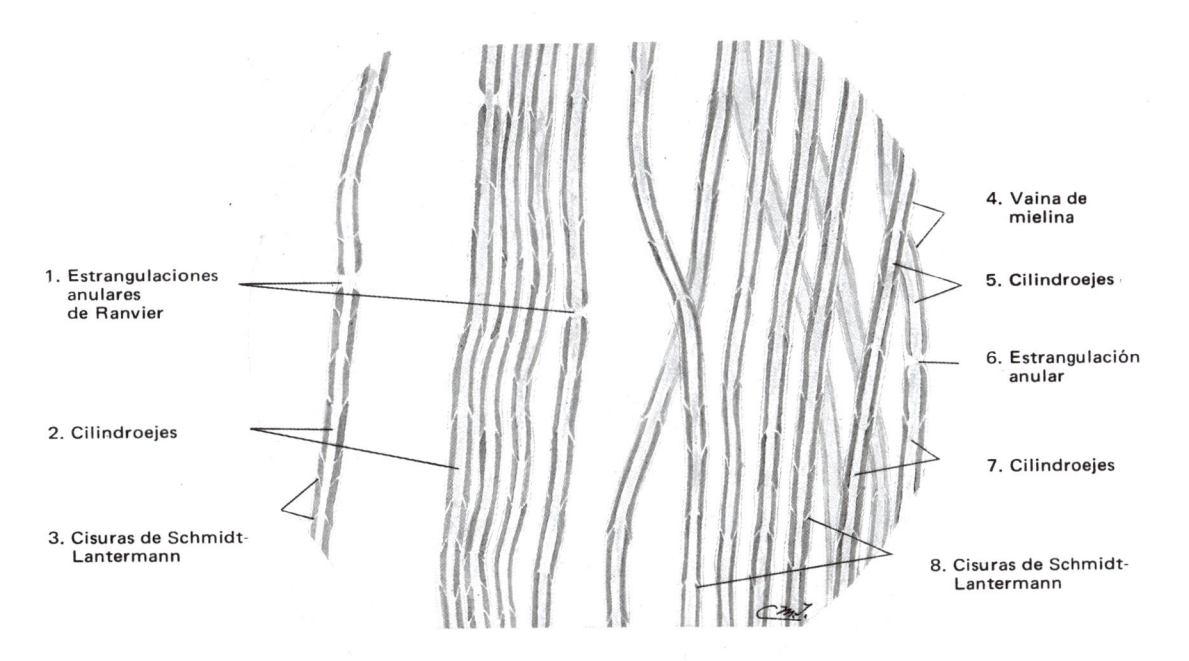

1. Estrangulaciones anulares de Ranvier

2. Cilindroejes

3. Cisuras de Schmidt-Lantermann

4. Vaina de mielina

5. Cilindroejes

6. Estrangulación anular

7. Cilindroejes

8. Cisuras de Schmidt-Lantermann

Fig. 1.– *Fibras nerviosas con mielina.*
(Fijación con ácido ósmico y disociación. 220 X.)

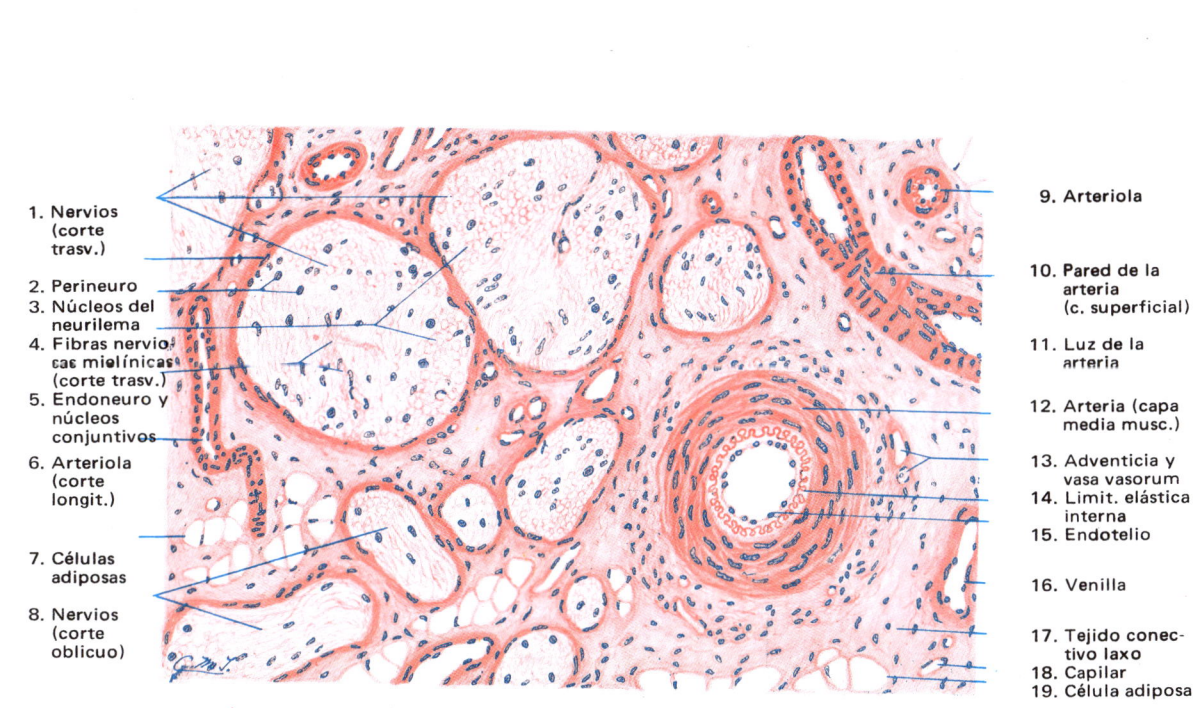

1. Nervios (corte trasv.)
2. Perineuro
3. Núcleos del neurilema
4. Fibras nerviosas mielínicas (corte trasv.)
5. Endoneuro y núcleos conjuntivos
6. Arteriola (corte longit.)
7. Células adiposas
8. Nervios (corte oblicuo)

9. Arteriola
10. Pared de la arteria (c. superficial)
11. Luz de la arteria
12. Arteria (capa media musc.)
13. Adventicia y vasa vasorum
14. Limit. elástica interna
15. Endotelio
16. Venilla
17. Tejido conectivo laxo
18. Capilar
19. Célula adiposa

Fig. 2.– *Corte trasversal de nervios.*
(Coloración: hematoxilina-eosina. 250 X.)

LÂMINA 28

TECIDO NERVOSO

Nervos e fibras nervosas

Esta lâmina mostra o aspecto que apresentam os cortes de nervos tratados por diversos métodos de coloração e observados com diferentes aumentos que permitem completar o conhecimento de sua estrutura.

Na Fig. 1 vê-se o corte longitudinal do nervo ciático corado com hematoxilina-eosina e observado com pequeno aumento (visão de conjunto). Vê-se o epineuro (2) que o rodeia, rico em células adiposas e vasos sangüíneos (1); o perineuro (4), que limita os feixes de fibras nervosas (5) e o tecido conjuntivo interfascicular (3). Observa-se a constituição fibrilar dos feixes nervosos, correspondendo os traços róseos aos axônios das fibras e ao tecido conjuntivo interfibrilar ou endoneuro, e os espaços claros à bainha de mielina, que foi eliminada pelos solventes utilizados. Os núcleos presentes correspondem aos fibroblastos do endoneuro e às células de Schwann ou neurilema, não sendo possível diferençá-los com este aumento.

A Fig. 2 reproduz uma porção da preparação anterior vista com maior aumento. Distingue-se o axônio (1), a zona ocupada pela bainha de mielina com estrangulamentos de Ranvier (2) e a rede de neuroceratina (3); a bainha de Schwann ou neurilema (4) com seus núcleos (5), que podem ser diferenciados, aqui, dos núcleos dos fibroblastos (6) do endoneuro (7), porque são mais espessos e claros.

A Fig. 3 mostra uma parte de um corte transversal de nervo ciático tratado com a mesma técnica. Vêem-se o endoneuro (5), que envolve as fibras nervosas, o neurilema (3) com seus núcleos (1), a rede de neuroceratina (3), que aqui assume disposição radial, e o axônio (2), cortado transversalmente. Um setor do perineuro (6), com uma vênula (7), aparece envolvendo parcialmente este conjunto de fibras nervosas.

A Fig. 4 reproduz um corte longitudinal de nervo ciático corado com protargol e azul de anilina. Aqui os axônios (1) destacam-se em preto (os grumos seriam restos de substâncias deixadas durante sua retração), rodeados por um espaço amplo, claro, correspondente à bainha de mielina (2), limitado pelo neurilema ou pela bainha de Schwann (3) corada de azul. Vêem-se os estrangulamentos de Ranvier (4 e 8), os núcleos do neurilema (7) e dos fibroblastos (5) do endoneuro (6).

A Fig. 5 corresponde ao corte transversal de um nervo tratado pela mesma técnica, no qual é possível reconhecer seus componentes, com as características assinaladas na figura anterior.

A Fig. 6 reproduz um corte similar ao anterior, corado pelo método de Mallory-Azán. Neste caso, os axônios (3), cortados transversalmente, aparecem corados em vermelho, assim como a rede radial de neuroceratina (4) e os núcleos do neurilema (6) e dos fibroblastos (1). O neurilema (5) e o endoneuro (7) estão corados em azul. Um pequeno feixe de fibras mielínicas (8) localiza-se no lado esquerdo do campo reproduzido.

Tecido Nervoso:
Nervos e fibras nervosas

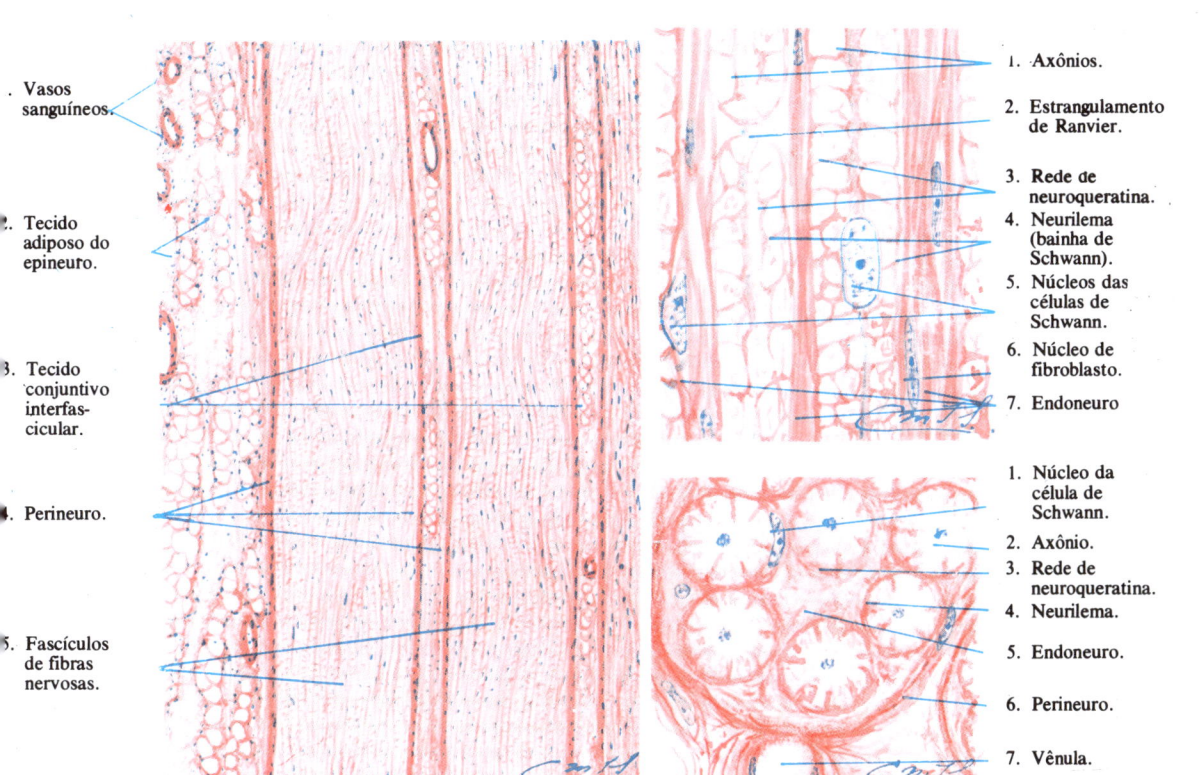

. Vasos sanguíneos.

. Tecido adiposo do epineuro.

. Tecido conjuntivo interfascicular.

. Perineuro.

. Fascículos de fibras nervosas.

1. Axônios.

2. Estrangulamento de Ranvier.

3. Rede de neuroqueratina.

4. Neurilema (bainha de Schwann).

5. Núcleos das células de Schwann.

6. Núcleo de fibroblasto.

7. Endoneuro

1. Núcleo da célula de Schwann.

2. Axônio.

3. Rede de neuroqueratina.

4. Neurilema.

5. Endoneuro.

6. Perineuro.

7. Vênula.

Fig. 1. — *Corte longo do nervo ciático.*
(Vista panorâmica.)
Coloração: hematoxilina-eosina. 50 ×.

Fig. 2 (acima). — *Nervo ciático. (C. long.)*
Fig.3 (abaixo). — *O mesmo nervo em c. transv.*
Coloração: hematoxilina-eosina. 800 ×.

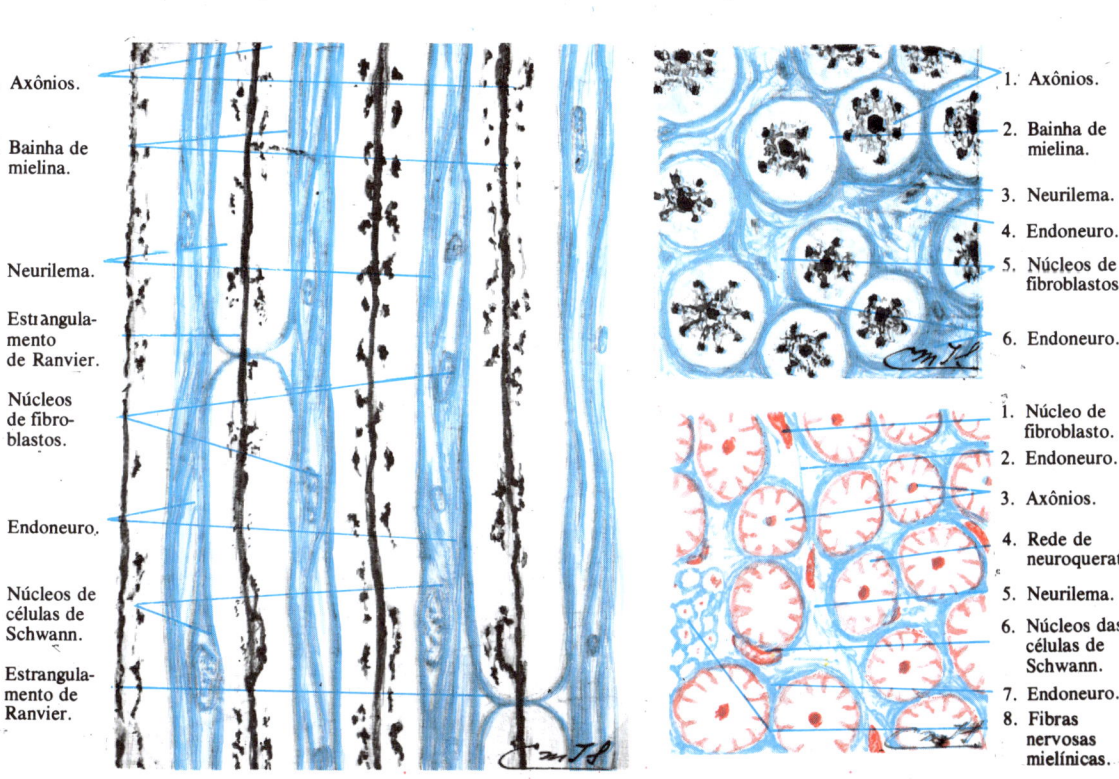

. Axônios.

. Bainha de mielina.

. Neurilema.

. Estrangulamento de Ranvier.

. Núcleos de fibroblastos.

. Endoneuro.

. Núcleos de células de Schwann.

. Estrangulamento de Ranvier.

1. Axônios.

2. Bainha de mielina.

3. Neurilema.

4. Endoneuro.

5. Núcleos de fibroblastos.

6. Endoneuro.

1. Núcleo de fibroblasto.

2. Endoneuro.

3. Axônios.

4. Rede de neuroqueratina.

5. Neurilema.

6. Núcleos das células de Schwann.

7. Endoneuro.

8. Fibras nervosas mielínicas.

Fig. 4. — *Corte longit. nervo ciático.*
Coloração: protargol e azul-de-anilina. 800 ×.

Fig. 5 (acima). — *Corte transv. de nervo (ciático).*
Fig. 6 (abaixo). — *Corte transv. de nervo (ramo do vago).*
Coloração: Mallory-Azán. 800 ×.

LÂMINA 29

Figura 1. Pedículo vascular

Em meio ao tecido conjuntivo frouxo, no qual são abundantes as células adiposas (*13* e *22*) encontram-se numerosos vasos que se distinguem entre si pelo diâmetro que apresentam e pela maior ou menor espessura de suas paredes. Os de parede espessa e luz relativamente estreita são artérias (*4, 5, 21* e *26*); os de parede delgada e luz ampla são veias (*3, 7, 18* e *23*). Firmamos o diagnóstico de vasos porque a camada mais interna destes cortes tubulares está formada por um epitélio muito achatado (endotélio), cujos núcleos mais ou menos arredondados sobressaem na luz do canal onde, às vezes, parecem flutuar (*16* e *23*). Recordemos que, ao contrário, os canais excretores das glândulas — que também são tubos de vários diâmetros — apresentam em sua face interna um epitélio cúbico ou cilíndrico mais ou menos alto e que, nestes casos, superpõe-se numa camada citoplasmática (que forma em conjunto uma franja aver-melhada) aos núcleos basais arredondados ou ovóides que possui.

Entre as artérias destaca-se a de maior calibre (*4*), por sua camada média muscular muito desenvol-vida (artéria de tipo muscular). As de diâmetro menor são arteríolas (*1, 5, 8, 21* e *25*). Destas, a de menor calibre (*1*) é uma arteríola pré-capilar, com camada muscular muito pobre; a de número *26* foi cortada obliquamente e a de número *8* em sentido longitudinal; apresenta a origem de um capilar que deriva de um lado (*9*). O capilar pode ser reconhecido por seu pequeno calibre e pela sua parede, extremamente delgada, constituída somente pelo endotélio e uma adventícia sem interposição de fibras musculares, que existem nas arteríolas e vênulas.

Encontram-se também alguns cortes transversais de capilares sangüíneos (*11* e *20*), nos quais po-demos verificar a constituição citada e um vaso linfático (*12*) de luz ampla, distinto das veias por sua parede muito delgada e pelas válvulas que dela pendem.

Observamos ainda cortes de cordões maciços de diferentes diâmetros, correspondentes a cortes transversais de nervos (*2, 14* e *23*), nos quais se pode distinguir o perineuro que os envolve, os núcleos do endoneuro e do neurilema e cortes de fibras nervosas — que aparecem como espaços claros, peque-nos e circulares, correspondentes ao envoltório de mielina que circunda cada filete nervoso e que não foi corada nessas preparações por ter sido dissolvida pelos reagentes utilizados e por não se corar pelos métodos comuns (lâminas 27 e 30).

No corte transversal de uma artéria do tipo muscular, assinalamos suas túnicas externa ou adventí-cia (*6*), média ou muscular (*4*) e interna ou íntima, com suas camadas endotelial (*16*), subendotelial (*17*) e limitante elástica interna (*19*), que demarca seu limite externo. Na veia de maior calibre desta lâmina estão assinaladas: a túnica interna, representada neste caso exclusivamente pelo endotélio (*23*), sua túnica média (*24*), muito delgada, composta por tecido conjuntivo e fibras musculares, e a túnica adven-tícia (*25*), ampla, semelhante à da artéria descrita anteriormente.

Figura 2. Veia de grande calibre: veia porta

Corte transversal

Neste corte transversal da veia porta observa-se a estrutura típica da túnica adventícia das grandes veias; destaca-se a amplitude desta túnica, de cuja constituição faz parte, além do tecido conjuntivo (*2*), uma espessa camada de fibras musculares lisas dispostas em sentido longitudinal, que aparecem cortadas transversalmente (*1* e *7*). (A adventícia das artérias carece de fibras musculares.) Em contraste, a túnica média é delgada e formada por fibras musculares circulares (*6*), unidas entre si por tecido conjuntivo abundante. Mais para dentro encontra-se a túnica interna ou íntima do vaso, delgada, separada da túnica média por uma limitante elástica interna (*5*), pouco definida e recoberta pelo endotélio (*4*). Numerosos vasos nutridores (*vasa vasorum, 3*) são encontrados na túnica adventícia conjuntivomuscular (*7*).

1. Arteríola pré-capilar.
2. Nervos.
3. Vênula.
4. Artéria (túnica muscular).
5. Arteríola.
6. Túnica adventícia.
7. Veia (corte oblíquo).
8. Arteríola com coágulo (corte longit.).
9. Capilar sanguíneo com hemátias na luz.
10. Vênula.
11. Capilar.
12. Vaso linfático com válvulas.

13. Tecido adiposo.
14. Filete nervoso.
15. Vasa vasorum.
16. Endotélio.
17. Capa subendotelial.
18. Veia com coágulo sanguíneo.
19. Elástica interna.
20. Capilares (corte transv.).
21. Arteríola (corte transv.).
22. Nervos (corte transv.).
23. Endotélio de veia.
24. Túnica média de veia.
25. Túnica adventícia.
26. Arteríola (corte oblíquo).
27. Tecido adiposo.

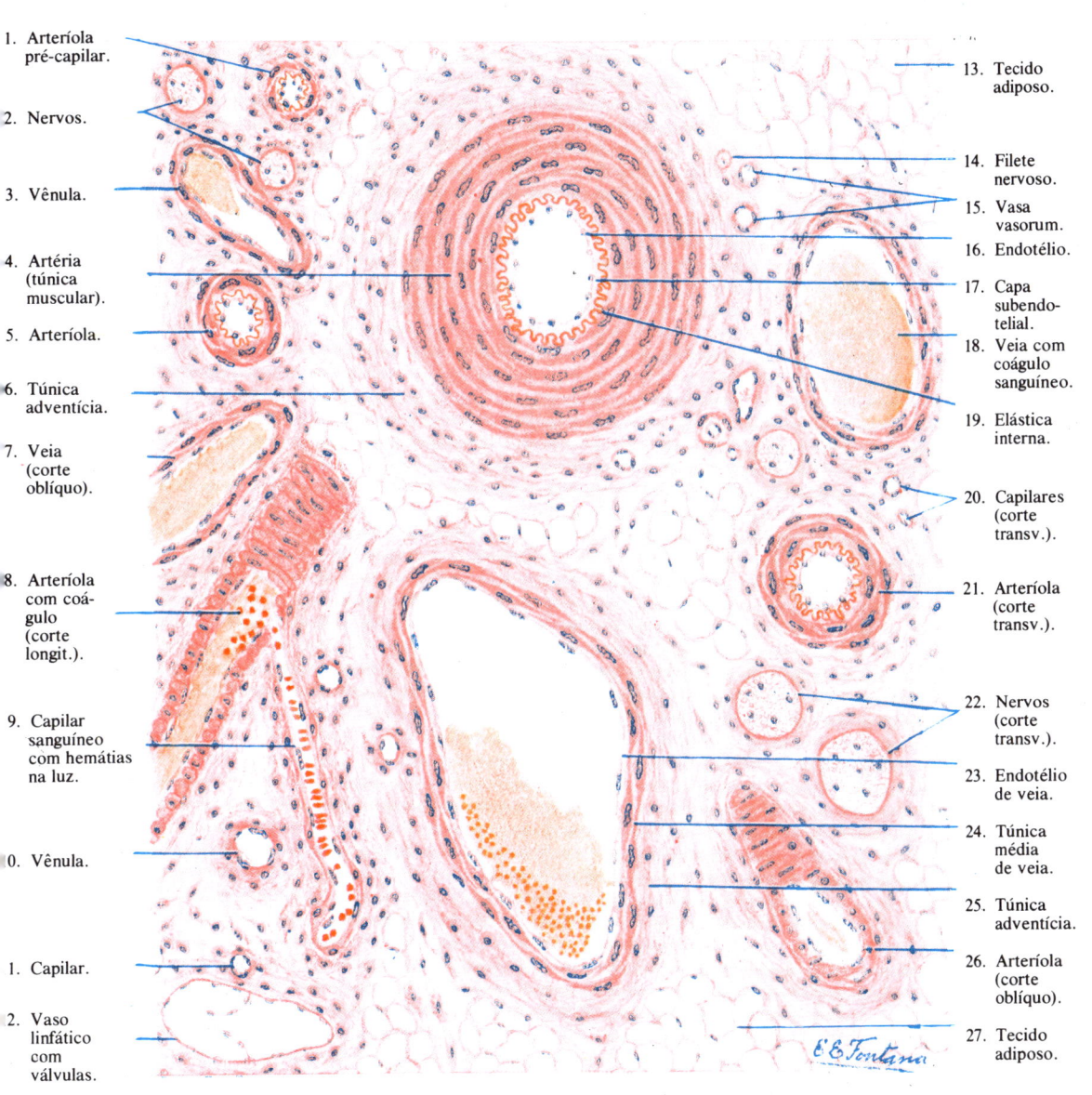

Fig. 1. — Coloração: hematoxilina-eosina. 160 ×.

Veia de grande calibre: Veia Porta
(Corte transversal)

1. Fibras musculares longitudinais da adventícia (c. transv.).
2. Tecido conjuntivo da adventícia.
3. Arteríolas e vênula (vasa vasorum).

4. Endotélio.
5. Lâmina elástica limitante interna.
6. Fibras musculares circulares da camada média.
7. Túnica adventícia conjuntivo musculae

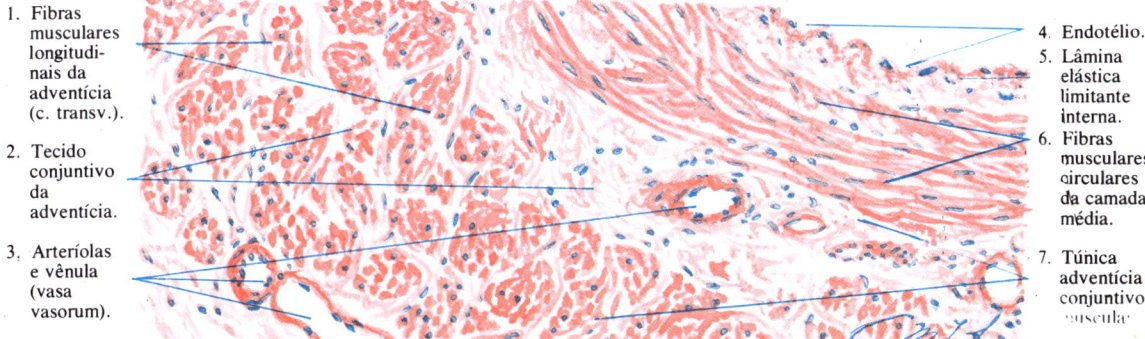

Fig. 2. — Coloração: hematoxilina-eosina. 200 ×.

LÂMINA 30

Figura 1. Feixe vasculonervoso

No centro da lâmina acha-se uma artéria (*17*) cuja parede apresenta uma camada média espessa (*15*), na qual são abundantes as fibras elásticas concêntricas e de trajeto ondulado. Entre elas vêem-se algumas fibras musculares lisas, com núcleo ovóide e axial. O endotélio (*18*) limita por dentro a parede do vaso; possui núcleos arredondados que parecem flutuar na luz da artéria. Na adventícia (*14*) existem numerosos vasos nutridores e algumas fibras nervosas vasomotoras. Pela abundância de fibras elásticas que fazem parte da sua camada média, podemos fazer o diagnóstico de artéria do tipo elástico.

As veias (*6, 16* e *21*) apresentam forma muito variada e têm parede muscular delgada, especialmente em relação com o diâmetro de sua luz, geralmente ampla. Muitas delas contêm, em seu interior, um coágulo sangüíneo (*16*) ou sangue hemolisado (*21*).

Os capilares (*20*), pequenos e numerosos, só estão formados por uma camada endotelial e uma adventícia delgada. As arteríolas (*3, 8* e *25*), também de pequeno diâmetro, distinguem-se facilmente pela parede muscular que possuem, relativamente espessa em relação à luz do vaso. As artérias, em geral, apresentam-se vazias.

Os troncos e filetes nervosos (*2, 7, 9* e *24*), envolvidos pelo perineuro, pertencem ao sistema do grande simpático, como o demonstra o fato de suas fibras não possuírem bainha de mielina (fibras de Remak). Os núcleos observados correspondem, uns, ao neurilema, e outros, ao endoneuro. Recordemos que os primeiros são mais escuros porque têm cromatina condensada.

Há também um gânglio simpático (*1*), envolvido por uma cápsula conjuntiva que contém numerosas células nervosas simpáticas com núcleo excêntrico. Entre elas vemos fibras nervosas isoladas ou reunidas em feixes. Um deles acha-se um pouco à direita da notação *1*. Também se encontram em seu interior alguns vasos de pequeno calibre: são capilares e vênulas.

Dois gânglios ou nodos linfáticos podem ser vistos neste campo microscópico (*5* e *10*). O estroma reticular pode ser observado com nitidez no seio marginal subcapsular (*12*) e entre os cordões linfáticos da zona medular (*10*). Na zona cortical (*11*), os linfócitos formam acúmulos densos chamados nódulos ou folículos linfáticos. A cápsula (*13*) delimita nitidamente o tecido linfático do conjuntivo que o envolve.

Entre os diversos elementos encontrados no campo microscópico, existe abundante tecido conjuntivo frouxo, rico em células adiposas (*19*). Estas aparecem claras, bem definidas e com núcleo muito corado, situado na periferia da célula.

Figura 2. Artéria de tipo elástico: aorta

Corte transversal

O corte de uma artéria de estrutura semelhante à representada na figura anterior foi tratado com orceína, um corante natural que tinge seletivamente as fibras elásticas, dando-lhes cor castanho-escura. Assim, estas fibras podem ser facilmente reconhecidas e diferenciadas de qualquer outra estrutura, que permanece incolor ou apenas ligeiramente corada. Nota-se a abundância e disposição das fibras elásticas (*2*) na túnica média desta artéria, que se estendem para fora até a adventícia (*1*), limitadas por dentro pela membrana limitante elástica interna (*3*), pouco diferente das demais. A íntima do vaso, revestida pelo endotélio (*4*), é muito delgada.

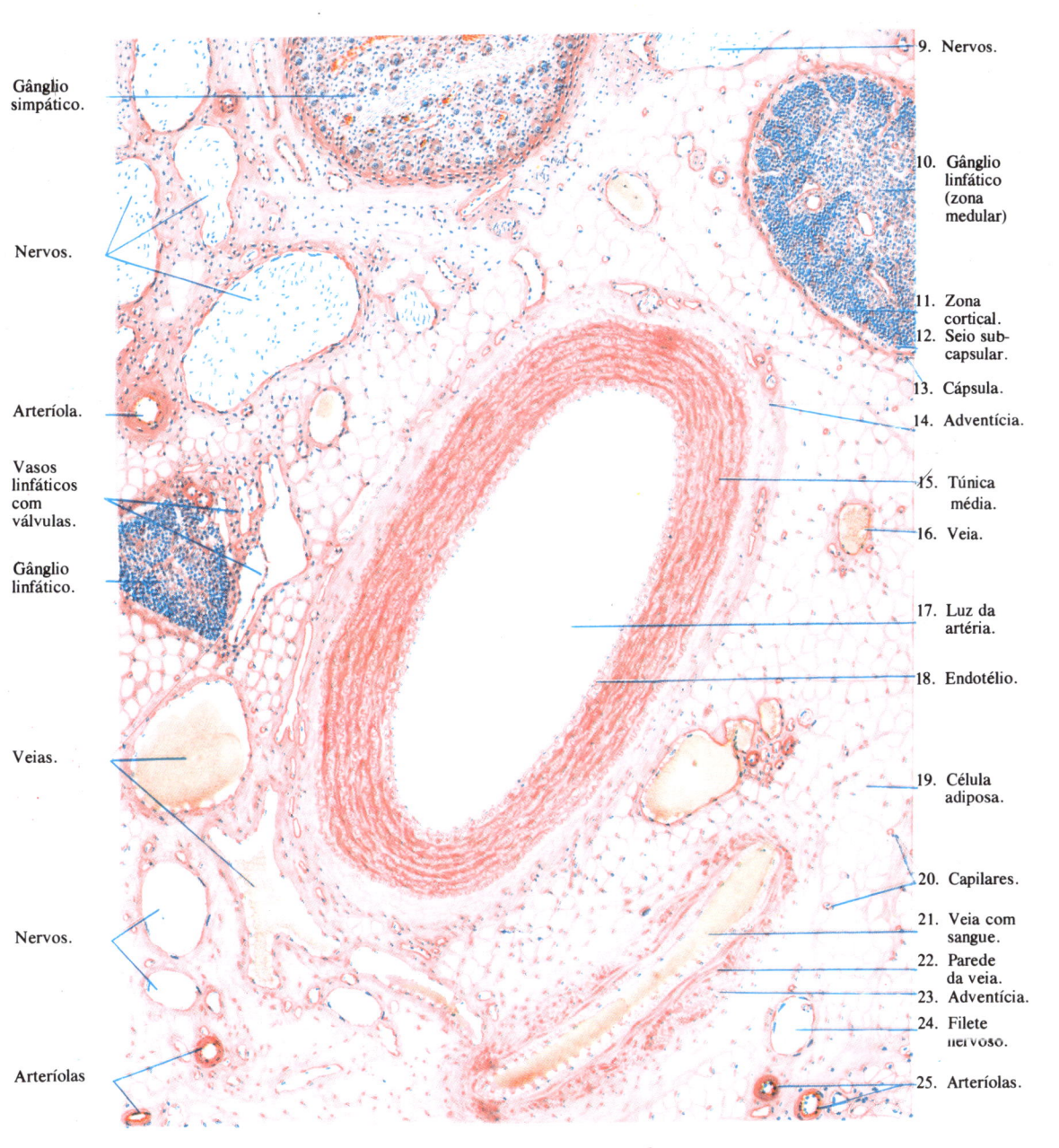

Gânglio simpático.

Nervos.

Arteríola.

Vasos linfáticos com válvulas.

Gânglio linfático.

Veias.

Nervos.

Arteríolas

9. Nervos.

10. Gânglio linfático (zona medular)

11. Zona cortical.
12. Seio sub-capsular.

13. Cápsula.

14. Adventícia.

15. Túnica média.

16. Veia.

17. Luz da artéria.

18. Endotélio.

19. Célula adiposa.

20. Capilares.

21. Veia com sangue.

22. Parede da veia.
23. Adventícia.
24. Filete nervoso.

25. Arteríolas.

Fig. 1. — Coloração: hematoxilina-eosina. 50 ×.

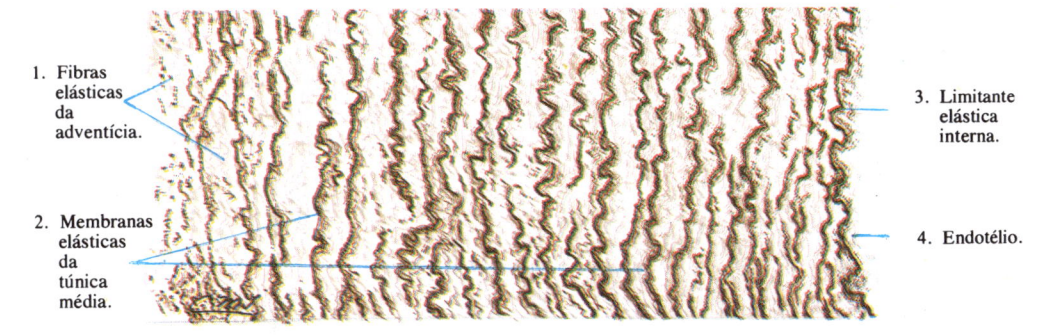

1. Fibras elásticas da adventícia.

2. Membranas elásticas da túnica média.

3. Limitante elástica interna.

4. Endotélio.

Fig. 2. — *Aorta. Coloração com orceína.*
Fibras elásticas tingidas seletivamente de marrom escuro.

LÂMINA 31

ÁTRIO E VENTRÍCULO ESQUERDOS

Visão de conjunto; corte longitudinal

A lâmina representa um corte longitudinal no coração esquerdo, onde se vê o endocárdio (*1*), o miocárdio (*2*), e o epicárdio (*13*) do átrio, assim como o endocárdio (*6*), o miocárdio (*7*) e o epicárdio (*16*) do ventrículo, destacando-se o miocárdio ventricular por sua grande espessura. O endocárdio tem uma constituição semelhante à da túnica interna dos vasos já descrita, com as características células endoteliais de revestimento. Este tipo morfológico de células também reveste o epicárdio (mesotélio do folheto visceral que reveste a parede exterior do órgão). O tecido muscular ou miocárdio, situado entre ambos, apresenta as características próprias do tecido muscular estriado cardíaco, só reveláveis quando examinado com maior aumento.

Uma vez estabelecidos esses pormenores estruturais, podemos firmar nosso diagnóstico e dizer que o corte examinado corresponde ao coração.

Entre o átrio e o ventrículo mencionados encontram-se um anel fibroso (*3*) e uma prega membranosa, revestida pelo endocárdio que pende na cavidade ventricular. Corresponde este a um corte (também longitudinal) de uma válvula da valva mitral (*4*), a qual apresenta em sua face externa a inserção de uma *chordae tendinae* (*5*).

Na face interna da parede ventricular destacam-se as proeminências dos músculos papilares (*17* e *18*) e zonas mais claras ocupadas pelas fibras de Purkinje (*8* e *9*). As que se acham compreendidas na área limitada pelo retângulo (*9*) estão representadas com maior aumento na lâmina 32 (Fig. 2).

Na espessura da parede atrial encontra-se o corte de uma arteríola, ramo da coronária (*10*). Mais abaixo acha-se o seio coronário (*11*) e a desembocadura, com suas válvulas, da veia coronária (*12*).

Um tecido conjuntivo frouxo abundante, muito rico em células adiposas, forma o tecido subpericárdico (*14*), que se encontra no sulco atrioventricular e se estende, diminuindo de espessura, sobre a parede ventricular, o epicárdio e o subepicárdio do ventrículo (*16*). Daí partem os septos conjuntivos (perimísio, *15*), que delimitam as áreas musculares que, em conjunto, constituem o miocárdio.

Coração:
Aurícula e ventrículo esquerdos
(Vista panorâmica; corte longitudinal)

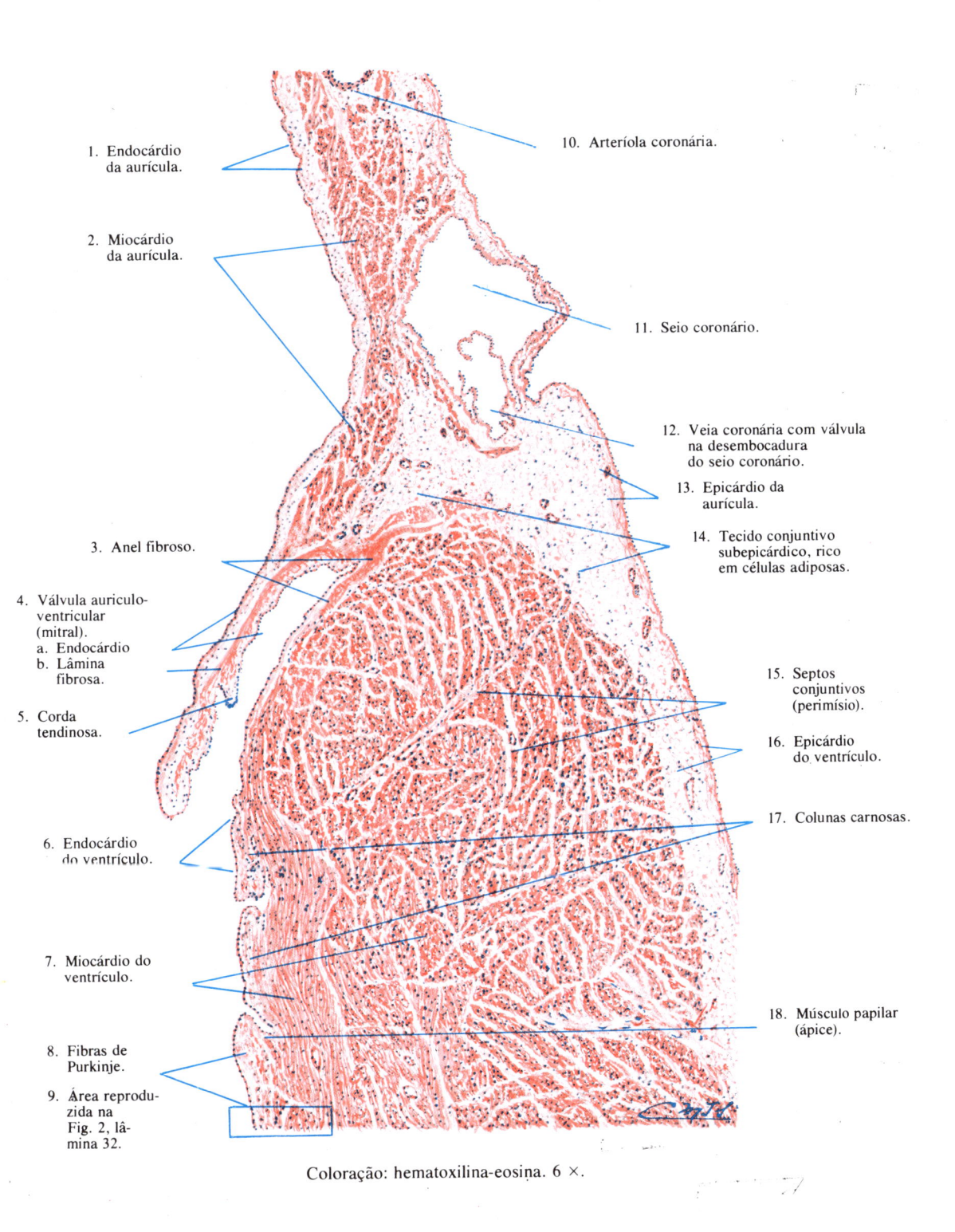

1. Endocárdio da aurícula.

2. Miocárdio da aurícula.

3. Anel fibroso.

4. Válvula auriculo-ventricular (mitral).
   a. Endocárdio
   b. Lâmina fibrosa.

5. Corda tendinosa.

6. Endocárdio do ventrículo.

7. Miocárdio do ventrículo.

8. Fibras de Purkinje.

9. Área reproduzida na Fig. 2, lâmina 32.

10. Arteríola coronária.

11. Seio coronário.

12. Veia coronária com válvula na desembocadura do seio coronário.

13. Epicárdio da aurícula.

14. Tecido conjuntivo subepicárdico, rico em células adiposas.

15. Septos conjuntivos (perimísio).

16. Epicárdio do ventrículo.

17. Colunas carnosas.

18. Músculo papilar (ápice).

Coloração: hematoxilina-eosina. 6 ×.

LÂMINA 32

Figura 1. Artéria pulmonar, válvula pulmonar e ventrículo direito

Visão de conjunto; corte longitudinal

Está representada nesta lâmina, com pequeno aumento, uma parte do ventrículo direito e da artéria pulmonar que dele sai. A parede da artéria pulmonar (6) está revestida externamente por tecido conjuntivo rico em células adiposas (tecido conjuntivo subepicárdico, 2), atapetado pelo endotélio vascular, que se prolonga, sem interrupção, no que reveste a cavidade ventricular (11) e a válvula da valva pulmonar (7) que mencionaremos em seguida. Em relação com a origem da artéria pulmonar há um anel fibroso (9), cuja borda serve como base de implantação para as válvulas sigmóides pulmonares. Estão assinalados a base de implantação (10) de uma das suas válvulas e o corte longitudinal da própria válvula (7), que aparece como uma delgada membrana conjuntiva revestida em ambas as faces pelo endocárdio. O miocárdio do ventrículo direito (4) apresenta-se recoberto, em sua face interna, pelo endocárdio (11) e, em sua face externa, pelo epicárdio, já citado; neste destaca-se a existência de vasos (3 e 5), ramos da artéria coronária.

Figura 2. Fibras de Purkinje

O cámpo delimitado por um retângulo (9) na lâmina 31 aqui é representado com maior aumento. Observa-se, por baixo do endocárdio (1), a existência de fibras musculares diferentes das comuns ou miocárdicas típicas (5) por serem maiores e se corarem menos intensamente (cor rósea). São as fibras de Purkinje, que pertencem ao sistema de impulso-condução do coração. Tanto em corte transversal (2), como em corte longitudinal (4), é possível notar-se que essas fibras musculares possuem escassas miofibrilas dispostas perifericamente, deixando uma ampla zona perinuclear de citoplasma indiferenciado. Em (3) assinala-se a zona de transição de uma dessas fibras: a porção superior corresponde a uma fibra de Purkinje, e a inferior a uma típica fibra miocárdica comum.

Figura 3. Fibras de Purkinje

Esta figura reproduz uma zona cardíaca na qual são abundantes as fibras de Purkinje. Pertence a uma preparação corada pelo método de Mallory-Azán, que evidencia em azul o tecido conjuntivo e, em amarelo, alaranjado ou vermelho, os outros tecidos. As fibras de Purkinje, em corte longitudinal e transversal (2), distinguem-se por suas características próprias, destacando-se do tecido conjuntivo que envolve cada uma dessas fibras musculares (endomísio, 3) e que aparece corado em azul. Um capilar sangüíneo (1), com hemácias coradas em vermelho, encontra-se em seu seio.

Artéria pulmonar, Válvula pulmonar e Ventrículo direito
(Vista de conjunto, corte longitudinal)

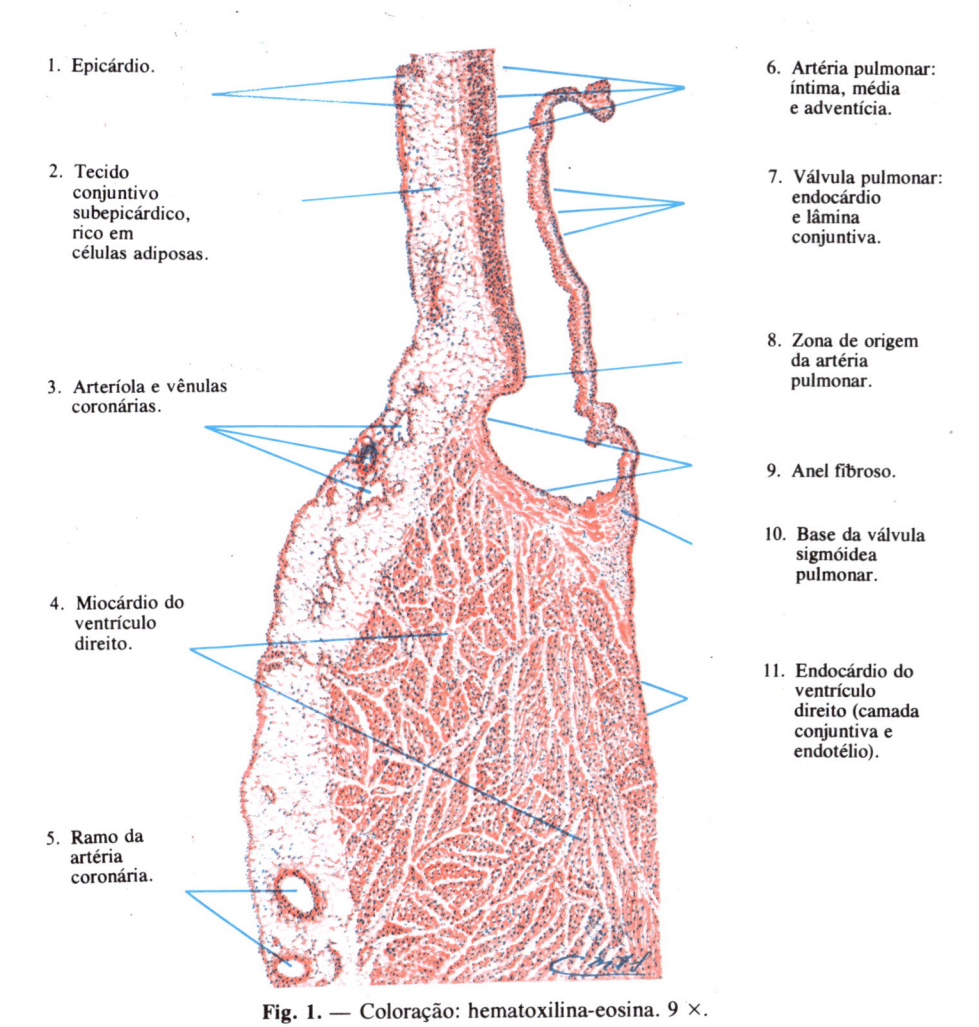

1. Epicárdio.

2. Tecido conjuntivo subepicárdico, rico em células adiposas.

3. Arteríola e vênulas coronárias.

4. Miocárdio do ventrículo direito.

5. Ramo da artéria coronária.

6. Artéria pulmonar: íntima, média e adventícia.

7. Válvula pulmonar: endocárdio e lâmina conjuntiva.

8. Zona de origem da artéria pulmonar.

9. Anel fibroso.

10. Base da válvula sigmóidea pulmonar.

11. Endocárdio do ventrículo direito (camada conjuntiva e endotélio).

Fig. 1. — Coloração: hematoxilina-eosina. 9 ×.

Fibras de Purkinje

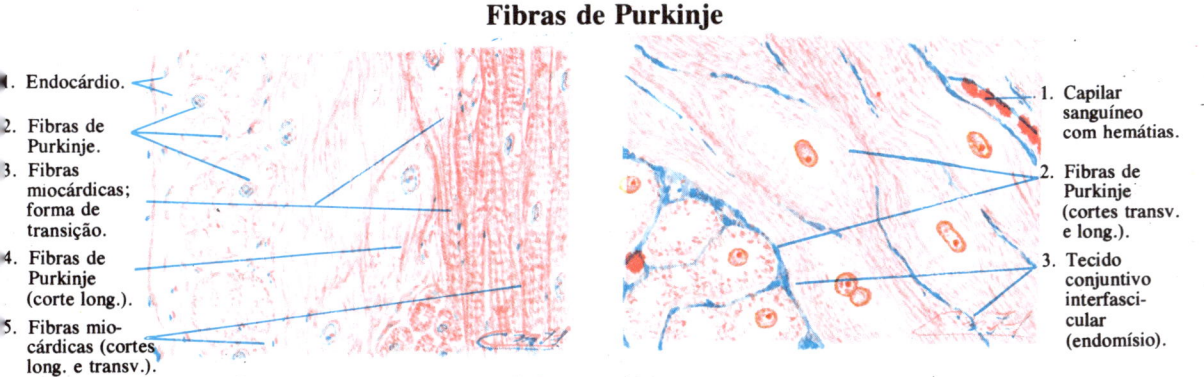

1. Endocárdio.

2. Fibras de Purkinje.

3. Fibras miocárdicas; forma de transição.

4. Fibras de Purkinje (corte long.).

5. Fibras miocárdicas (cortes long. e transv.).

1. Capilar sanguíneo com hemátias.

2. Fibras de Purkinje (cortes transv. e long.).

3. Tecido conjuntivo interfascicular (endomísio).

Fig. 2. — Coloração: hematoxilina-eosina. 400 ×.   **Fig. 3.** — Coloração: Mallory-Azán. 400 ×.

LÂMINA 33

LINFONODO (GÂNGLIO LINFÁTICO)

Visão de conjunto

Chama imediatamente a atenção, ao examinarmos o corte aqui representado, a cor violeta predominante em toda a extensão do mesmo; esta cor se deve a conglomerados de estruturas puntiformes coradas intensamente pela hematoxilina, cuja ação lhe confere esta cor. Cada ponto corado corresponde ao núcleo de pequenas células linfáticas, ou linfócitos, que se agrupam diferentemente segundo a região do corte observado que, por outro lado, corresponde ao de um órgão maciço, como podemos verificar ao percorrê-lo em toda a sua extensão.

Assim, podemos notar que as células linfocíticas que o constituem agrupam-se em formações arredondadas (nódulos ou folículos) situadas na região cortical (*3* e *13*), e em formações trabeculares ou em cordões, na região profunda ou zona medular (*4* e *12*).

Observando os diversos nódulos ou folículos, podemos verificar que, embora o conglomerado linfocítico que o constitui apresente um aspecto mais ou menos uniforme (*13*, linha superior), outros se distinguem por ser sua região central mais clara, correspondendo a uma zona de multiplicação celular (centro de reação) denominada, habitualmente, centro germinativo de Flemming (*13*, linha inferior, e *15*). Estas formações são circundadas por zonas pouco extensas de tecido linfático frouxo, por onde circula a linfa, constituindo os seios linfáticos perifoliculares, que se prolongam em outros mais amplos que rodeiam os cordões linfáticos (*12*) da medula do órgão, onde formam os seios medulares (*11*), ou que se situam imediatamente por baixo da cápsula do órgão (*2*) para constituir o seio marginal (*14*). Os pormenores estruturais dos mesmos serão melhor vistos na próxima lâmina, onde são representados com maior aumento.

Da cápsula — formação de tecido conjuntivo fibroso que envolve todo o órgão e que se destaca nesta preparação por sua cor avermelhada — partem septos conjuntivos (*5*), que correm entre os folículos da cortical e chegam à região medular, onde se ramificam e anastomosam, circunscrevendo os espaços ocupados pelos cordões e seios medulares.

Por fora da cápsula acha-se tecido conjuntivo frouxo, com abundantes células adiposas (*7*) e vasos sangüíneos (*8* e *16*).

Na região superior direita do corte, o órgão apresenta uma fenda infundibuliforme ou hilo (*10*), por onde penetram os vasos nutridores e que constitui o ponto de saída dos linfáticos eferentes (*9*). Recordemos que os vasos linfáticos eferentes em geral são dois e saem do hilo, enquanto os linfáticos aferentes são de três a seis, e abordam o órgão em qualquer ponto de sua superfície geral.

Pelo que ficou dito, podemos afirmar que para diagnosticar o corte que se examina como correspondente a um órgão linfático, baseamo-nos no fato de tratar-se de um órgão maciço cujo parênquima está intensamente corado em violeta pela hematoxilina — fato que se deve à infinidade de estruturas puntiformes, de cor violeta, que correspondem aos núcleos de pequenas células ou linfócitos. O exame realizado com maior aumento, como está representado na página seguinte, permitirá assegurarmo-nos daquilo que dissemos. Os pormenores de organização assinalados mais acima permitem-nos asseverar que este órgão linfático é um linfonodo, anteriormente chamado gânglio linfático pois, como veremos mais adiante, podemos diferenciá-lo de outros (baço, timo, tonsilas ou amígdalas etc.) pela disposição diferente desses elementos, ou pela existência de outras estruturas que não estão presentes (exemplo: nódulos ou corpúsculos de Malpighi, próprios do baço, e corpúsculos de Hassall, característicos do timo).

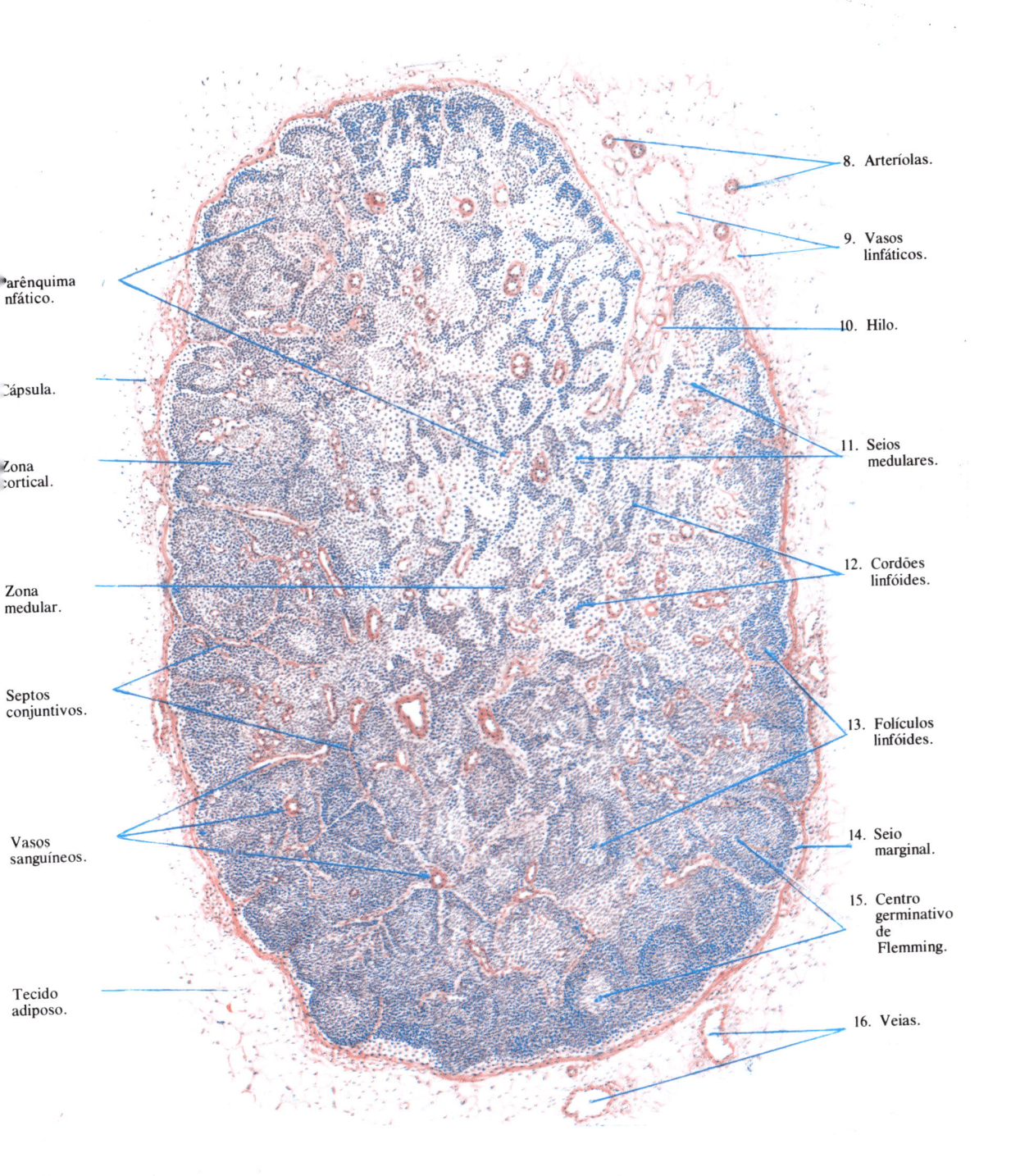

8. Arteríolas.

9. Vasos
   linfáticos.

10. Hilo.

Parênquima
linfático.

Cápsula.

11. Seios
    medulares.

Zona
cortical.

12. Cordões
    linfóides.

Zona
medular.

Septos
conjuntivos.

13. Folículos
    linfóides.

14. Seio
    marginal.

15. Centro
    germinativo
    de
    Flemming.

Vasos
sanguíneos.

Tecido
adiposo.

16. Veias.

Coloração: hematoxilina-eosina. 32 ×.

LÂMINA 34

LINFONODO

Pormenores de um setor

Reproduz-se nesta lâmina um setor da preparação anterior que vai da cápsula do órgão até a região medular.

Envolvendo o órgão, por fora da cápsula, encontra-se o tecido conjuntivo frouxo perinodal (*1*) com vasos sangüíneos (*2, 3* e *4*) e linfáticos (*13*). Estes últimos diferenciam-se por sua parede muito delgada e por estarem providos de válvulas (*14*). A cápsula (*5*), formada por tecido conjuntivo fibroso, destaca-se pela cor rósea intensa que apresenta, assim como os septos conjuntivos que dela partem (*10* e *15*) e que chegam até a região medular. Na espessura destes encontram-se, com freqüência, vasos sangüíneos.

É bem visível o retículo celular que forma o estroma de sustentação do tecido linfóide frouxo dos seios linfáticos perinodulares (*6* e *16*) e peritrabeculares (*12* e *19*). Nos seios encontram-se células linfáticas em número relativamente pequeno. Estas acumulam-se nos folículos ou nódulos da cortical (*7*) e nos cordões da medular (*11* e *18*), e recobrem os elementos do estroma, mascarando-os. Em sua maioria, são linfócitos pequenos, com núcleos que têm espessos grumos de cromatina e reduzido citoplasma. Por isso aparecem como pontos intensamente corados em violeta. A zona central do folículo ou centro germinativo de Flemming (*8*) é um pouco mais clara, os elementos linfóides são menos condensados e possuem maior quantidade de citoplasma (linfócitos medianos e grandes, linfoblastos).

Gânglio linfático. *Detalhes de um setor*

1. Tec. conj. periganglionar.
2. Arteríola.
3. Capilar.
4. Veias.
5. Cápsulas.
6. Seio marginal.
7. Substância cortical (nódulo linfático).
8. Centro germinativo de Flemming.
9. Capilares sanguíneos.
10. Septos conjuntivos com vasos.
11. Cordões linfáticos da medula.
12. Seios da medula ou peritrabeculares.
13. Vasos linfáticos.
14. Válvulas.
15. Septo interfolicular.
16. Seios perinodulares.
17. Substância cortical.
18. Cordões medulares.
19. Células reticulares dos seios medulares.

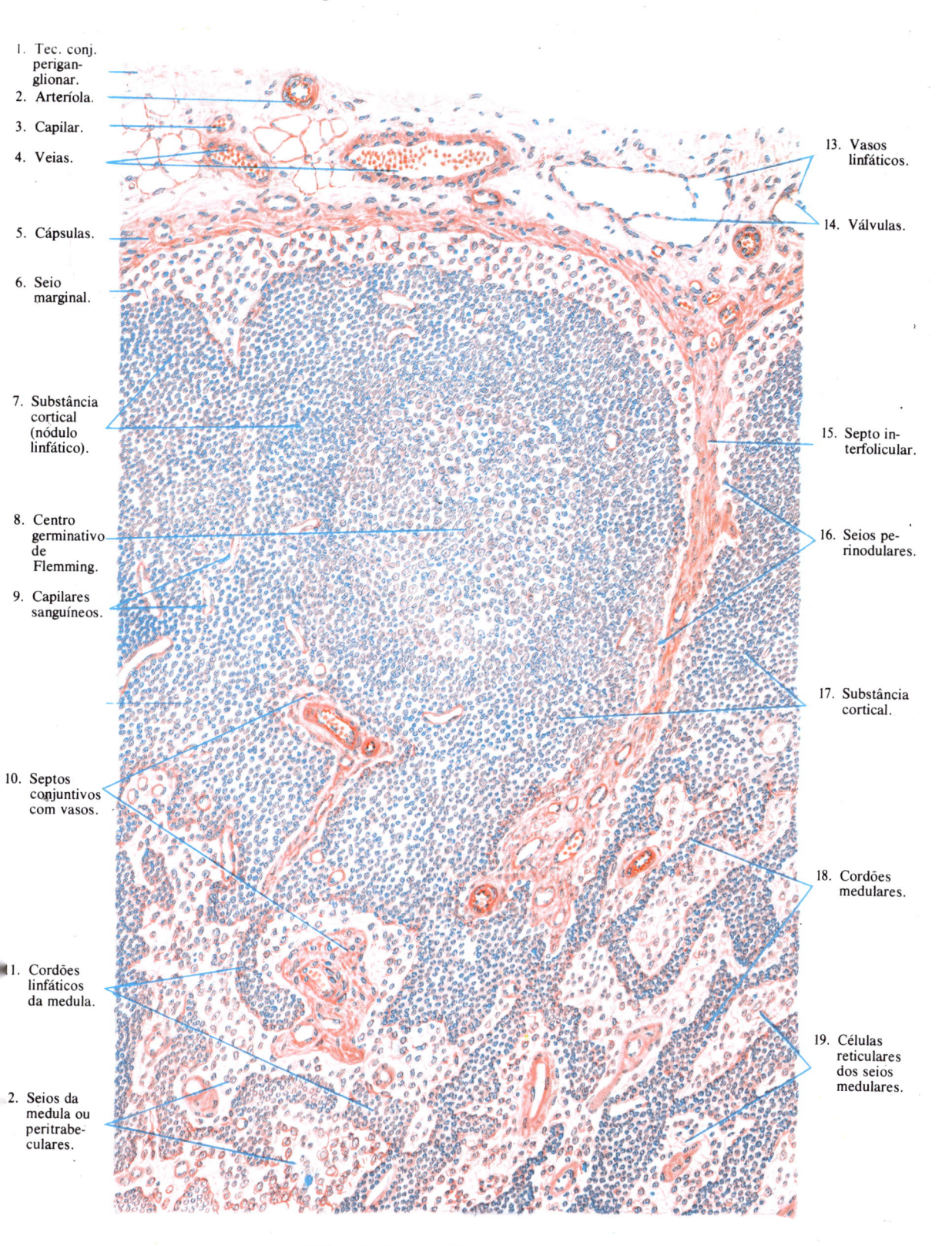

Coloração: hematoxilina-eosina. 150 ×.

LÂMINA 35

BAÇO

Figura 1. Visão de conjunto

Ao percorrer os diversos campos microscópicos desta preparação, vemos que se trata do corte de um órgão maciço, intensamente corado em violeta pela infinidade de estruturas puntiformes (linfócitos) que fazem parte da sua constituição, motivo pelo qual concluímos que corresponde a um órgão linfóide. Neste caso vemos, na região superficial, a cápsula conjuntiva do órgão (1), revestida de peritônio, que se destaca pela cor vermelha com que se corou. Da cápsula partem septos também avermelhados, de cuja constituição fazem parte fibras musculares lisas, além do tecido conjuntivo, e que com freqüência encerram vasos (geralmente veias), com a luz atapetada por um endotélio contínuo e cuja parede encerra o tecido conjuntivo e muscular do septo (9). Nas regiões profundas do órgão, os septos só estão representados por trabéculas ou simples nódulos conjuntivos, que são tanto menores quanto mais profundamente estão localizados.

Todo espaço compreendido entre a cápsula e os septos está ocupado por tecido linfóide, disposto em folículos (corpúsculos de Malpighi, 2 e 6) ou em trabéculas (cordões de Billroth, 4). Entre estes últimos acham-se os seios venosos (8), ocupados pelos elementos do sangue circulante.

Podemos observar que os corpúsculos de Malpighi estão atravessados por uma arteríola (7), que ocupa preferencialmente uma posição excêntrica, e muitos deles apresentam uma região central clara ou centro germinativo de Flemming (5).

Ao verificar que neste órgão linfóide existem corpúsculos de Malpighi — o que estabelecemos por sua peculiar forma redonda e pela existência, em seu seio, de uma arteríola, habitualmente excêntrica — e que entre eles se interpõem formações linfóides dispostas em trabéculas (cordões de Billroth) que delimitam seios venosos, podemos concluir que o corte examinado corresponde ao baço.

Figura 2. Porção de polpa vermelha e branca

Com maior aumento, distinguem-se os elementos que formam o retículo do centro germinativo de Flemming (9) e os elementos livres que ali se encontram: linfócitos, linfoblastos, macrófagos. Mais externamente, encontram-se os linfócitos da zona cortical do corpúsculo de Malpighi (8) dispostos em aglomerado denso, e sua arteríola (10). Os cordões de Billroth (6), formações linfáticas atípicas, delimitam os espaços que constituem os seios venosos (2 e 7).

Cabe recordar aqui que os corpúsculos de Malpighi constituem, em seu conjunto, a polpa branca da anatomia macroscópica, e o restante (cordão de Billroth e seios venosos), a polpa vermelha.

Algumas trabéculas conjuntivas, que representam os septos capsulares (1 e 4), encerram vasos: artérias (1) ou veias (4). Algumas arteríolas (3) encontram-se em plena polpa vermelha.

Figura 3. Células do tecido linfóide

As células aqui representadas podem ser encontradas nas diferentes formações linfóides do organismo.

O *macrófago fixo* ou *célula reticular fagocitária* (1) é o elemento de maior diâmetro (25 a 35μ). Seu núcleo é oval e excêntrico, com rede cromatínica delicada e um ou dois nucléolos evidentes. O citoplasma é vacuolado, fracamente basófilo ou acidófilo, e com freqüência engloba diferentes corpúsculos que fagocitaram.

O *linfoblasto* (2), célula-mãe da série linfocítica, de 15 a 20 μ de diâmetro, possui citoplasma basófilo, sem granulações, e um núcleo arredondado e oval, com dois ou mais nucléolos e filamentos cromatínicos delicados.

Dele derivam o *prolinfócito* e o *linfócito adulto*. O *prolinfócito* (3), de 12 a 15 μm de diâmetro, tem citoplasma fracamente basófilo, sem granulações, núcleo com cromatina em vias de sofrer condensação e carece de nucléolos.

O *linfócito adulto* (4) tem diâmetro de 6 a 12 μm; o citoplasma, basófilo, tem extensão reduzida e apresenta, com certa freqüência, algumas granulações azurófilas. O núcleo, relativamente amplo, acha-se constituído por espessos grumos cromatínicos, razão pela qual aparece fortemente corado (paquicromático).

O *plasmocitoblasto* (5), célula progenitora dos *plasmócitos* (7), tem diâmetro de 10 a 20μm, citoplasma basófilo sem granulações, e núcleo grande, com dois ou

três nucléolos e rede cromatínica delicada. Dele derivam o proplasmócito e o plasmócito.

O *proplasmócito* (6), de 12 a 18 μm de diâmetro, possui citoplasma mais basófilo e cromatina nuclear condensada.

O *plasmócito*, ou *célula plasmática*, que o sucede (7), de tamanho similar, apresenta uma basofilia citoplasmática intensa (com halo claro, perinuclear), o que expressa o seu elevado conteúdo em ribonucleoproteína, relacionado com sua intervenção ativa na síntese proteica. O núcleo, arredondado e excêntrico, apresenta a cromatina condensada em forma de espessos fragmentos, separados por sulcos claros de suco nuclear, muitas vezes dispostos em forma radial (núcleo em roda).

O *monoblasto* (8), de 18 a 20 μm de diâmetro, célula-mãe dos monócitos, é muito semelhante ao linfoblasto (citoplasma ligeiramente basófilo, com poucas ou sem granulações azurófilas, núcleo com trama frouxa de filamentos cromatínicos delgados e dois ou três nucléolos).

O *monócito* (9), de 15 a 18 μm de diâmetro, possui um citoplasma fracamente basófilo, com abundantes e finas granulações azurófilas. O núcleo, freqüentemente lobulado e sem nucléolo, apresenta uma trama cromatínica delicada, que contrasta com a trama nuclear dos linfócitos.

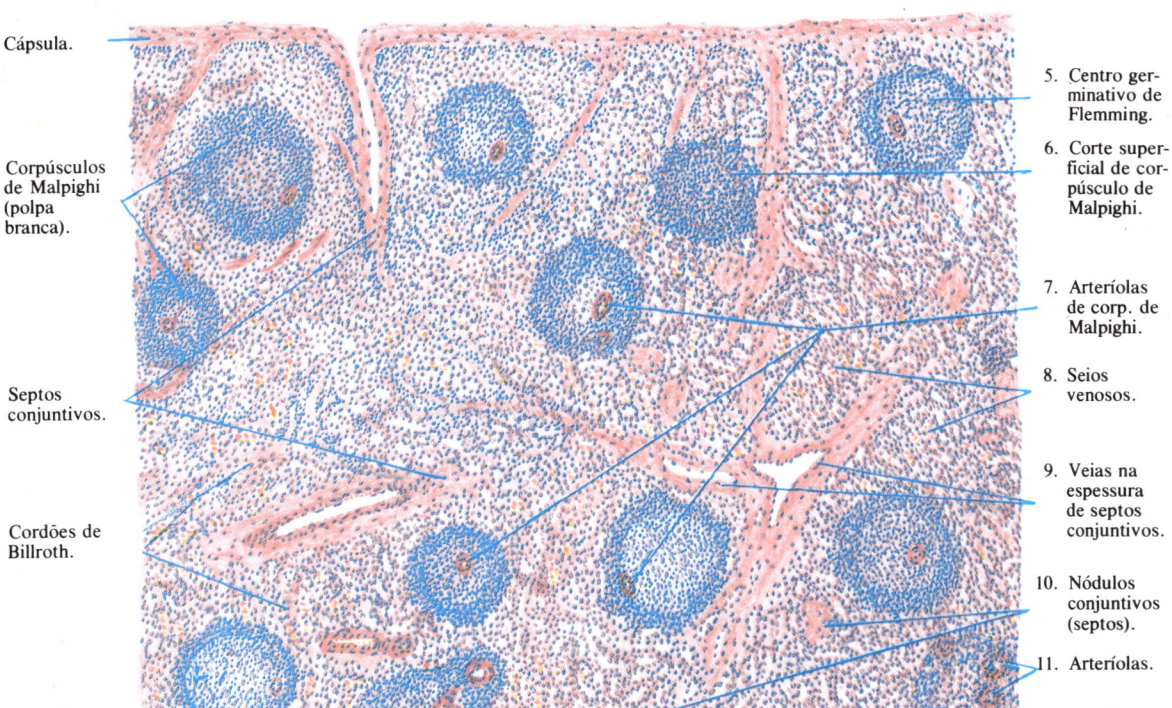

Cápsula.

Corpúsculos de Malpighi (polpa branca).

Septos conjuntivos.

Cordões de Billroth.

5. Centro germinativo de Flemming.

6. Corte superficial de corpúsculo de Malpighi.

7. Arteríolas de corp. de Malpighi.

8. Seios venosos.

9. Veias na espessura de septos conjuntivos.

10. Nódulos conjuntivos (septos).

11. Arteríolas.

Fig. 1. — *Vista de conjunto.*
Coloração: hematoxilina-eosina. 50 ×.

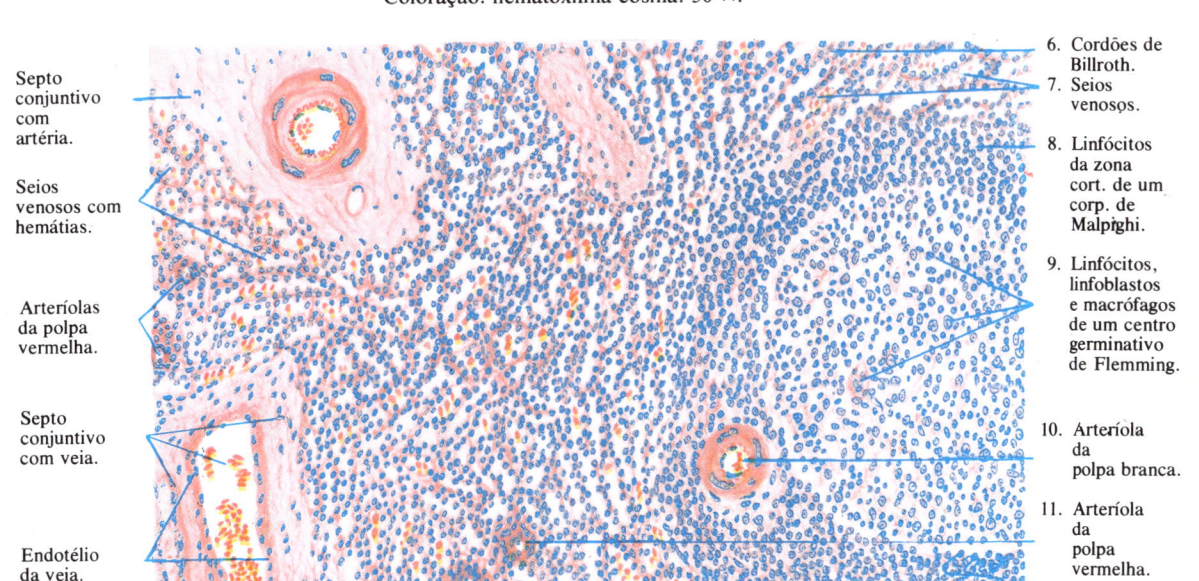

Septo conjuntivo com artéria.

Seios venosos com hemátias.

Arteríolas da polpa vermelha.

Septo conjuntivo com veia.

Endotélio da veia.

6. Cordões de Billroth.
7. Seios venosos.

8. Linfócitos da zona cort. de um corp. de Malpighi.

9. Linfócitos, linfoblastos e macrófagos de um centro germinativo de Flemming.

10. Arteríola da polpa branca.

11. Arteríola da polpa vermelha.

Fig. 2. — *Parte da polpa vermelha e branca.*
Coloração: hematoxilina-eosina. 250 ×.

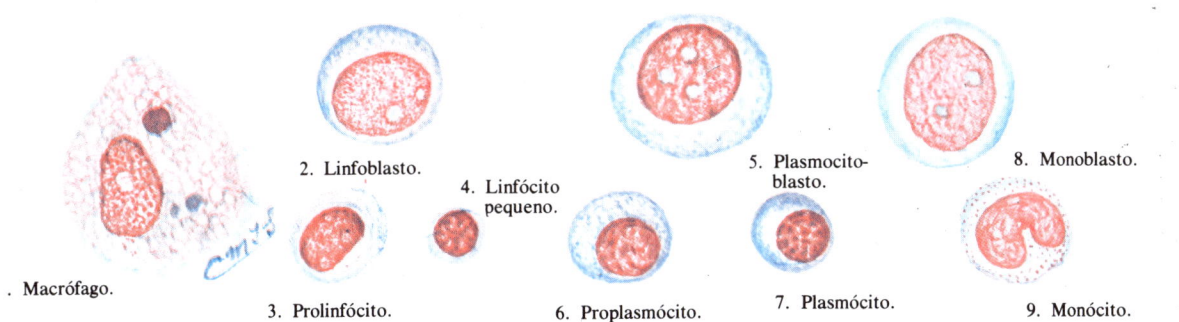

2. Linfoblasto.

4. Linfócito pequeno.

5. Plasmocitoblasto.

8. Monoblasto.

. Macrófago.

3. Prolinfócito.

6. Proplasmócito.

7. Plasmócito.

9. Monócito.

Fig. 3. — *Células do tecido linfóide.* Coloração: May-Grünwald-Giemsa. 800 ×.

LÂMINA 36

TIMO

Figura 1. Visão de conjunto

Pelo aspecto geral podemos dizer que estamos observando um órgão linfático. Este, diferentemente dos anteriores, caracteriza-se por sua constituição lobular bem delineada. Da cápsula *(1)* partem septos conjuntivos *(2 e 11)*, que subdividem o órgão em numerosos campos poligonais, todos equivalentes *(5)*, nos quais se pode distinguir uma zona superficial ou cortical escura *(3 e 10)*, e uma central ou medular muito mais clara *(4 e 7)*. Enquanto a zona cortical aparece dividida em folículos por septos secundários chamados interfoliculares *(6)*, a medular é contínua e comum para todos os folículos de um mesmo lóbulo. Nesta zona encontram-se os corpúsculos de Hassall, que se destacam por sua cor vermelha e por sua forma ovóide e constituição laminar *(9)*.

Alguns lóbulos, cortados tangencialmente, só apresentam sua zona cortical *(10)*. Os vasos que podem ser vistos, em geral de pequeno calibre, acham-se situados no tecido conjuntivo que ocupa os espaços interlobulares *(12)*.

Em síntese, podemos dizer que o diagnóstico de timo foi firmado por se tratar de um órgão linfóide dividido em lóbulos bem definidos, cada um dos quais apresenta uma zona cortical de tecido linfóide denso, parcialmente dividida por um septo, e uma zona medular comum, constituída por tecido linfático frouxo no qual se encontram corpúsculos de Hassall, cuja característica é serem formados por células achatadas, concêntricas, dispostas ao redor de um corpúsculo eosinófilo — como se pode notar ao observá-lo com maior aumento.

Figura 2. Lóbulo tímico

Representamos aqui um corte parcial de um lóbulo tímico, observado com objetiva 6. Distingue-se muito bem o tecido linfático denso, que forma a zona cortical *(4)* do tecido linfático frouxo da zona medular *(5)*.

Em uma e outra zona vêem-se os timócitos, ou elementos linfóides próprios do órgão, e na zona medular, as células reticulares do estroma *(6, 9 e 10)* e um corpúsculo de Hassall formado por células achatadas, dispostas em círculos concêntricos ao redor de um glóbulo central eosinófilo muito evidente *(7)*. Recordemos que este estroma tem origem endodérmica, e não mesodérmica, como ocorre nos outros órgãos linfóides.

Um septo conjuntivo interlobular *(3)* contém alguns vasos de pequeno calibre *(1 e 2)*.

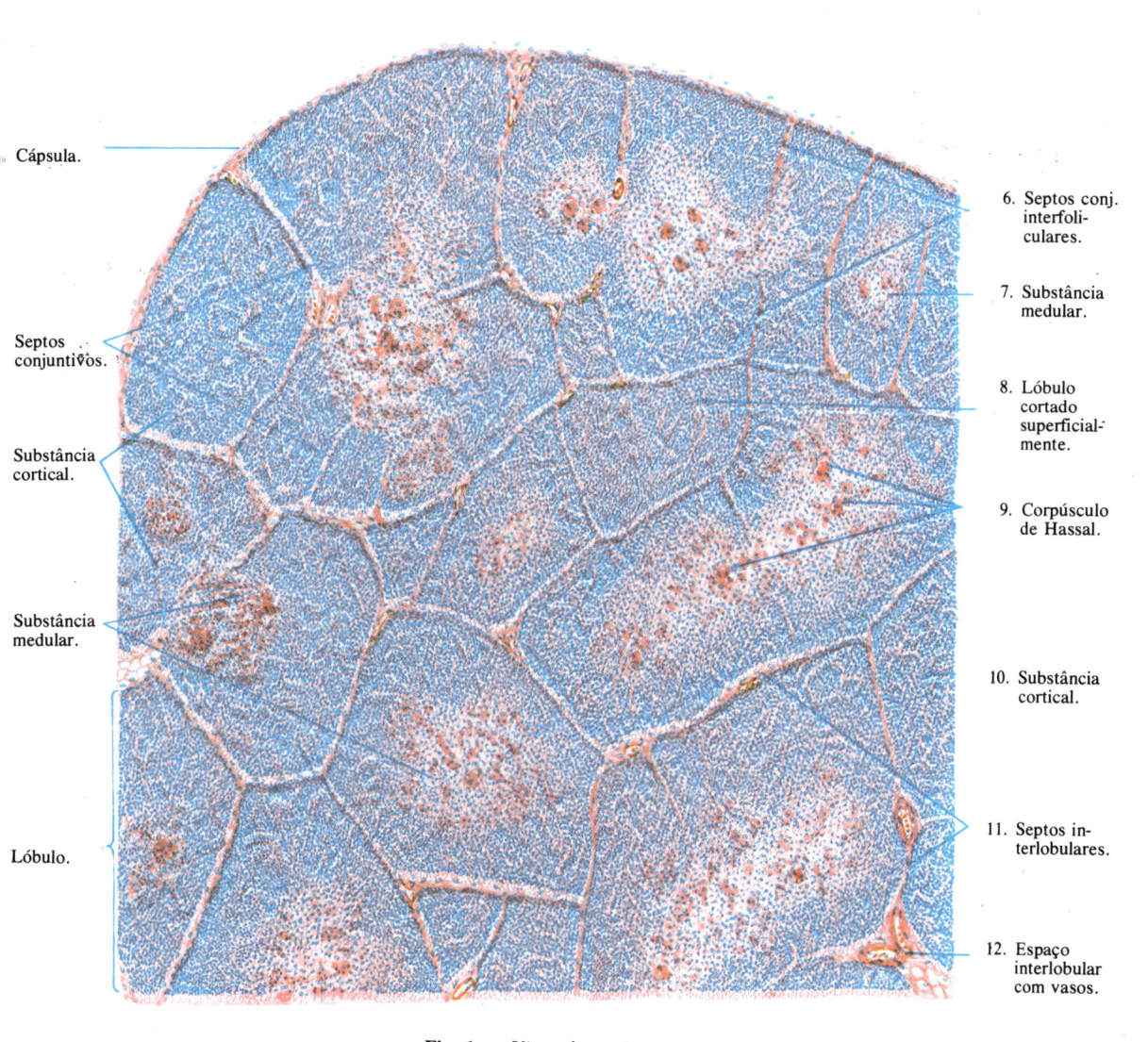

Cápsula.

Septos conjuntivos.

Substância cortical.

Substância medular.

Lóbulo.

6. Septos conj. interfoliculares.

7. Substância medular.

8. Lóbulo cortado superficialmente.

9. Corpúsculo de Hassal.

10. Substância cortical.

11. Septos interlobulares.

12. Espaço interlobular com vasos.

Fig. 1. — *Vista de conjunto*
Coloração: hematoxilina-eosina. 40 ×.

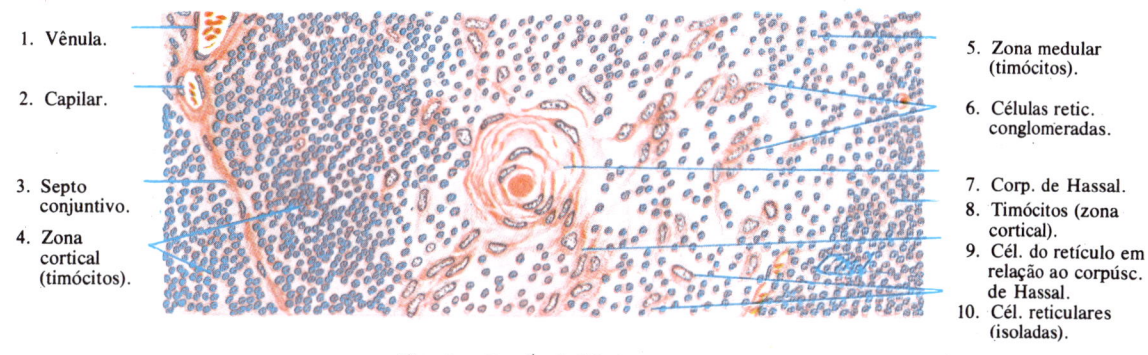

1. Vênula.

2. Capilar.

3. Septo conjuntivo.

4. Zona cortical (timócitos).

5. Zona medular (timócitos).

6. Células retic. conglomeradas.

7. Corp. de Hassal.

8. Timócitos (zona cortical).

9. Cél. do retículo em relação ao corpúsc. de Hassal.

10. Cél. reticulares (isoladas).

Fig. 2. —*Porção de lóbulo tímico.*
Coloração: hematoxilina-eosina. 250 ×.

LÂMINA 37

Figura 1. Tonsila (amígdala) palatina

No córion de uma mucosa revestida de epitélio estratificado pavimentoso *(1)* há numerosos nódulos ou folículos linfáticos *(2)*, dispostos ao redor de criptas profundas e ramificadas *(3* e *10)*. Alguns folículos são confluentes *(8)*, e em muitos observa-se o centro germinativo de Flemming *(7)*, que se destaca por sua coloração mais clara.

Na região profunda encontra-se um tecido conjuntivo fibroso *(11)*, donde partem septos interfoliculares *(9)*, que separam entre si os folículos correspondentes a duas séries vizinhas. Por baixo da cápsula fibrosa acham-se fibras musculares estriadas *(6* e *12)*, pertencentes a músculos da região.

As características que nos permitem fazer o diagnóstico de amígdala palatina são: mucosa bucal que reveste a superfície e as criptas profundas e ramificadas, cujo córion está ocupado por numerosos folículos linfáticos que, por outro lado, envolvem completamente as criptas mencionadas, que estão separadas dos planos profundos por uma cápsula conjuntiva mal definida.

Figura 2. Placa de Peyer

Na parede do íleo e, ocasionalmente, em qualquer outra parte do intestino delgado, ao longo da parede oposta à inserção do mesentério, existem agregados confluentes de nódulos linfáticos. Cada um desses conglomerados, formados por dez ou mais nódulos linfáticos, recebe o nome de placa de Peyer.

Na porção do intestino delgado reproduzida nesta lâmina encontramos, ocupando a mucosa, uma placa de Peyer, na qual podem ser individualizados sete nódulos linfáticos confluentes, que se unem entre si por sua zona cortical *(2)* mas que, no entanto, ficam independentes, em virtude do seu centro germinativo ou de Flemming *(4)*, que se destaca por sua constituição linfática mais frouxa e pelo predomínio de linfócitos, médios e grandes, e linfoblastos, aos quais devem sua cor rósea, uma vez que estas células possuem mais citoplasma do que os linfócitos pequenos.

Estas formações linfáticas podem se situar exclusivamente no córion ou lâmina própria da mucosa *(8)*, mas é freqüente sua penetração na submucosa *(9)*, através da muscular da mucosa dissociada *(5)* (como neste caso), onde podem atingir um grande desenvolvimento.

As vilosidades intestinais *(1)* são pouco desenvolvidas, escassas ou inexistentes nas zonas da mucosa onde os nódulos atingem sua região superficial ou subepitelial *(2)*.

O diagnóstico do órgão (intestino delgado) será firmado ao estudarmos o intestino.

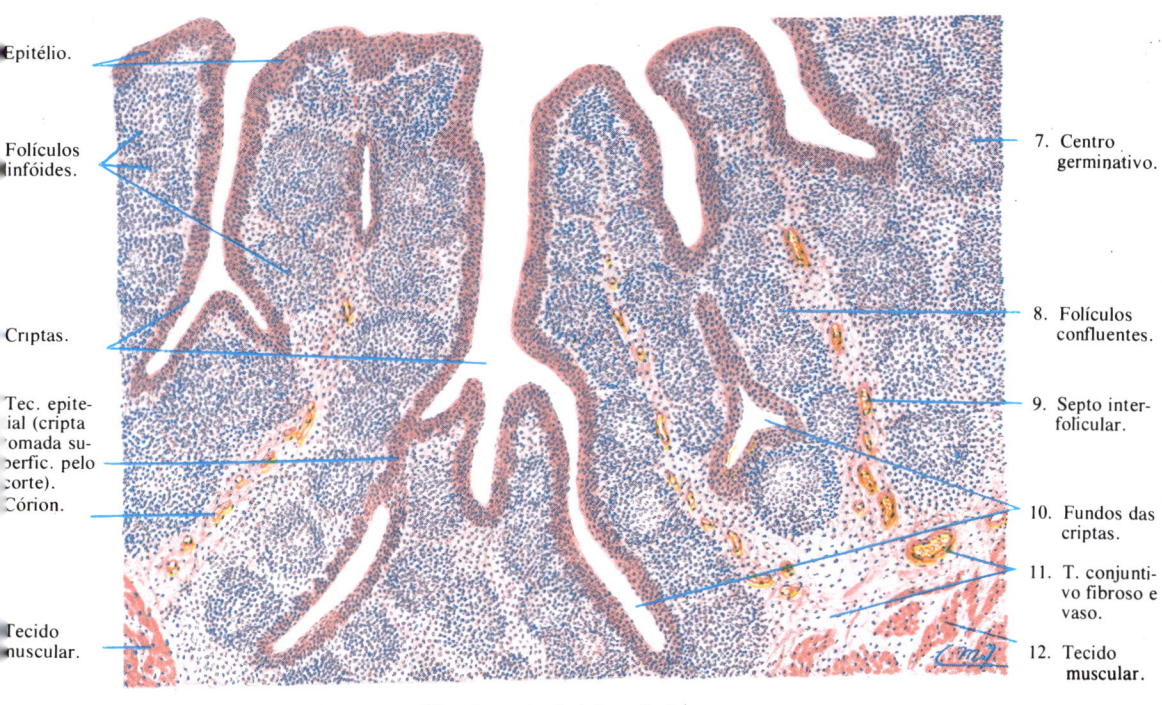

Epitélio.

Folículos linfóides.

Criptas.

Tec. epitelial (cripta tomada superfic. pelo corte).

Córion.

Tecido muscular.

7. Centro germinativo.

8. Folículos confluentes.

9. Septo interfolicular.

10. Fundos das criptas.

11. T. conjuntivo fibroso e vaso.

12. Tecido muscular.

Fig. 1. — *Amígdala palatina*.
Coloração: hematoxilina-eosina. 32 ×.

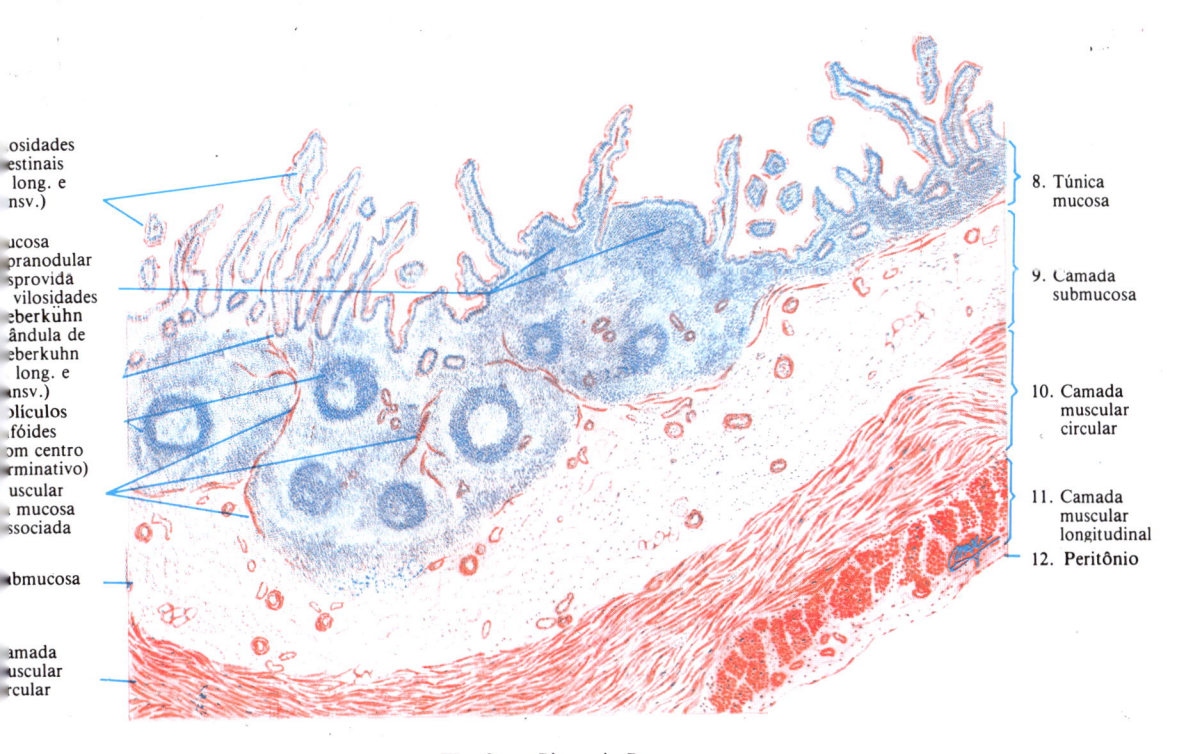

osidades
estinais
long. e
nsv.)

ucosa
pranodular
sprovida
vilosidades
eberkuhn
ândula de
eberkuhn
long. e
nsv.)

olículos
fóides
om centro
rminativo)

uscular
mucosa
ssociada

bmucosa

amada
uscular
rcular

8. Túnica mucosa

9. Camada submucosa

10. Camada muscular circular

11. Camada muscular longitudinal

12. Peritônio

Fig. 2. — *Placa de Peyer*.
Coloração: hematoxilina-eosina 25 ×

LÂMINA 38

LÁBIO

Corte vertical anteroposterior

Neste corte observamos que, enquanto um dos seus lados está revestido por uma mucosa do tipo bucal (*1* e *2*), o outro está revestido pela pele (*10* e *11*), como é possível distinguir pela presença de epitélio pavimentoso estratificado, com suas camadas superficiais ceratinizadas, e pelos folículos pilosos (*13*) com músculos eretores (*15*) e glândulas sebáceas (*12*) e sudoríparas (*14*) existentes em sua derme. Esta prega mucosocutânea, que engloba uma massa muscular formada por fibras estriadas (*9*) e numerosas glândulas acinosas mucosas (*4* e *6*), demarca o orifício superior do aparelho digestivo.

Como vimos, a superfície interna é uma mucosa; seu epitélio estratificado pavimentoso (*1*) apóia-se sobre um córion (*2*) ricamente vascularizado (*3* e *5*) que, em sua camada profunda, apresenta numerosos acúmulos de ácinos glandulares mucosos: glândulas labiais (*4* e *6*). O epitélio que recobre a borda do lábio (*7*), zona de transição entre a mucosa e a pele, carece de células ceratinizadas e é mais delgado do que aquele que recobre o restante da mucosa. Esta é a razão da cor rósea da borda dos lábios que, por carecer de camada córnea, permite ver-se, por transparência, a cor decorrente da irrigação sangüínea da região.

Em síntese, estamos observando o corte de uma prega mucosocutânea limitante de um orifício, que engloba fibras musculares estriadas e glândulas salivares, revestido interiormente por uma mucosa de tipo bucal e externamente pela pele, com uma zona de transição em sua borda livre (o epitélio da mucosa afina-se progressivamente, e o epitélio epidérmico perde sua camada córnea). Tudo isto permite firmar o diagnóstico de corte vertical, anteroposterior, de lábio.

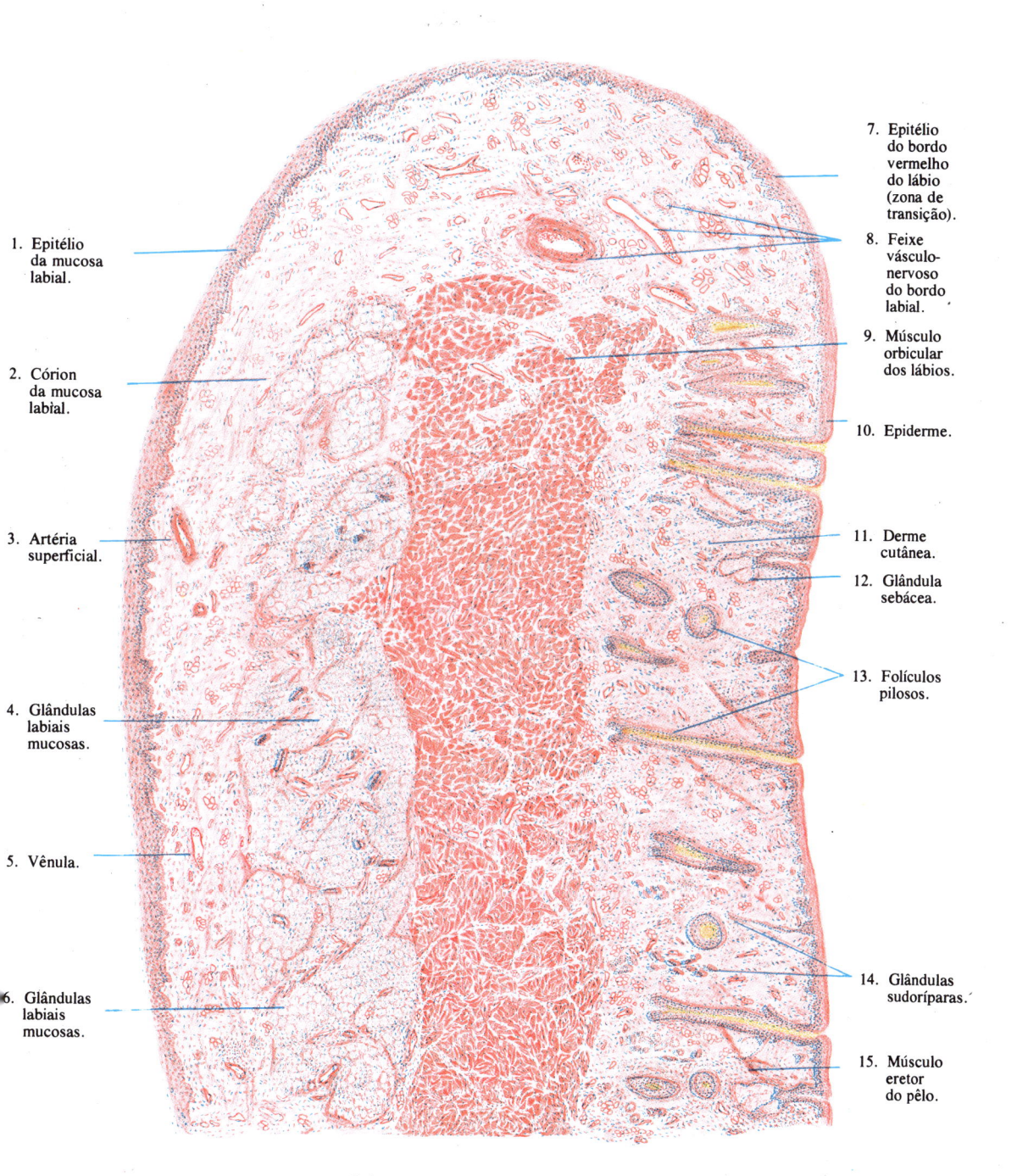

1. Epitélio
   da mucosa
   labial.

2. Córion
   da mucosa
   labial.

3. Artéria
   superficial.

4. Glândulas
   labiais
   mucosas.

5. Vênula.

6. Glândulas
   labiais
   mucosas.

7. Epitélio
   do bordo
   vermelho
   do lábio
   (zona de
   transição).

8. Feixe
   vásculo-
   nervoso
   do bordo
   labial.

9. Músculo
   orbicular
   dos lábios.

10. Epiderme.

11. Derme
    cutânea.

12. Glândula
    sebácea.

13. Folículos
    pilosos.

14. Glândulas
    sudoríparas.

15. Músculo
    eretor
    do pêlo.

Coloração: hematoxilina-eosina. 20 ×.

LÂMINA 39

DENTE SECO

Figura 1. Visão de conjunto; corte longitudinal

Para obter esta preparação de dente seco, procedeu-se de forma similar à descrita para obter a preparação de osso seco citada na lâmina 13, embora, neste último caso, sem coloração alguma.

Observando com pequeno aumento e percorrendo a preparação em toda a sua extensão, vemos que, envolvendo a câmara pulbar *(4)* e seu prolongamento, o canal radicular *(6)*, encontra-se a dentina *(3 e 5)*, com uma infinidade de canalículos dentinários de trajeto ondulado e paralelos entre si. Próximo de sua superfície, e em todo o seu contorno, encontram-se numerosos espaços que, por estarem cheios de ar, aparecem negros. Correspondem aos espaços interglobulares de Czermak *(12)*, mais amplos e espaçados na coroa *(9)* e pequenos e conglomerados na raiz, onde formam a camada granulosa de Tomes *(13)*. Na coroa, a dentina está recoberta por uma espessa camada de esmalte, que aparece de cor parda clara *(1)*, na qual podemos distinguir, com iluminação adequada, a faixa de Schreger *(9)* e as linhas ou estrias de Retzius *(8)*, que se cruzam em ângulo variável, chegando a ser quase reto em algumas regiões. Enquanto as faixas de Schreger são produzidas pela reflexão especial da luz ao nível do entrecruzamento dos prismas do esmalte, as estrias de Retzius representam variações de intensidade no processo de formação dos mesmos. Também no esmalte, na proximidade do limite ameodentinário, são visíveis os denominados penachos do esmalte *(11)* e fusos do esmalte *(11)*, que veremos na Fig. 2 com maior aumento. Ao nível da raiz, o cemento *(7)* recobre a dentina. Vêem-se nele os osteoplastos, ou cementoplastos, com seus canalículos *(14)*. Ao nível do colo, na zona onde o esmalte e o cemento se encontram, este recobre o primeiro em uma pequena extensão. Podemos, assim, diferenciar facilmente a coroa do dente de sua raiz, porque a dentina, comum a ambas, está recoberta pelo esmalte na primeira e pelo cemento na segunda.

Nas figuras seguintes representam-se, com maior aumento, regiões dos campos microscópicos das zonas limitadas pelos retângulos assinalados na coroa *(2)* e na raiz *(15)* deste corte de dente.

Figura 2. Coroa de dente
(Zona 3 da Fig. 1)

No esmalte distinguem-se os prismas *(1)* e, na dentina, os canalículos dentinários *(6)*, de trajeto ondulado e ramificado. Os fusos do esmalte *(2)* apresentam sua forma típica; considera-se que representam penetrações de pequeno comprimento dos canalículos dentinários no esmalte. Os penachos do esmalte *(3)*, sob a forma de um ramalhete estreito de fibras divergentes inserido no limite ameodentinário, são interpretados como correspondentes a zonas de menor calcificação. Na dentina encontram-se também alguns espaços interglobulares *(5)*, que aparecem em negro por se acharem cheios de ar, que refrata completamente a luz (zona de hipocalcificação). São irregulares, angulosos e curvilíneos.

Figura 3. Raiz do dente
(Zona 15 da Fig. 1)

A dentina *(7)* aparece aqui revestida pelo cemento *(4)*, que contém numerosos osteoplastos, ou cementoplastos *(5)*, distribuídos irregularmente. Distinguem-se muito bem os canalículos que partem de sua superfície e prolongam sua luz. Na região superficial da dentina vêem-se numerosos espaços cheios de ar, equivalentes aos espaços interglobulares da coroa, que formam aqui a zona granulosa de Tomes *(2)*.

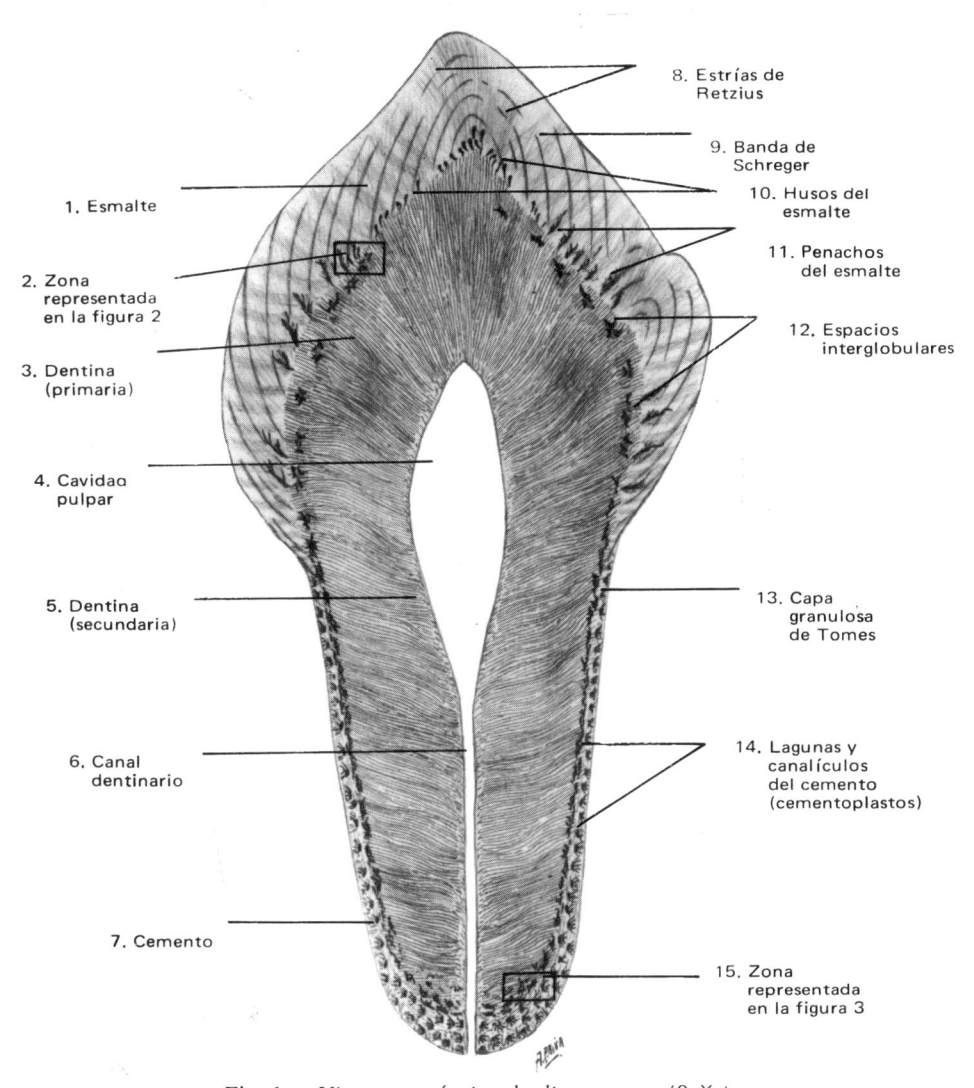

8. Estrías de Retzius

9. Banda de Schreger

10. Husos del esmalte

11. Penachos del esmalte

12. Espacios interglobulares

13. Capa granulosa de Tomes

14. Lagunas y canalículos del cemento (cementoplastos)

15. Zona representada en la figura 3

1. Esmalte

2. Zona representada en la figura 2

3. Dentina (primaria)

4. Cavidad pulpar

5. Dentina (secundaria)

6. Canal dentinario

7. Cemento

Fig. 1.— *Vista panorámica de diente seco.* (9 X.)

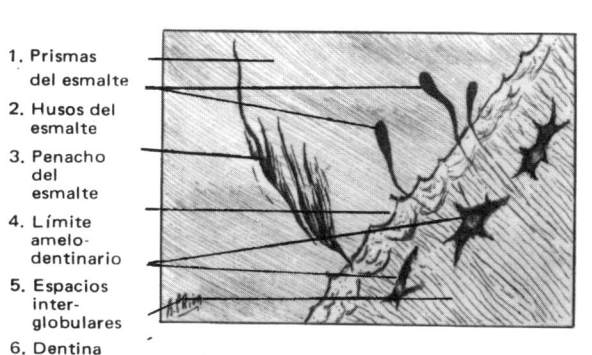

1. Prismas del esmalte
2. Husos del esmalte
3. Penacho del esmalte
4. Límite amelo-dentinario
5. Espacios interglobulares
6. Dentina

Fig. 2.— *Corona del diente*
Corresponde a un campo de la zona limitada por 2 en la figura 1. (160 X.)

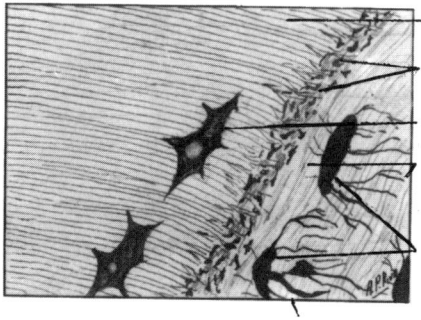

1. Dentina
2. Capa granulosa de Tomes
3. Espacio interglobular
4. Cemento
5. Cemento-plastos

Fig. 3.— *Raíz del diente*
Corresponde a un campo de la zona limitada por 15 en la figura 1. (160 X.)

LÂMINA 40

GERME DENTÁRIO

Figura 1. Visão de conjunto

A preparação representada foi obtida após a fixação e descalcificação da peça. O corte, corado com hematoxilina-eosina, mostra um germe dentário que se acha incluído no alvéolo do maxilar *(2)*. O saco dentário *(5)* o separa do tecido conjuntivo ambiente *(3)*. Por dentro vê-se o epitélio do órgão do esmalte e ·a geléia ou camada média deste *(6)*. Mais profundamente, encontram-se ameloblastos, que formam o epitélio interno do órgão do esmalte (7 e *19*). Esses elementos se dispõem, em conjunto, em forma de um capuz que recobre os odontoblastos *(11)*, produtores da dentina, ordenados em forma de V invertido. Entre a linha constituída pelos odontoblastos e a dos ameloblastos (paralelas entre si), acham-se delgadas camadas de dentina *(9)* e de esmalte *(8)*, um tanto mais desenvolvidas ao nível do vértice do V.

A papila dentária *(20)* ocupa o espaço compreendido entre os dois. ramos do V, notando-se que é formada de tecido conjuntivo rico em células e vasos sangüíneos. Existem fibras de reticulina e filetes nervosos não reveláveis pelo método empregado.

A mucosa da cavidade bucal (*1* e *13*) recobre essas formações e ainda, unido ao córion, vê-se o esboço do dente permanente *(2)*.

Figura 2. Detalhes de um setor

O corte abrange a parte do germe dentário que vai da papila *(1)* até a geléia do órgão do esmalte *(7)*. As células mais externas da papila são os odontoblastos *(2)*, dispostos em fileira por dentro da camada de dentina recentemente produzida, ou pré-dentina *(3)*. Por fora, observa-se a camada de dentina definitiva, que fixa o corante com maior intensidade *(4)* e, mais para fora ainda, o esmalte *(5)* produzido pelos ameloblastos, situados em fileira epitelióide em sua face externa *(6)*. As células estreladas na gelatina do esmalte *(7)* condensam-se e achatam-se, até certo ponto, na proximidade dos ameloblastos, ou epitélio interno do órgão do esmalte, e constituem um estrato intermediário *(8)*.

Na dentina, e especialmente na pré-dentina, vêem-se os canalículos dentinários que albergam as fibras de Tomes (prolongamento filiforme externo dos odontoblastos) e, no esmalte, uma estriação transversal produzida pela justaposição dos prismas que o constituem, que são bem evidentes nos pontos onde o esmalte foi cortado transversalmente *(10)*. Os prolongamentos apicais dos ameloblastos, ou processos de Tomes, tornam-se visíveis *(9)* porque o epitélio interno retraiu-se, separando-se da camada de esmalte por ele produzida.

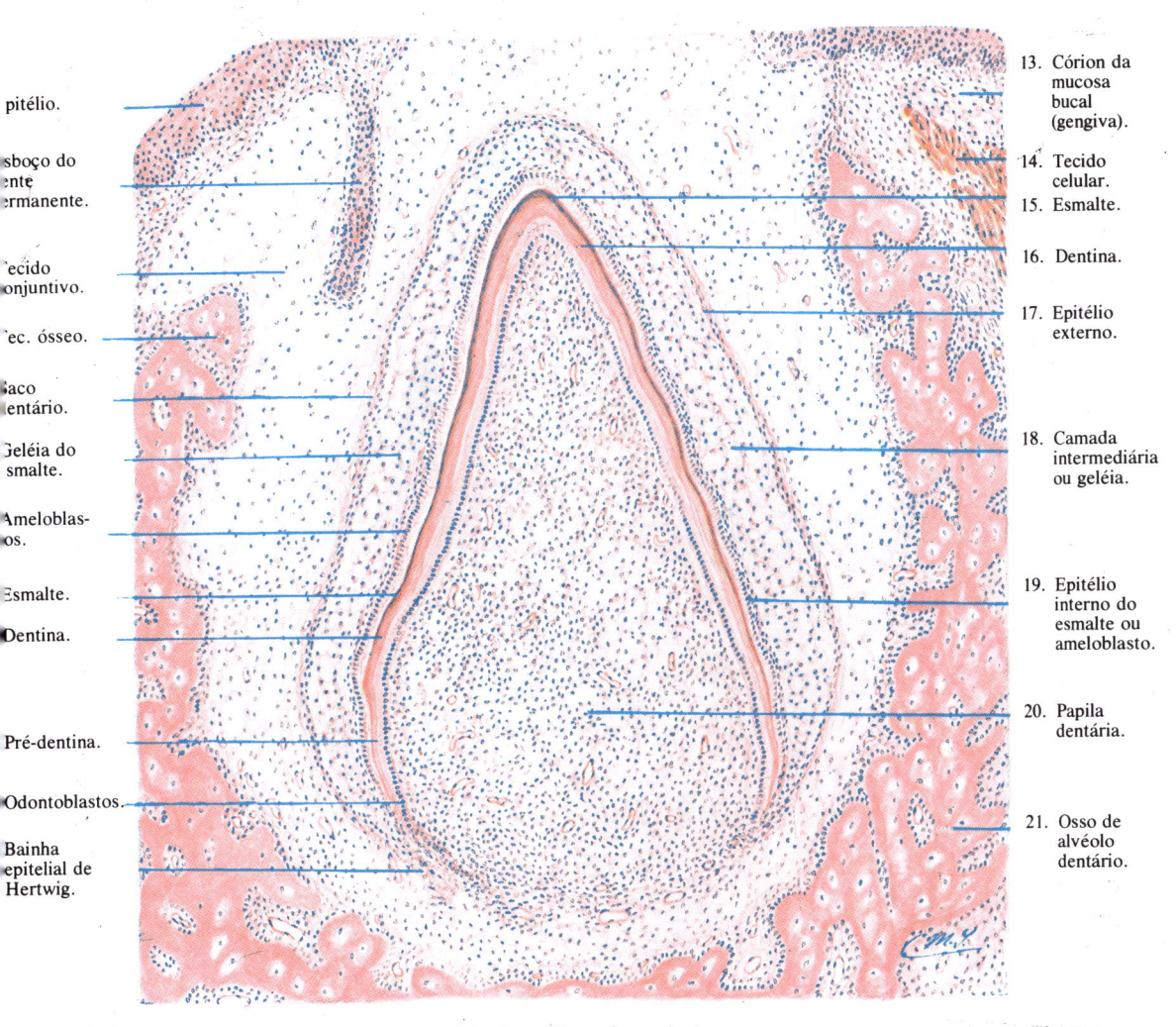

pitélio.

sboço do
ente
ermanente.

ecido
onjuntivo.

ec. ósseo.

Saco
dentário.

Geléia do
smalte.

Amelobas-
os.

Esmalte.

Dentina.

Pré-dentina.

Odontoblastos.

Bainha
epitelial de
Hertwig.

13. Córion da
mucosa
bucal
(gengiva).

14. Tecido
celular.

15. Esmalte.

16. Dentina.

17. Epitélio
externo.

18. Camada
intermediária
ou geléia.

19. Epitélio
interno do
esmalte ou
ameloblasto.

20. Papila
dentária.

21. Osso de
alvéolo
dentário.

Fig. 1. — *Vista de conjunto.*
Coloração: hematoxilina-eosina. 50 ×.

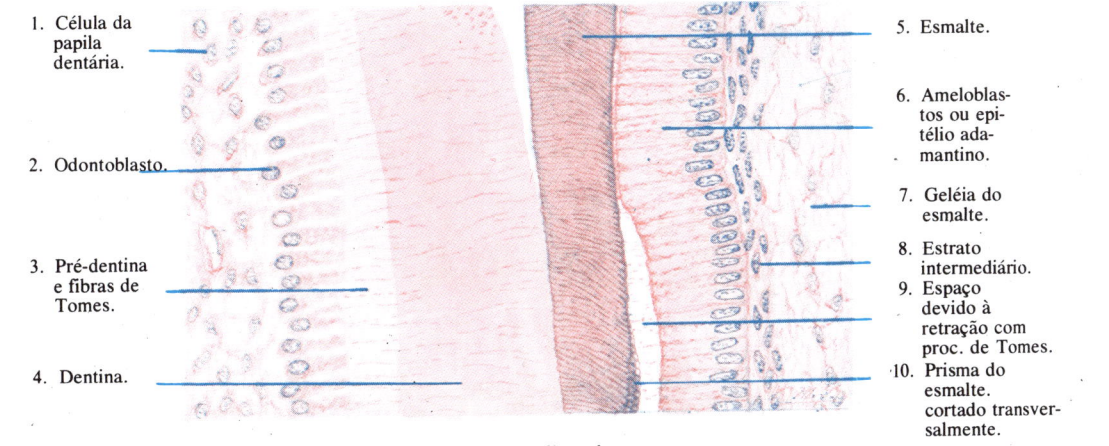

1. Célula da
papila
dentária.

2. Odontoblasto.

3. Pré-dentina
e fibras de
Tomes.

4. Dentina.

5. Esmalte.

6. Ameloblas-
tos ou epi-
télio ada-
mantino.

7. Geléia do
esmalte.

8. Estrato
intermediário.

9. Espaço
devido à
retração com
proc. de Tomes.

10. Prisma do
esmalte.
cortado transver-
salmente.

Fig. 2. — *Detalhes de um setor.*
Coloração: hematoxilina-eosina. 300 ×.

LÂMINA 41

LÍNGUA

Região anterior

Visão de conjunto; corte transversal

A lâmina mostra a porção anterior de um corte longitudinal de língua, visto com pequeno aumento.

A mucosa que recobre este órgão muscular apresenta aspectos muito diferentes em sua superfície superior ou dorsal (à esquerda do corte) daquele da região inferior ou ventral (à direita do corte). Na primeira existem abundantes elevações dermoepidérmicas de variadas formas: são as papilas linguais. As mais abundantes são cônicas e denominadas filiformes *(3)*. Há outras, algumas próximas da extremidade da língua, chamadas fungiformes *(1 e 5)*, onde o corte passou pelo eixo, razão pela qual se destaca nitidamente a papila de córion central que forma seu esqueleto ou estroma. Na região ventral a mucosa *(8)* não apresenta papilas, embora o córion exiba numerosas papilas que não são visíveis externamente, porque o epitélio, ao revesti-las, nivela sua superfície.

Uma massa compacta de músculo estriado ocupa o interior da língua. Suas fibras dispõem-se em grupos que aparecem cortados em diferentes direções: longitudinal *(7)*, oblíqua *(4)* ou transversal *(6)*. Enquanto nos primeiros é possível, com iluminação moderada, observar suas estriações transversais, nas últimas pode-se ver a localização periférica de seus núcleos. No tecido conjuntivo interfascicular, que se prolonga no córion da mucosa, existem numerosos vasos *(10, 16 e 17)* e nervos *(9 e 18)*.

Na metade inferior desta massa muscular, próximo à ponta, encontra-se um aglomerado de ácinos glandulares mucosos *(3)*, serosos *(15)* e mistos (não identificáveis com este aumento), entre os quais existem canais excretores interlobulares *(14)* e o início do canal excretor principal *(12)* que desemboca na região ventral da língua.

Firmamos o diagnóstico de língua por se tratar de um órgão muscular, compacto, formado por fibras estriadas e recoberto, em toda a sua extensão, por uma mucosa, com uma das suas superfícies apresentando formações cório-epiteliais características: as papilas linguais. A este fato podemos acrescentar a existência de glândulas acinosas, seromucosas, localizadas entre os feixes musculares.

Língua: *Região anterior*
(Vista de conjunto; corte longitudinal)

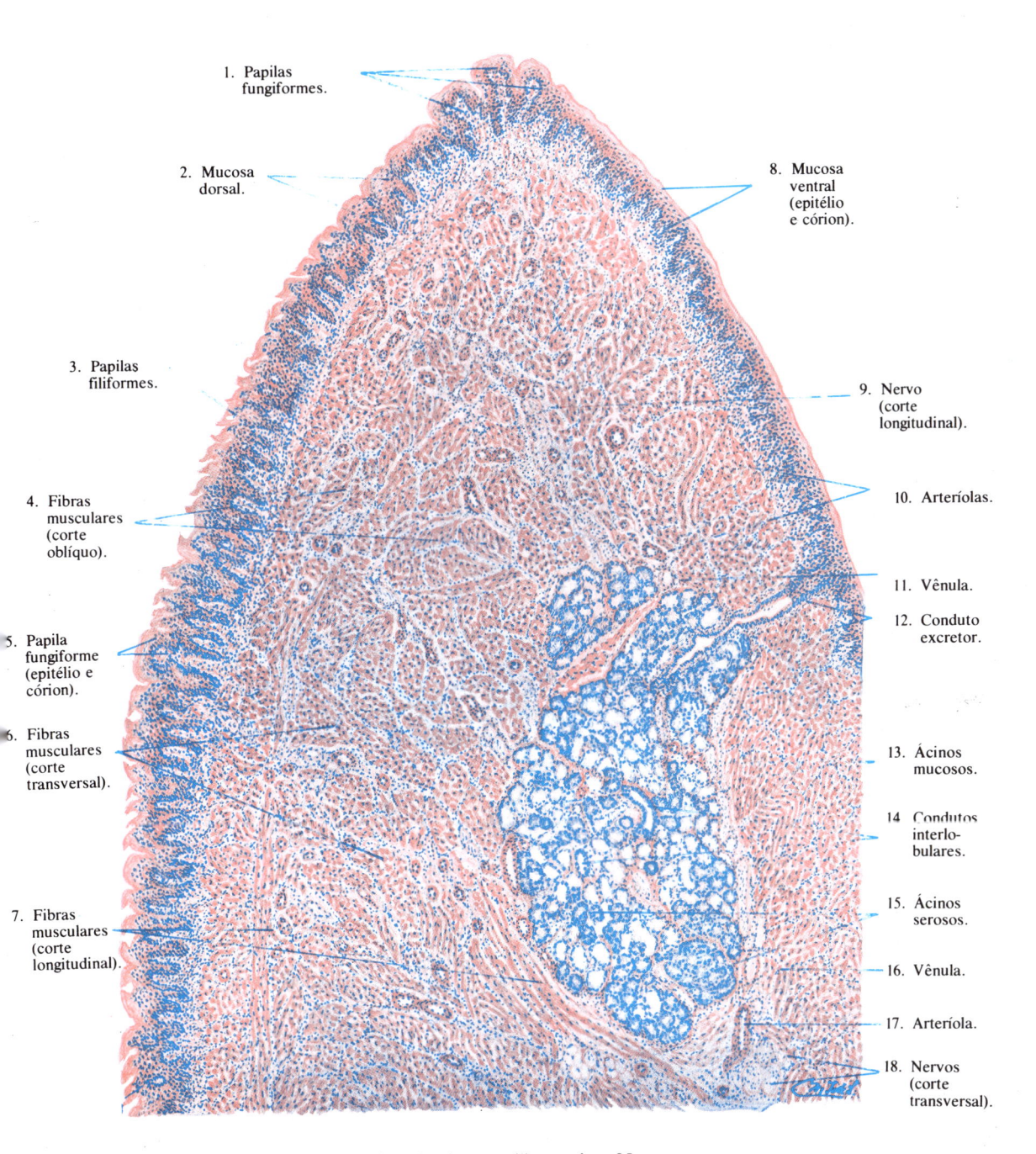

1. Papilas fungiformes.

2. Mucosa dorsal.

3. Papilas filiformes.

4. Fibras musculares (corte oblíquo).

5. Papila fungiforme (epitélio e córion).

6. Fibras musculares (corte transversal).

7. Fibras musculares (corte longitudinal).

8. Mucosa ventral (epitélio e córion).

9. Nervo (corte longitudinal).

10. Arteríolas.

11. Vênula.

12. Conduto excretor.

13. Ácinos mucosos.

14. Condutos interlobulares.

15. Ácinos serosos.

16. Vênula.

17. Arteríola.

18. Nervos (corte transversal).

Coloração: hematoxilina-eosina. 25 ×

LÂMINA 42

LÍNGUA

Figura 1. Pápila caliciforme

O corte aqui reproduzido passa pelo V lingual e seccionou axialmente uma das papilas caliciformes. Destaca-se o córion ou estroma da papila, com numerosos vasos *(4)*, e papilas secundárias recobertas por uma lâmina lisa de epitélio pavimentoso estratificado *(8)*. A face superior da papila não excede em altura o epitélio lingual das zonas vizinhas *(1)*. O sulco circunvalar *(9)* separa da muralha *(10)* as paredes laterais da papila, encontrando-se, no epitélio que as reveste, os corpúsculos ou botões gustativos *(5 e 11)*, que se distinguem pelo seu colorido róseo-claro e pela forma de barril. Numerosos ácinos serosos pertencentes às glândulas de Von Ebner *(12)* localizam-se entre os feixes musculares da região *(6 e 14)*, vendo-se cortes de canais excretores *(7 e 13)* que desembocam no fundo do sulco circunvalar que rodeia a papila.

Figura 2. Órgão folheado
Corte longitudinal

O órgão folheado aqui representado é da língua do coelho, animal em que se acha bem desenvolvido. É formado por uma série de papilas folheadas *(1)*, de eixo perpendicular ao da língua, e separadas das vizinhas por sulcos interpapilares *(2)* transversais. No epitélio que reveste as faces laterais destas papilas acham-se corpúsculos gustativos que, pela base, estão em contato com as papilas secundárias externas, ou cristas nervosas *(8)*. A papila secundária central *(12)* é percorrida por vasos sangüíneos, motivo pelo qual também recebe o nome de crista vascular.

Existem no córion numerosos ácinos glandulares serosos *(4)* e canais excretores destas glândulas *(3 e 9)*, que desembocam no fundo dos sulcos interpapilares. Vêem-se, também, glândulas salivares serosas *(10)* e mucosas *(11)* entre os feixes musculares *(7)*; canais excretores e nervos *(6)*.

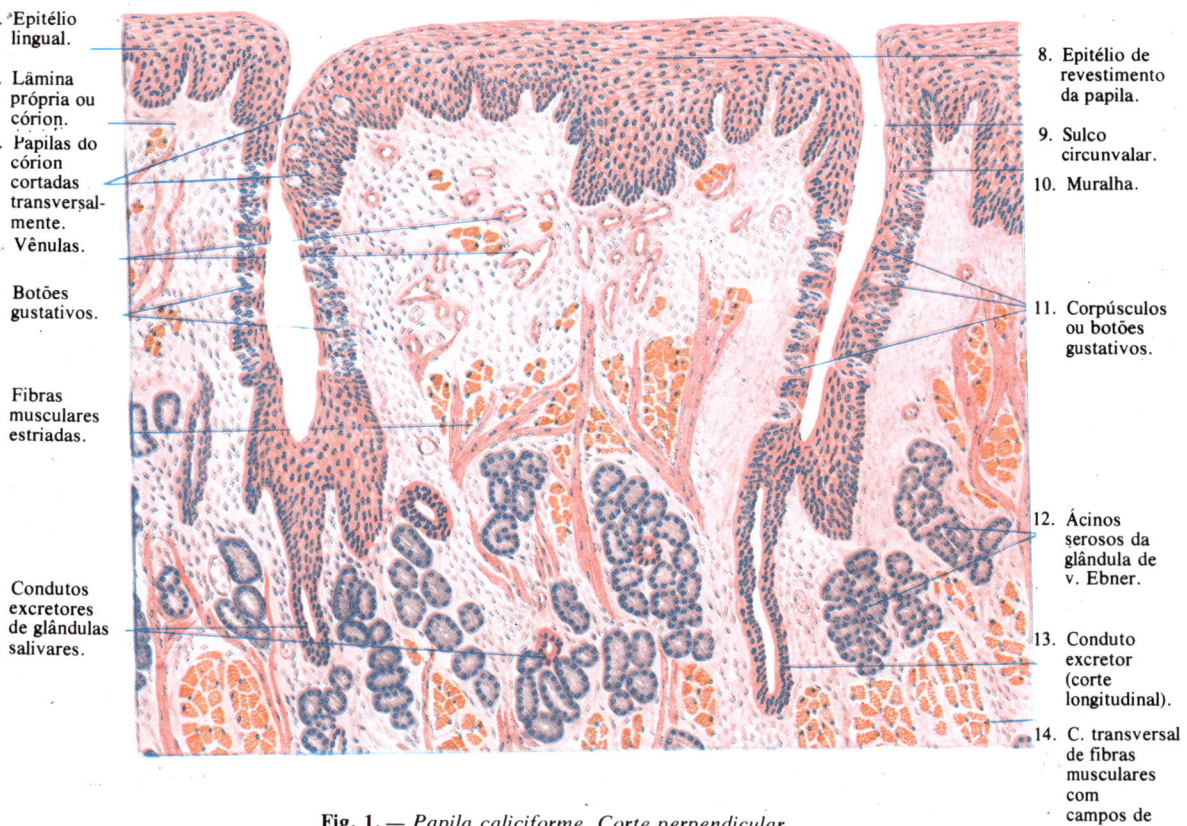

Epitélio lingual.

Lâmina própria ou córion.

Papilas do córion cortadas transversalmente.

Vênulas.

Botões gustativos.

Fibras musculares estriadas.

Condutos excretores de glândulas salivares.

8. Epitélio de revestimento da papila.

9. Sulco circunvalar.

10. Muralha.

11. Corpúsculos ou botões gustativos.

12. Ácinos serosos da glândula de v. Ebner.

13. Conduto excretor (corte longitudinal).

14. C. transversal de fibras musculares com campos de Cohnheim.

Fig. 1. — *Papila caliciforme. Corte perpendicular.*
Coloração: hematoxilina-eosina. 115 ×.

12. Crista vascular

Papilas folheadas.

Sulco interpapilar.

Conduto excretor (corte longitudinal).

Ácinos serosos.

Células adiposas.

Nervos.

Fibras musculares (cortes long. e transv.).

8. Botões gustativos e cristas nervosas.

9. Condutos excretores (corte transversal).

10. Ácinos serosos.

11. Ácinos mucosos.

Fig. 2. — *Órgão folheado (coelho). Corte longitudinal.*
Coloração: hematoxilina-eosina. 85 ×.

LÂMINA 43

ESÔFAGO

Visão de conjunto; corte transversal

Vê-se facilmente que se trata do corte transversal de um órgão tubular, cuja túnica mucosa possui *muscularis mucosae* (*10*). Esta camada muscular, de fibras longitudinais, acompanha todas as pregas da mucosa, devendo-se a estas a luz irregular que o órgão apresenta (*3*). Na submucosa ou celular (*12*), na proximidade da túnica anterior, vêem-se numerosos ácinos glandulares mucosos (*2* e *11*) pertencentes às glândulas esofágicas e os canais excretores (*1*), que lançam o produto de secreção glandular na luz do esôfago. Existem também, nesta túnica, vasos sangüíneos e aglomerados de células adiposas (*7*). A túnica muscular apresenta dois planos de fibras bem delimitados: o interno é formado por fibras cortadas longitudinal ou obliquamente (fibras circulares, *13*), e o externo por fibras cortadas transversalmente (fibras longitudinais, *14*). A adventícia (*15*), pouco representada nesta preparação, é rica em vasos (*5* e *6*), nervos e tecido adiposo (*16*).

Outros pormenores estruturais, principalmente os relacionados com a túnica mucosa, devem ser estudados com maior aumento. Baseamos nosso diagnóstico histológico de esôfago no fato de tratar-se do corte de um tubo cuja túnica mucosa possui uma camada de fibras musculares situada em sua profundidade — muscular da mucosa — fato que nos permite dizer que pertence ao tubo digestivo e que é esôfago, considerando-se que o epitélio de revestimento é pavimentoso estratificado e que aquele é o único segmento do tubo digestivo que o possui [a única exceção é o canal anal, mas neste já desapareceu a muscular da mucosa (lâmina 59)].

1. Conduto excretor
   (corte longitudinal).

2. Glândulas mucosas.

8. Epitélio pavimentoso
   estratificado.

9. Córion ou lâmina
   própria.

10. Muscularis
    muscosae.

11. Glândulas mucosas
    da celular.

12. Celular ou
    submucosa.

3. Luz.

4. Nervos.

13. C. muscular
    circular.

14. C. muscular
    longitudinal.

5. Veia.

15. Túnica adventícia.

6. Arteríola.

16. Tecido
    adiposo.

7. Células
   adiposas.

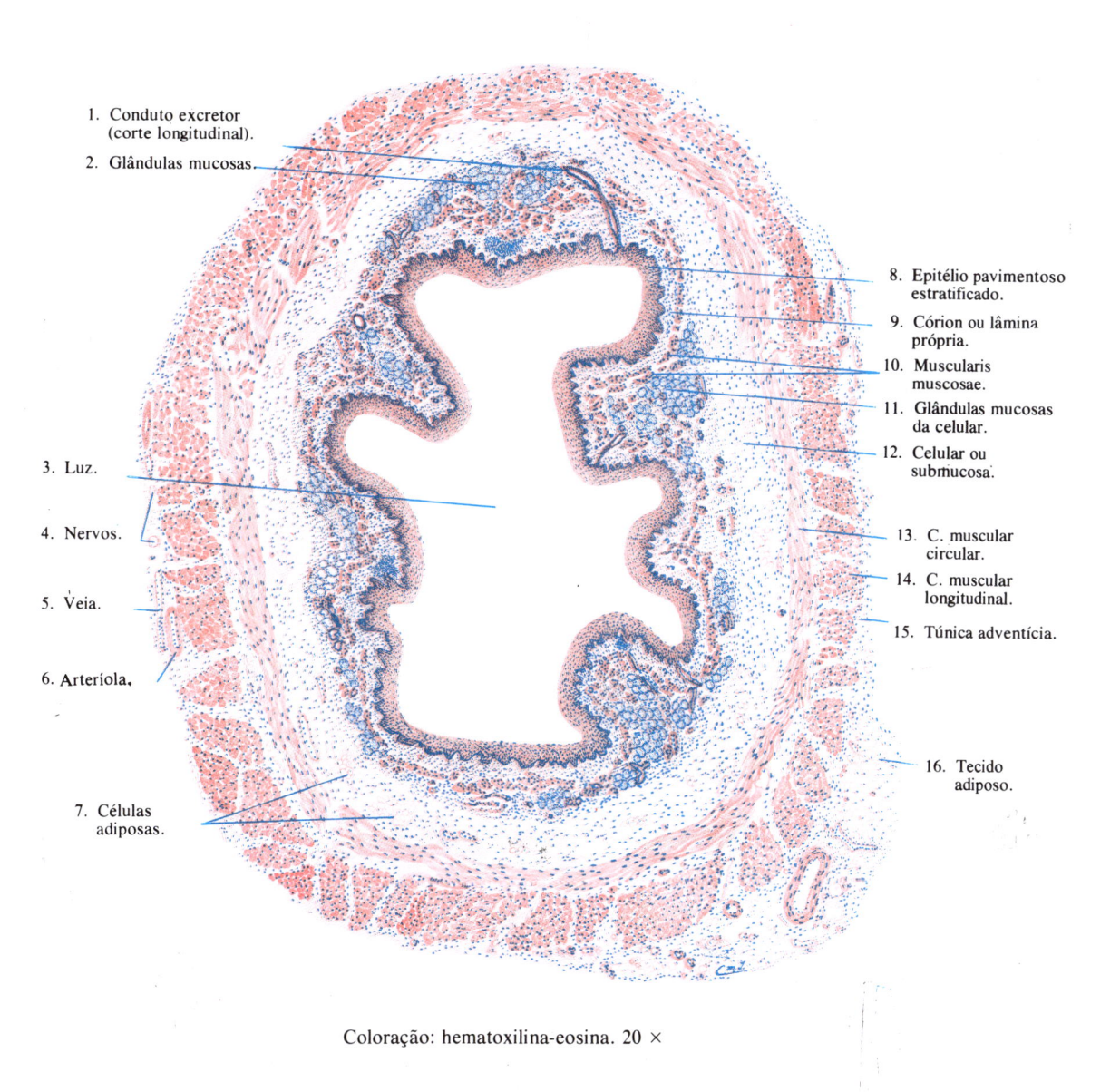

Coloração: hematoxilina-eosina. 20 ×

LÂMINA 44

ESÔFAGO

Pormenores de um setor; corte transversal

Um setor da preparação anterior é reproduzido aqui com maior aumento. Distinguem-se melhor as diferentes túnicas que formam a parede do órgão e as camadas e tecidos que intervêm em sua constituição.

O epitélio (*1*) pavimentoso estratificado assenta sobre um córion papilífero (*2*), no qual se vêem alguns vasos e um pequeno acúmulo linfático (*9*). A muscular da mucosa (*3*) é formada por fibras musculares longitudinais, que aparecem cortadas transversalmente. Os numerosos ácinos glandulares (*11*) situados por fora desta camada, na região superficial da submucosa (*4*), são todos mucosos; vêem-se alguns canais excretores cortados obliquamente, que se dirigem para a luz do órgão. Existem, também, numerosos vasos (*12*) e células adiposas, que se destacam como círculos incolores.

Nas fibras da túnica muscular, tanto nas cortadas longitudinalmente (*5*), como nas cortadas em sentido transversal (*7*) (embora com mais nitidez nessas últimas), observa-se a posição periférica de seus núcleos, posição que caracteriza as fibras musculares estriadas (as fibras cárdicas, embora estriadas, e as fibras lisas possuem núcleos axiais). Podemos acrescentar, baseando-nos na existência, neste corte, de uma túnica muscular estriada, que o mesmo corresponde à região superior do esôfago, uma vez que a metade inferior está constituída exclusivamente por fibras musculares lisas (nos roedores, as fibras musculares são estriadas em toda a extensão do órgão).

Um feixe vasculonervoso acha-se na posição de adventícia (*8*) reproduzida. A artéria (*16*), cortada obliquamente, tem uma parede espessa que contrasta com a parede delgada da veia satélite (*17*). Em ambos os vasos nota-se bem o revestimento endotelial. Os filetes nervosos (*18*), cortados transversalmente, podem ser facilmente reconhecidos porque aparecem como cordões maciços de contorno circular, corados em róseo pálido e com raros núcleos achatados na superfície do corte. Nesta túnica há abundante tecido adiposo (*15*).

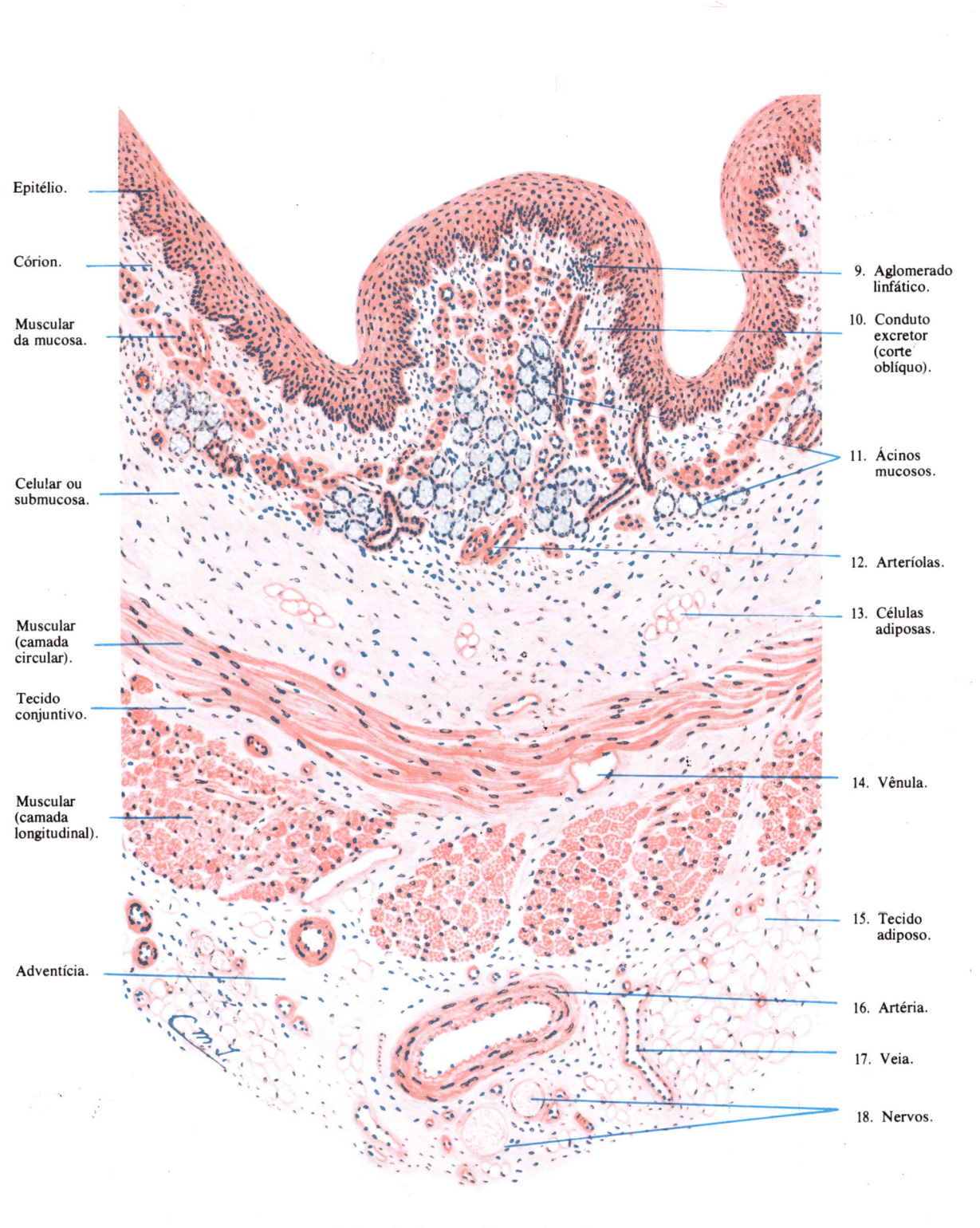

Epitélio.

Córion.

Muscular
da mucosa.

Celular ou
submucosa.

Muscular
(camada
circular).

Tecido
conjuntivo.

Muscular
(camada
longitudinal).

Adventícia.

9. Aglomerado
linfático.

10. Conduto
excretor
(corte
oblíquo).

11. Ácinos
mucosos.

12. Arteríolas.

13. Células
adiposas.

14. Vênula.

15. Tecido
adiposo.

16. Artéria.

17. Veia.

18. Nervos.

Coloração: hematoxilina-eosina. 50 ×.

LÂMINA 45

MUCOSA ESOFÁGICA

Corte transversal

Nesta lâmina está reproduzida apenas a mucosa do esôfago e uma porção da submucosa subjacente, vistas com maior aumento. No epitélio, vêem-se bem as diferentes camadas celulares que o constituem: células basais, cilíndricas, com núcleos ovóides (*4*); células médias, isodiamétricas, com núcleos esferoidais (*2*); células superficiais, pavimentosas, com núcleos achatados (*1*). Na zona profunda ou germinativa há algumas figuras de mitose (*3*).

No córion (*5*) existem numerosos vasos (capilares, arteríolas e veias) e um aglomerado linfático (*7*). Um canal excretor (*9*), procedente das glândulas da submucosa (*10*), atravessa o córion em toda a sua espessura e vai desembocar na luz do órgão. O corte incidiu muito obliquamente, de tal forma que passa pela luz do canal na parte deste que se encontra na submucosa (*11*), ao passo que, ao nível do córion, o faz tangencialmente à sua parede, cortando transversalmente as células que a formam, junto da base. Nota-se como o epitélio do canal excretor prolonga-se insensivelmente no epitélio de revestimento do órgão.

Podemos reconhecer que os ácinos das glândulas esofágicas (*10*) são mucosos, pois aparecem incolores ou ligeiramente azulados (coram-se muito pouco com a hematoxilina-eosina) e são relativamente grandes, com núcleos achatados ocupando a região basal das células.

Na submucosa existem, ainda, vasos (*12* e *13*), nervos (*14*) e células adiposas (*15*).

No extremo inferior esquerdo vêem-se algumas fibras musculares estriadas, pertencentes à túnica muscular do órgão.

Recordemos que, embora nos cortes de esôfago examinados não encontremos glândulas no córion da mucosa, na região mais superior e inferior do mesmo existem algumas glândulas, chamadas glândulas cárdicas, que ocupam esta camada sem atravessar a muscular da mucosa (lâmina 51, *11*).

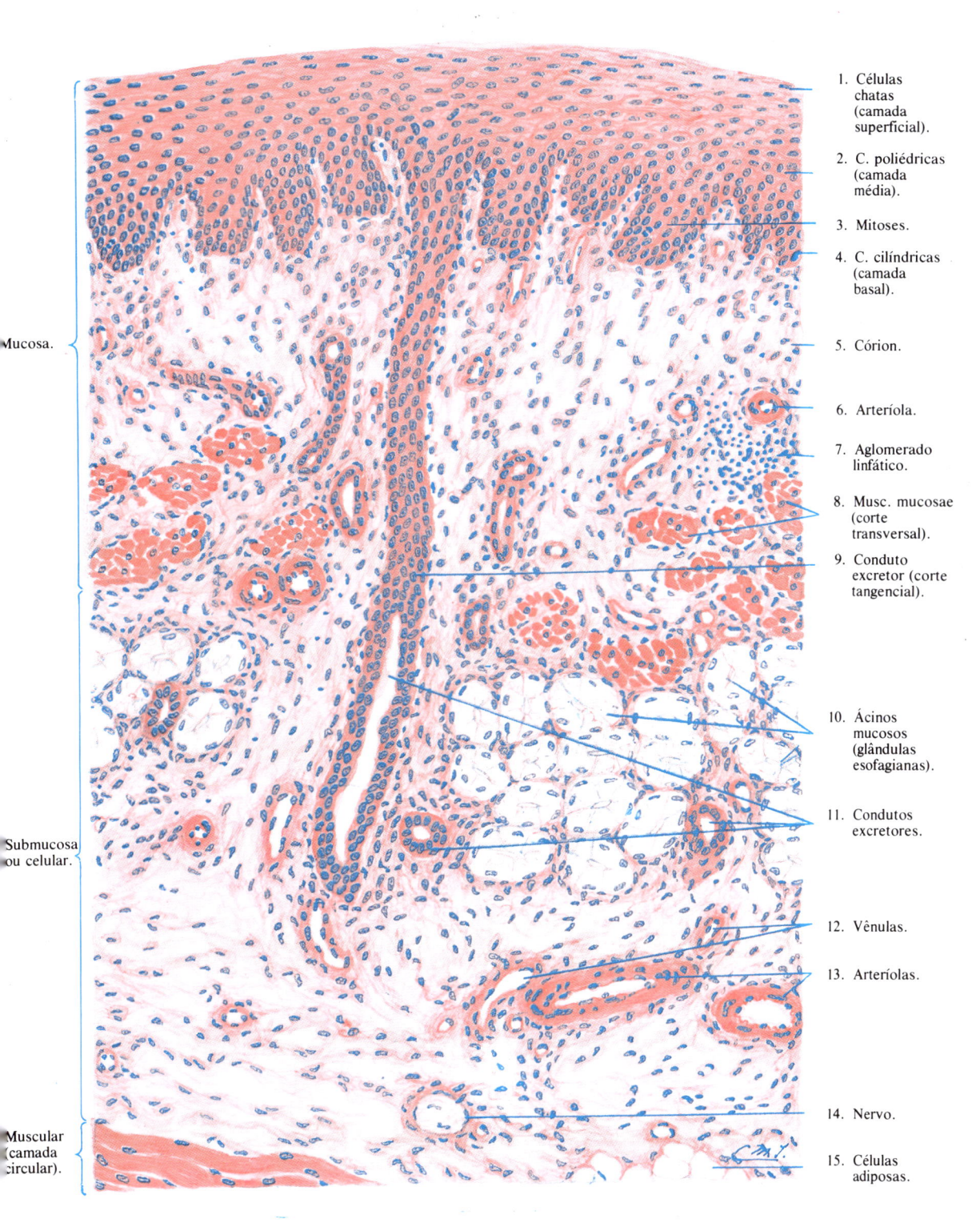

Mucosa.

Submucosa ou celular.

Muscular (camada circular).

1. Células chatas (camada superficial).

2. C. poliédricas (camada média).

3. Mitoses.

4. C. cilíndricas (camada basal).

5. Córion.

6. Arteríola.

7. Aglomerado linfático.

8. Musc. mucosae (corte transversal).

9. Conduto excretor (corte tangencial).

10. Ácinos mucosos (glândulas esofagianas).

11. Condutos excretores.

12. Vênulas.

13. Arteríolas.

14. Nervo.

15. Células adiposas.

Coloração: hematoxilina-eosina. 250 ×.

LÂMINA 46

ESÔFAGO

Figura 1. Método de coloração de Van Gieson

Vê-se aqui um campo microscópico correspondente a um corte transversal da extremidade inferior do esôfago. Em contraste com as preparações anteriores, este corte foi corado pelo método de Van Gieson, técnica de coloração tricrômica que utiliza a hematoxilina férrica (de Heidenhain ou de Weigert) para corar os núcleos e picrofucsina (um composto de ácido pícrico e fucsina ácida) para corar seletivamente os demais componentes do corte. Nestas preparações, os núcleos aparecem em castanho-escuro; o tecido epitelial e o muscular em amarelo (corado pelo ácido pícrico), e o tecido conjuntivo em vermelho (corado pela fucsina ácida). Desta maneira, consegue-se destacar a presença do tecido conjuntivo nas diferentes túnicas que constituem este órgão (*6, 8* e *11*).

Este corte de esôfago é semelhante ao reproduzido na lâmina 44, com a diferença que, por se tratar da porção abdominal do esôfago, a túnica adventícia conjuntiva foi substituída, no setor reproduzido, pela túnica serosa (*1*) com seu característico revestimento mesotelial, que reveste os órgãos intra-abdominais.

Figura 2. Método de coloração de Mallory-Azán

Este corte de esôfago foi corado por uma técnica que representa uma modificação de Heidenhain do método tricrômico de Mallory (Mallory-Azán) que emprega o azocarmim para corar em vermelho intenso os núcleos (*4*), o óleo de anilina para diferenciar, o ácido fosfotúngstico para descorar o restante da preparação e como mordente, assim como uma mistura corante de azul de anilina e orange G para corar de azul o tecido conjuntivo (fibras colágenas e de reticulina, *1, 3, 5* e *6*) e de alaranjado a vermelho os tecidos epitelial (*4* e *8*) e muscular (*2* e *7*).

Esôfago: Extremidade inferior
(Corte transversal)

1. Túnica adventícia
2. Túnica muscular.
3. Túnica submucosa.
4. Túnica mucosa

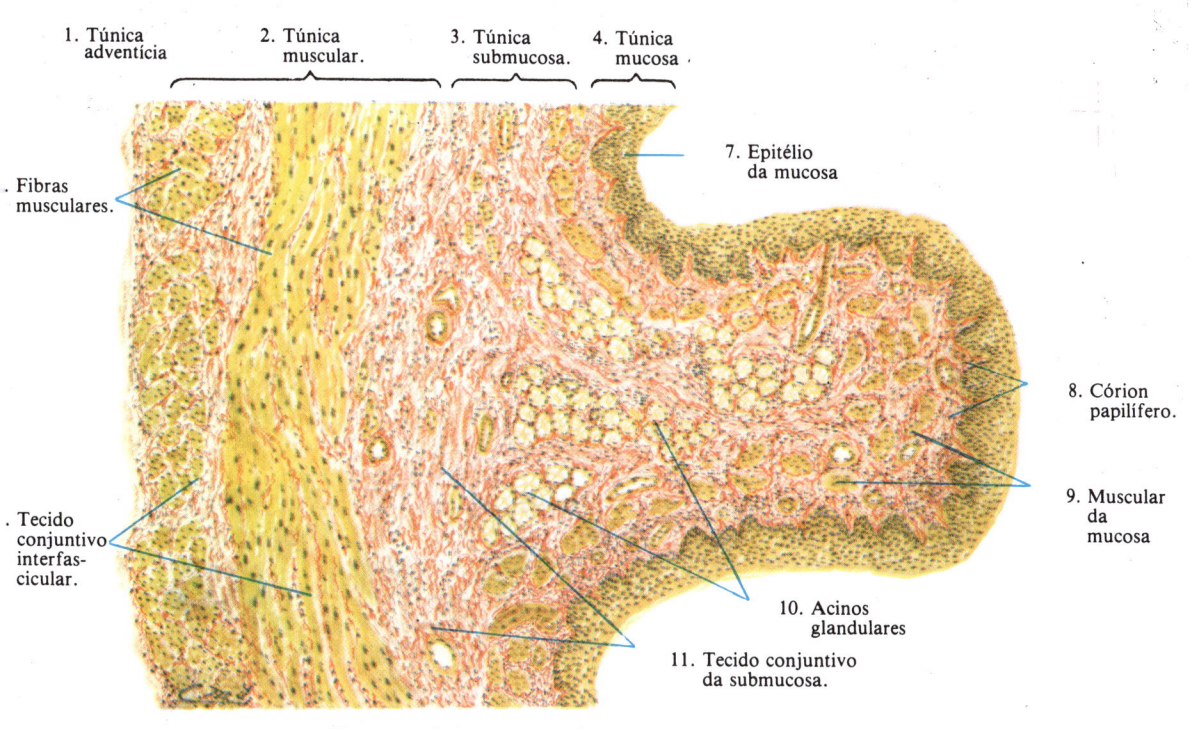

7. Epitélio da mucosa

. Fibras musculares.

8. Córion papilífero.

9. Muscular da mucosa

. Tecido conjuntivo interfascicular.

10. Acinos glandulares

11. Tecido conjuntivo da submucosa.

Fig. 1. — Coloração: tricrômico de Van Gieson. 40 ×.

Núcleos, pardo escuro; tecido conjuntivo, vermelho; tecidos epitelial e muscular, amarelo.

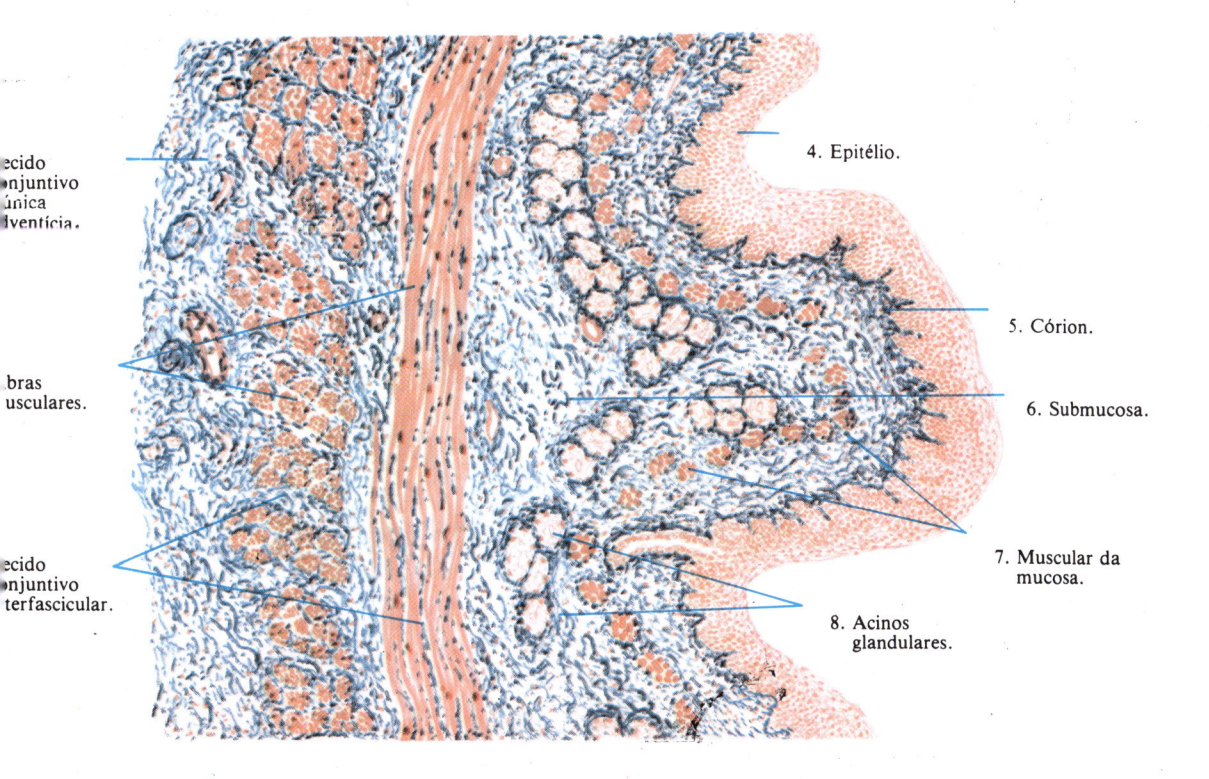

ecido njuntivo única dventícia.

4. Epitélio.

5. Córion.

bras usculares.

6. Submucosa.

ecido njuntivo terfascicular.

7. Muscular da mucosa.

8. Acinos glandulares

Fig. 2. — Coloração: tricrômico de Mallory-Azán. 40 ×.

Núcleos, vermelho; tecido conjuntivo, azul; tecidos epitelial e muscular, alaranjado a vermelho.

LÂMINA 47

ESTÔMAGO

Região fúndica. Corte transversal

Com este aumento é possível reconhecer o epitélio cilíndrico simples mucoso (*1*) que reveste a mucosa do órgão, e observar a existência de criptas e fossetas gástricas (*8*), bem como a grande espessura do córion (*2*), quase totalmente ocupado por glândulas tubulosas (*9*).

A relação entre a profundidade das criptas e o comprimento das glândulas é de aproximadamente 1:3.

A camada circular interna da *muscularis mucosae* (*13*) envia em direção ao epitélio feixes delgados de fibras musculares — que se intercalam entre essas glândulas ou entre grupos de glândulas — e, de trecho em trecho, feixes mais importantes, que delimitam os mamelões gástricos. A zona central da mucosa gástrica reproduzida corresponde a um desses mamelões, limitado superficialmente por um sulco pouco profundo.

À direita e à esquerda do córtex observa-se um acúmulo linfático (*12*), que ocupa o córion subglandular e cujos elementos insinuam-se entre as extremidades profundas dos tubos glandulares.

A submucosa ou celular encerra numerosos cortes de vasos sangüíneos: arteríolas (*15* e *18*), vênulas (*17*) e capilares (*16*). Uma veia situada à esquerda do campo, cortada muito obliquamente, apresenta sua luz cheia de sangue, em parte coagulado, em parte hemolisado.

A camada muscular interna (*5*), constituída de fibras circulares, foi cortada longitudinalmente, e a camada externa (*6*), constituída de fibras longitudinais, transversalmente. No tecido conjuntivo que separa essas camadas e no situado entre os feixes musculares da camada de fibras circulares (*17*) acham-se gânglios simpáticos do plexo de Auerbach, os quais, em conjunto, coram-se em róseo claro, contrastando com o avermelhado das fibras musculares.

A túnica serosa (*7*), de pequena espessura, cobre a superfície exterior do órgão; pode-se ver a camada conjuntiva desta e o mesotélio que a recobre.

Em síntese, acabamos de observar o corte de um órgão no qual podemos diferenciar quatro túnicas: mucosa, celular ou submucosa, muscular e serosa. A túnica mucosa é formada por um epitélio, um córion repleto de glândulas tubulares e uma muscular da mucosa. Este último componente nos permite dizer, como sabemos, que o corte examinado pertence a tubo digestivo. Por possuir um epitélio de revestimento simples, cilindricomucoso (não caliciforme, sem planura estriada), podemos dizer que é um corte de estômago e acrescentar que se trata de um órgão intra-abdominal, por achar-se revestido pelo peritônio (túnica serosa).

Nas próximas preparações, correspondentes a duas diferentes regiões do estômago (regiões fúndica e pilórica) examinaremos pormenores de sua organização e fundamentaremos o diagnóstico diferencial entre elas.

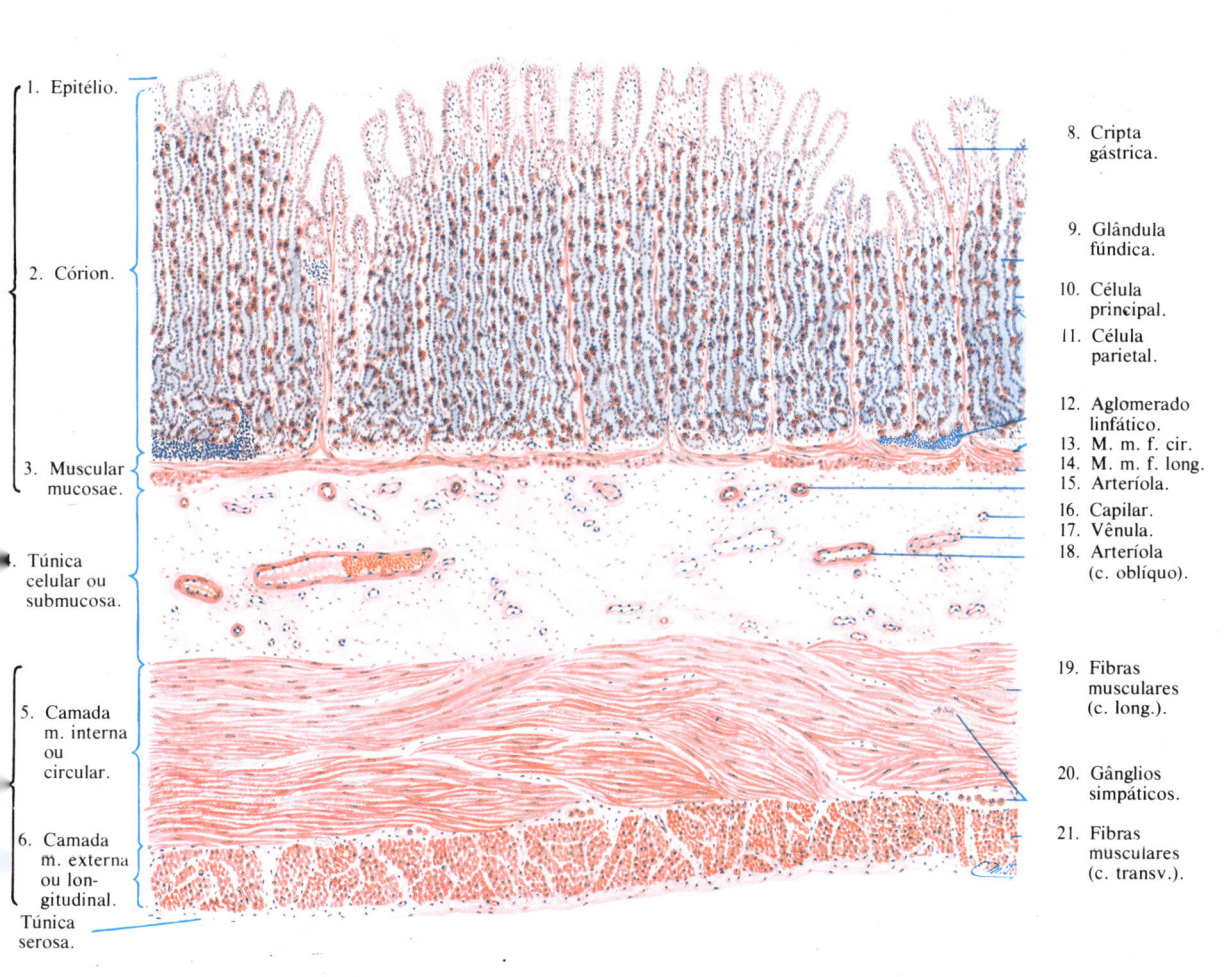

1. Epitélio.

2. Córion.

3. Muscular mucosae.

4. Túnica celular ou submucosa.

5. Camada m. interna ou circular.

6. Camada m. externa ou longitudinal.

Túnica serosa.

8. Cripta gástrica.

9. Glândula fúndica.

10. Célula principal.

11. Célula parietal.

12. Aglomerado linfático.

13. M. m. f. cir.

14. M. m. f. long.

15. Arteríola.

16. Capilar.

17. Vênula.

18. Arteríola (c. oblíquo).

19. Fibras musculares (c. long.).

20. Gânglios simpáticos.

21. Fibras musculares (c. transv.).

Coloração: hematoxilina-eosina. 57 ×.

LÂMINA 48

MUCOSA GÁSTRICA

Região fúndica. Corte transversal

Esta lâmina reproduz a mucosa do estômago e a região superficial da celular, vista com aumento médio. É possível individualizar bem as glândulas fúndicas, separadas umas das outras por reduzido córion interglandular (5), e observar os dois tipos mais característicos de células que intervêm em sua constituição: as células principais, ou adelomorfas, basófilas, que limitam a luz glandular virtual, e as células parietais, ou delomorfas, que se destacam em vermelho, situadas na periferia dos tubos glandulares. Na porção superior, ao nível do colo (3 e 12), as células claras que limitam a luz glandular, cúbicas ou cilíndricas baixas, com núcleo mais ou menos esférico, prolongam-se insensivelmente nas células mucosas do epitélio de revestimento cilíndrico simples, mucoso, com núcleos ovóides e basais.

Na região inferior (14), as glândulas foram cortadas transversal ou obliquamente, fato que nos indica que nessa zona as glândulas têm um trajeto tortuoso. Uma delgada camada de córion subglandular (7) separa os fundos dos tubos glandulares da muscular da mucosa, que, como sabemos, forma a camada profunda da túnica mucosa.

Vêem-se muito bem as fibras musculares (6) dependentes da camada interna circular da muscular da mucosa (8) que, insinuando-se entre os tubos glandulares, dirigem-se até o epitélio superficial (1), em cuja membrana basal se inserem. As fibras da camada externa, longitudinal, aparecem cortadas transversalmente (9). São fibras musculares lisas, fusiformes, com núcleo central.

Nos vasos existentes na submucosa (10) destaca-se o revestimento endotelial, formado por células muito baixas, cujos núcleos ovóides ou arredondados parecem flutuar na luz vascular. Isto se deve, como sabemos, à camada de citoplasma muito delgada que os contém. Uma arteríola ali presente (17) pode ser reconhecida pela espessura de sua parede e por apresentar limitante elástica interna bem destacada, reconhecendo-se também um capilar de estreita luz, com parede delgada, constituída apenas por uma adventícia e o endotélio de revestimento (sem fibras musculares entre ambos). A vênula representada (17) é identificável por sua luz ampla e parede delgada, embora intervenham também em sua composição algumas fibras musculares.

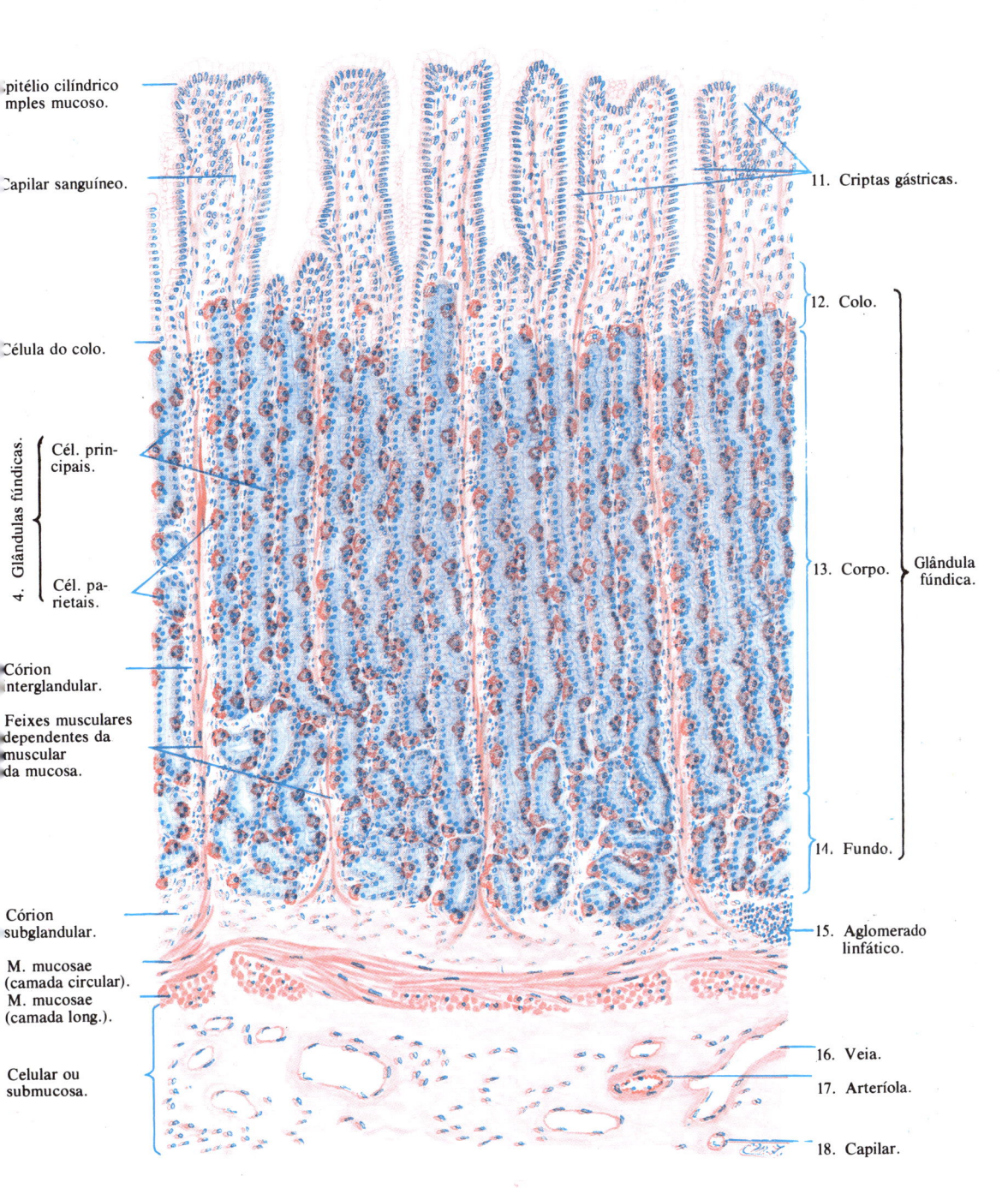

pitélio cilíndrico mples mucoso.

Capilar sanguíneo.

11. Criptas gástricas.

12. Colo.

Célula do colo.

4. Glândulas fúndicas.

Cél. principais.

13. Corpo.

Glândula fúndica.

Cél. parietais.

Córion interglandular.

Feixes musculares dependentes da muscular da mucosa.

14. Fundo.

Córion subglandular.

15. Aglomerado linfático.

M. mucosae (camada circular).
M. mucosae (camada long.).

Celular ou submucosa.

16. Veia.

17. Arteríola.

18. Capilar.

Coloração: hematoxilina-eosina. 180 ×.

LÂMINA 49

ESTÔMAGO

Figura 1. Zona superficial da mucosa da região fúndica

Ao examinar com grande aumento a mucosa gástrica, é possível diferenciar as células mucosas do colo (6 e 8) das células do revestimento epitelial da superfície (1) e das células principais ou adelomorfas (10). Como vemos no corte reproduzido, as células mucosas do colo (6 e 8) são células claras, cúbicas ou cilíndricas baixas, de citoplasma granuloso, ligeiramente basófilas ou coradas, nestas preparações, de róseo suave; seu núcleo, arredondado ou lenticular, está situado na base da célula. Possuem grãos de mucinogênio, e algumas também de zimogênio. São APS (ácido-periódico-reativo de Schiff) positivas e coram-se com o mucicarmim. As células epiteliais de revestimento (1) também são claras, mas, ao contrário das anteriores, são cilíndricas altas, de citoplasma homogêneo e de núcleo basal, em forma de bastonete. São, como sabemos, células mucosas, não caliciformes, que segregam um muco APS positivo (coram-se debilmente com o mucicarmim) que recobre a mucosa e evita sua digestão pelo suco gástrico que a banha. As células principais, adelomorfas ou zimogênicas (10), são basófilas, cúbicas ou cilíndricas baixas, de citoplasma apical granuloso ou vacuolado e corado em tom róseo-azulado, enquanto sua região basal, onde se encontra o núcleo esferoidal, cora-se em azul intenso. Estas células estão carregadas de grânulos de pepsinogênio, precursor da pepsina, que é ativada pelo ácido clorídrico produzido por intervenção das células parietais. As células parietais ou delomorfas (7 e 9) localizam-se por fora das células mucosas do colo ou das adelomorfas (principais) do corpo e do fundo do tubo glandular, e destacam-se por sua forma poliédrica, por seu citoplasma granuloso corado em vermelho intenso (acidófilo) e pela posição central no núcleo esferoidal. A microscopia eletrônica revela a existência, nesses dois tipos de células, de microvilosidades diversas.

No córion (5) distinguem-se os núcleos das células conjuntivas e, em pleno epitélio, encontram-se alguns linfócitos isolados (4).

Figura 2. Zona profunda da mucosa da região fúndica

Nesta zona, os fundos glandulares aparecem cortados em sentido longitudinal, oblíquo ou transversal. Nestes últimos (10), observa-se muito bem que as células adelomorfas ou principais (4 e 12) circundam a luz glandular, e as delomorfas ou parietais (3 e 11) estão situadas por fora das mesmas, na periferia do adenômero, entre as células principais e a membrana basal. As células cromargentafins, também existentes nesta zona, embora em pequeno número, não são reveladas pelo método aqui empregado.

Na camada interna da *muscularis mucosae* (13) destaca-se a forma em fuso de suas fibras e a posição axial do núcleo. Este último é bem evidente nas fibras da camada externa (14), que aparecem cortadas transversalmente. Estas características nos permitem afirmar que são fibras musculares lisas.

Por baixo da muscular da mucosa acha-se representada uma pequena porção da submucosa (7) formada por tecido conjuntivo frouxo, na qual se vê uma vênula (6).

1. Epitélio.

2. Membrana própria.

3. Núcleo de células epiteliais.

4. Linfócito.

5. Córion.

6. Célula mucosa do colo.

7. Célula parietal ou delomorfa.

8. Cél. mucosa do colo.

9. Células delomorfas ou acessórias.

10. Células principais ou adelomorfas.

11. Criptas gástricas.

12. Capilar sanguíneo.

13. Colos de glândulas fúndicas (segm. acessórios).

14. Corpos glandulares (segm. principais).

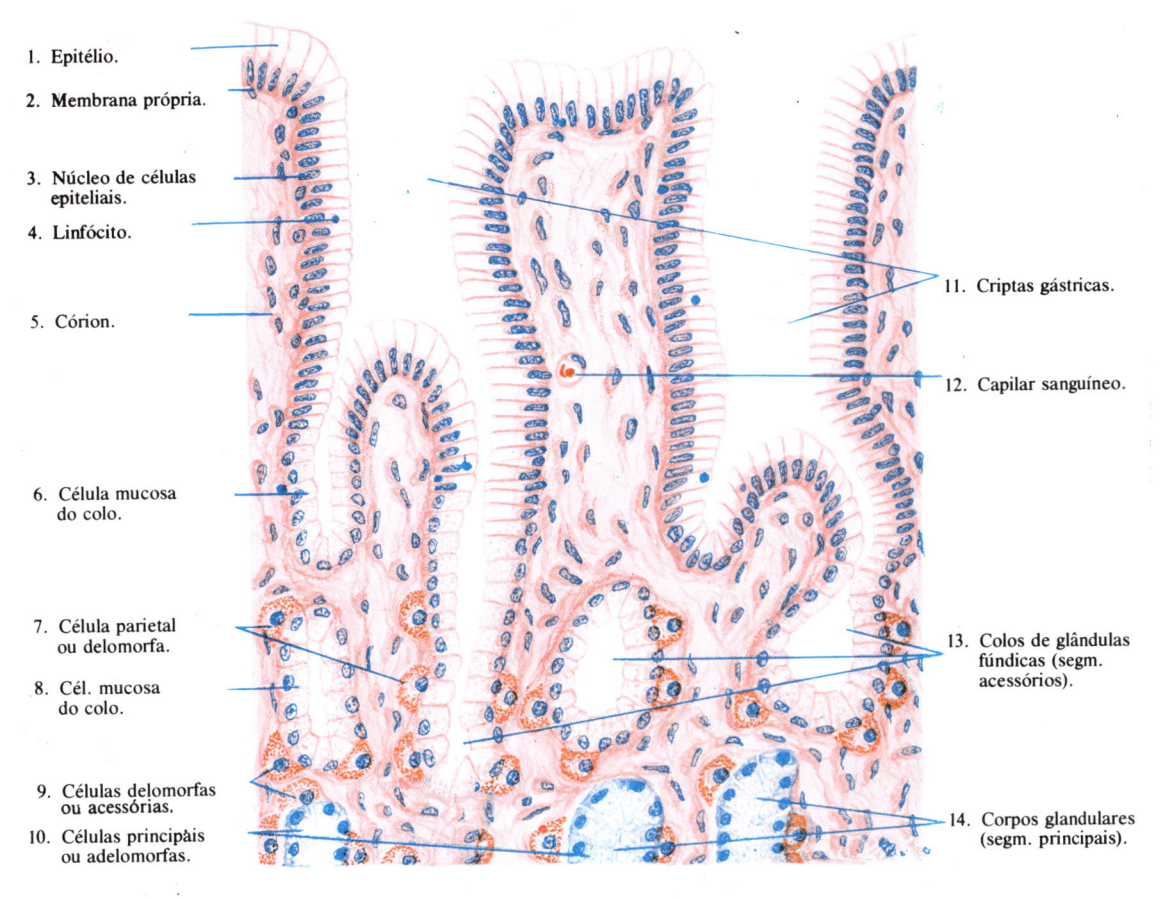

Fig. 1. — *Zona superficial da mucosa.*
Coloração: hematoxilina-eosina. 350 ×.

1. Glând. fúndicas (corte long.).

2. Córion interglandular.

3. Células parietais ou delomorfas.

4. Células principais ou adelomorfas.

5. Córion subglandular.

6. Vênula.

7. Submucosa.

8. Cél. parietais.

9. Cél. principais.

10. Glând. fúndiças (corte transv.).

11. Cél. parietais.

12. Cél. principais.

13. Musc. mucosae (corte long.).

14. Musc. mucosae (corte transv.).

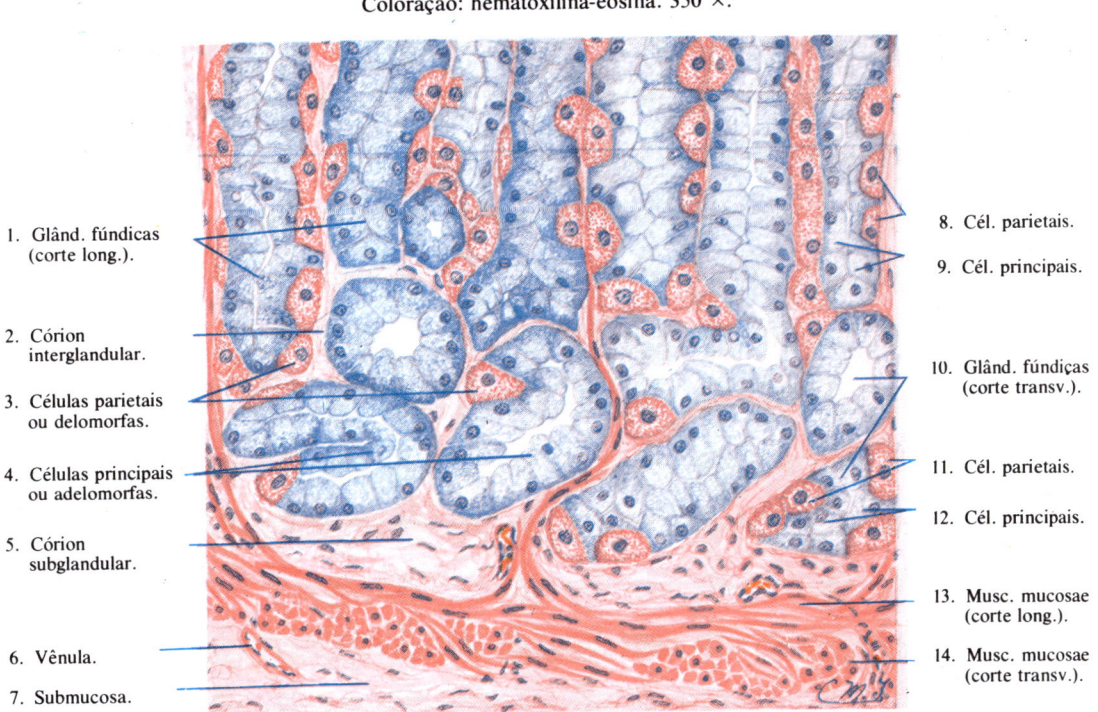

Fig. 2. — *Zona profunda da mucosa.*
Coloração: hematoxilina-eosina. 350 ×.

LÂMINA 50

MUCOSA GÁSTRICA

Região pilórica

Esta região da mucosa gástrica distingue-se da anterior por dois aspectos bem evidentes: a profundidade das criptas (*10*) e a existência de um único tipo de células em suas glândulas (*4, 5* e *11*).

O comprimento das criptas ou fossetas gástricas guarda com o comprimento das glândulas uma relação de 1:1, e por isso a mucosa desta região parece ter vilosidades (pseudovilosidades).

As células glandulares são claras: o citoplasma é um pouco granular, cora-se em róseo pálido e o núcleo, achatado, localiza-se na base da célula. Têm certa semelhança com as células mucosas do colo das glândulas fúndicas.

O epitélio de revestimento (*8*) é do tipo gástrico: cilíndrico, simples, mucoso. Em alguns pontos (*9*) foi cortado tangencialmente à sua superfície, e aparece com um aspecto característico de mosaico.

As fibras musculares dependentes da muscular da mucosa, que se intercalam entre as glândulas e que chegam até o epitélio de revestimento, são numerosas (*2* e *12*). Na mucosa observamos, também, alguns nódulos linfáticos (*13*); este que aparece na lâmina está localizado entre a muscular da mucosa e os fundos glandulares, dando a impressão de recalcá-los. Existe, além disso, uma discreta infiltração linfocitária difusa e alguns linfócitos no epitélio de revestimento (*1*). No córion subglandular e na túnica celular encontram-se arteríolas (*6*), vênulas (*7* e *16*) e capilares (*14*).

Como vimos anteriormente, ao fazer o diagnóstico de estômago desses cortes, afirmamos tratar-se de um órgão do tubo digestivo por possuir muscular da mucosa e um epitélio de revestimento cilíndrico simples, mucoso (não caliciforme). O diagnóstico diferencial entre região fúndica e região pilórica baseou-se no fato de que, na primeira, as glândulas gástricas incluídas em seu córion apresentam um comprimento três vezes maior do que o comprimento das fossetas gástricas da região, além de três tipos bem diferenciados de células: células mucosas do colo, células principais, adelomorfas ou zimogênicas (ambas basófilas, com maior ou menor intensidade) e células de revestimento ou acessórias, fortemente acidófilas. Ao contrário, a região pilórica caracteriza-se pela profundidade das fossetas gástricas (têm o mesmo comprimento que os tubos glandulares) e pelo fato de as glândulas pilóricas possuírem um só tipo de células: células mucosas (não caliciformes).

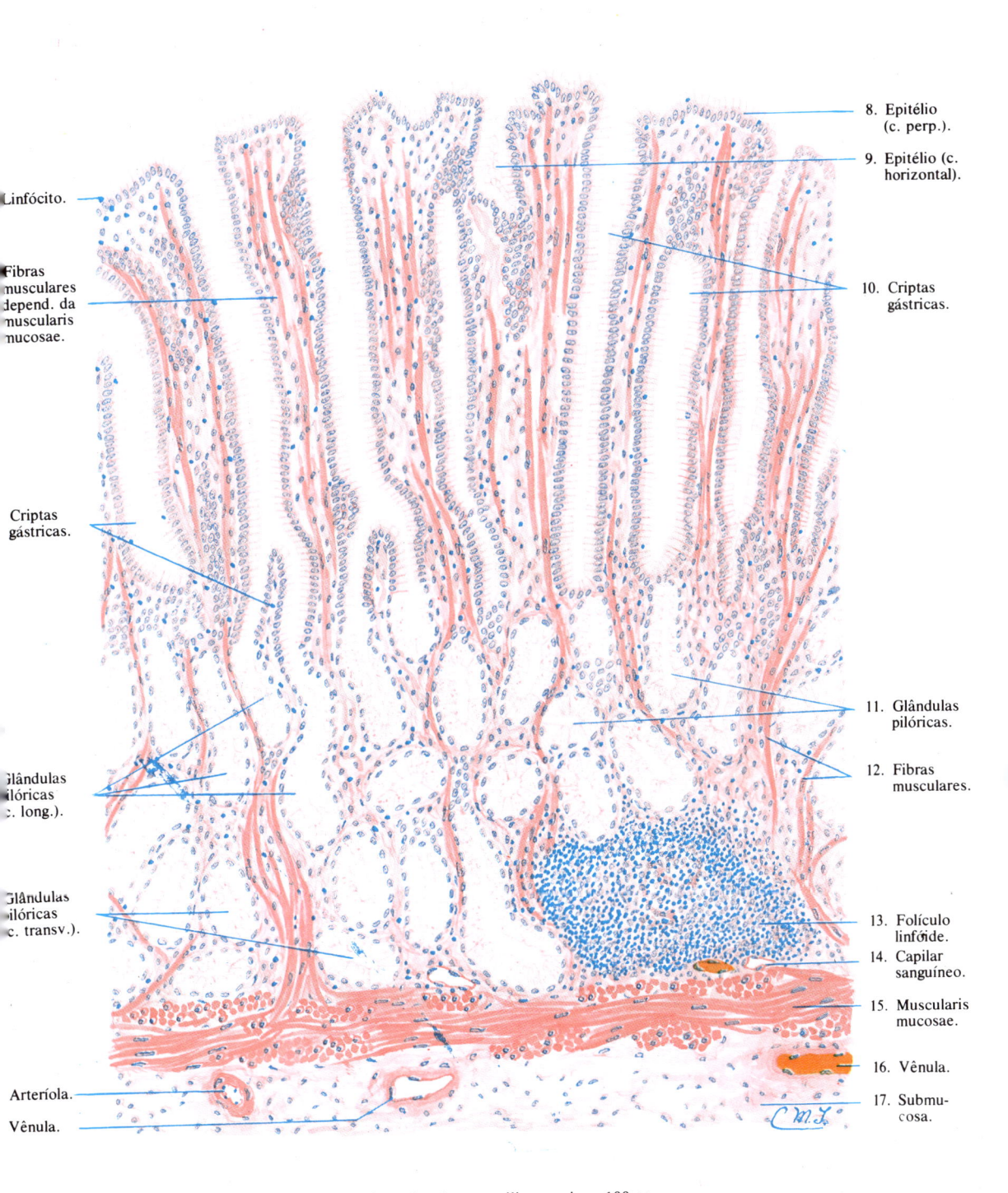

Linfócito.

Fibras
musculares
depend. da
muscularis
mucosae.

Criptas
gástricas.

Glândulas
piloricas
(c. long.).

Glândulas
piloricas
(c. transv.).

Arteríola.

Vênula.

8. Epitélio
(c. perp.).

9. Epitélio (c.
horizontal).

10. Criptas
gástricas.

11. Glândulas
pilóricas.

12. Fibras
musculares.

13. Folículo
linfóide.

14. Capilar
sanguíneo.

15. Muscularis
mucosae.

16. Vênula.

17. Submu-
cosa.

Coloração: hematoxilina-eosina. 100 ×.

LÂMINA 51

CÁRDIA

Corte longitudinal

Temos nesta lâmina um corte longitudinal do tubo digestivo, ao nível do cárdia. A metade superior corresponde ao esôfago e a inferior ao estômago, com a zona de passagem brusca, sem transição de uma para outra. Podemos concluir que corresponde a um corte do tubo digestivo pelas túnicas que o constituem: adventícia ou serosa (aqui não representada), muscular, celular ou submucosa e mucosa com uma camada muscular profunda: muscular da mucosa. A região correspondente a cada órgão foi individualizada pelas características que já conhecemos mediante o estudo das preparações anteriores.

Percorrendo a preparação a partir da região superior, observamos como o epitélio pavimentoso estratificado do esôfago (9) é substituído bruscamente pelo epitélio cilíndrico simples, mucoso, do estômago (15), fato que permite delimitar com facilidade as zonas correspondentes a esses dois órgãos e afirmar que corresponde ao cárdia.

No córion subjacente ao epitélio gástrico, em sua região inicial, acham-se glândulas de dois tipos: glândulas cárdicas (14), com um só tipo de células, que também se encontram na região esofágica (11), e glândulas fúndicas (17), próprias do estômago.

Na submucosa só existem glândulas na região esofágica: glândulas esofágicas mucosas (10). Estas lançam seus conteúdos por meio de canais excretores (12 e 13) que atravessam a muscular da mucosa e o córion e desembocam na luz do órgão.

Quanto ao resto, a submucosa apresenta aspecto semelhante em toda a sua extensão, observando-se numerosos cortes de vasos (1, 2, 3, 4 e 5).

Na porção gástrica, a muscular da mucosa apresenta, além das fibras longitudinais, uma camada interna, descontínua, de fibras circulares, que na preparação aparecem cortadas transversalmente.

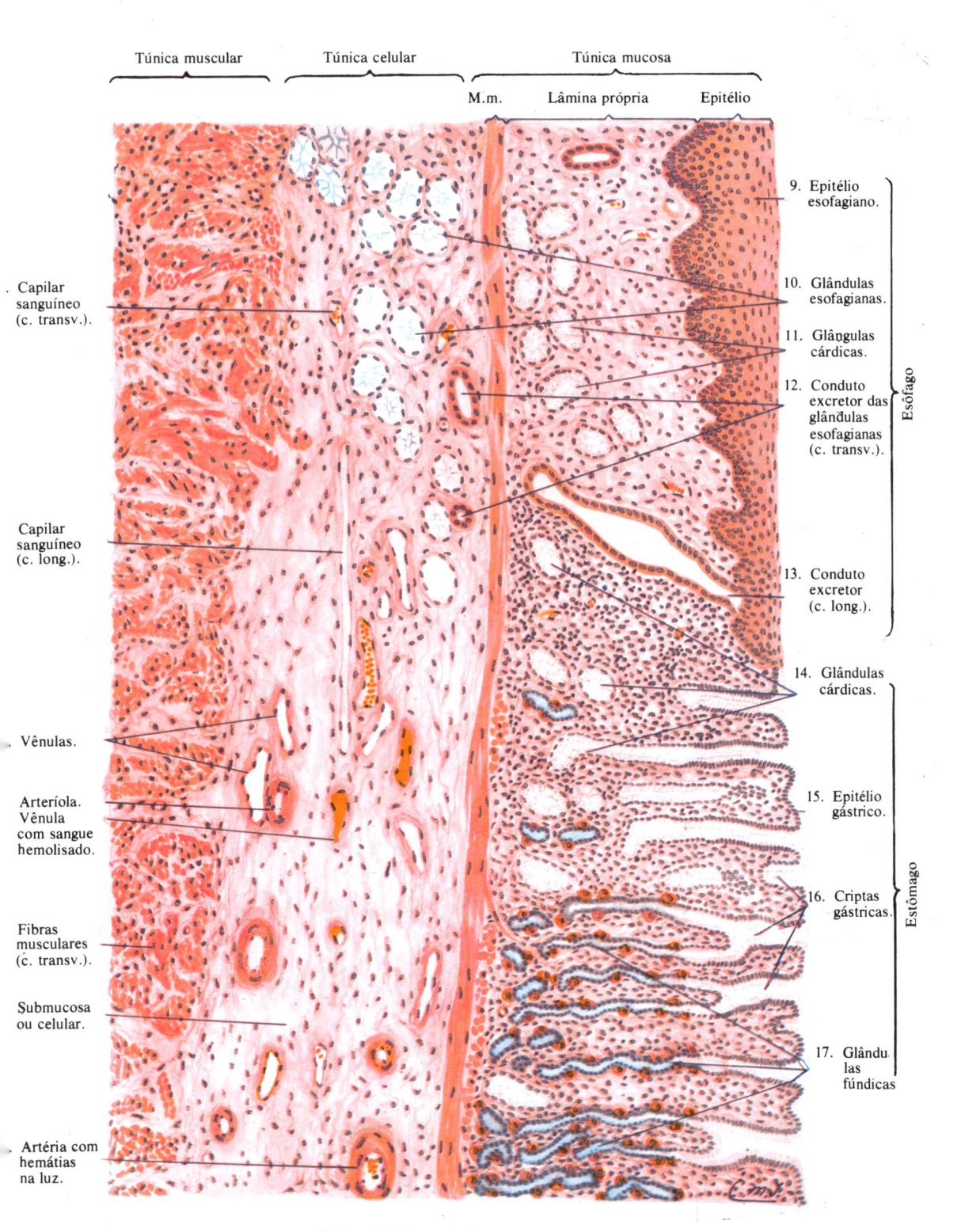

Coloração: hematoxilina-eosina. 70 ×.

LÂMINA 52

PASSAGEM PILORODUODENAL

Neste corte longitudinal da região terminal do piloro (*1*) distingue-se o epitélio gástrico — formado por uma simples camada mucosa de células cilíndricas (*3*) — do epitélio de revestimento intestinal (*9*), também cilíndrico simples, porém com dois tipos de células: cilíndricas com planura estriada e caliciformes, estas últimas pouco numerosas nesta região. Esta diferença epitelial permite distinguir as vilosidades intestinais (*9*) que caracterizam a porção delgada do intestino dos prolongamentos similares (*3*) que se originam na mucosa gástrica desta região, como consequência da grande profundidade que aqui têm as criptas. Na região gástrica, as únicas glândulas que se encontram são as glândulas pilóricas (*4*), situadas na lâmina própria da mucosa. Por outro lado, no duodeno existem dois tipos de glândulas: as criptas de Lieberkühn (*11*), incluídas na lâmina própria, e as glândulas de Brunner (ou duodenais) (*10*), que ocupam a região profunda desta lâmina própria e grande parte da submucosa.

A muscular da mucosa, que na região pilórica apresenta-se contínua e separa nitidamente a túnica mucosa da submucosa (*6*), dissocia-se no início do duodeno, e suas ramificações se interpõem entre os adenômeros glandulares da região. A camada circular hipertrofiada da túnica muscular do estômago constitui o esfíncter pilórico (*5*).

Um nódulo linfático (*8*) está situado na zona limítrofe entre as duas regiões representadas.

Ao descrever a lâmina 54 (duodeno) voltaremos a abordar as características estruturais deste órgão.

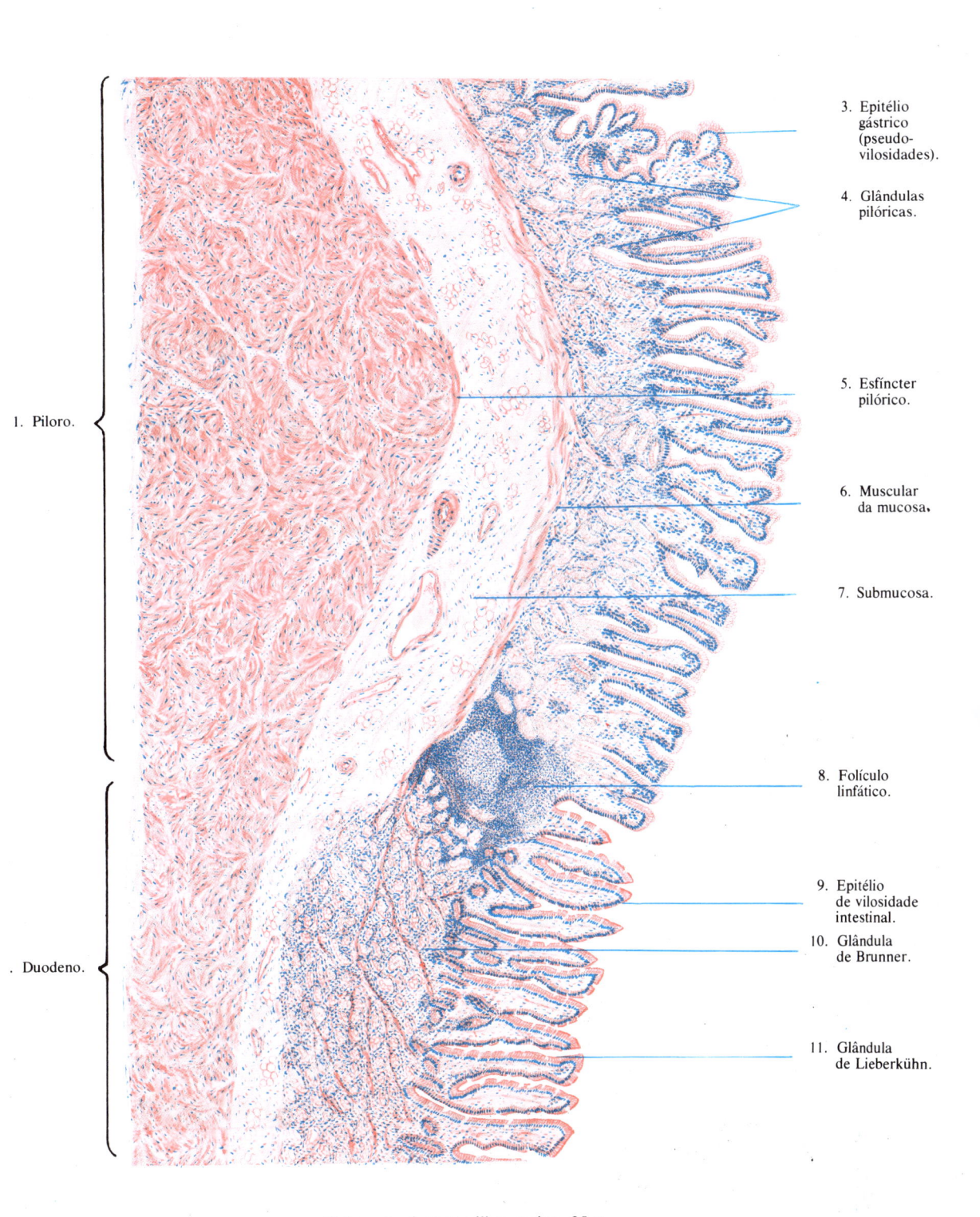

1. Piloro.

. Duodeno.

3. Epitélio
   gástrico
   (pseudo-
   vilosidades).

4. Glândulas
   pilóricas.

5. Esfíncter
   pilórico.

6. Muscular
   da mucosa.

7. Submucosa.

8. Folículo
   linfático.

9. Epitélio
   de vilosidade
   intestinal.

10. Glândula
    de Brunner.

11. Glândula
    de Lieberkühn.

Coloração: hematoxilina-eosina. 25 ×.

LÂMINA 53

INTESTINO DELGADO

Figura 1. Jejuno-íleo. Corte transversal

Esta lâmina reproduz o corte transversal de uma porção do tubo digestivo (assim diagnosticado por suas quatro túnicas características e pela camada de fibras musculares existente na região profunda da mucosa, a muscular da mucosa) que se diferencia dos estudados até agora entre outras coisas, pelas numerosas projeções córion-epiteliais, digitiformes da mucosa, revestidas por um epitélio cilíndrico simples com algumas células mucosas, caliciformes, que se destacam como espaços claros repartidos irregularmente. Se observarmos as células cilíndricas detidamente (com iluminação moderada), veremos em seu ápice uma faixa estreita mais refringente e bem corada, que se prolonga nas das células vizinhas e forma, em conjunto, uma faixa estreita e contínua, só interrompida ao nível das células caliciformes. Esta zona apical se denomina borda ou planura estriada (por seu aspecto visto com grande aumento) e é constituída por um conjunto de microvilosidades, visíveis com um microscópio eletrônico. Sua existência aumenta consideravelmente a superfície de absorção destas células intestinais. Este epitélio simples, com células cilíndricas, com borda estriada e com algumas células mucosas caliciformes que se alternam irregularmente com as anteriores, é conhecido como epitélio de tipo intestinal e encontrado em toda a extensão do mesmo (intestinos delgado e grosso).

Descrevendo o corte, observamos que se destacam as vilosidades intestinais (1), quase todas cortadas longitudinalmente, mas que se acham retraídas podemos observar seus contornos festonados. Aparecem também algumas vilosidades cortadas oblíqua (13) ou transversalmente (12), na porção direita do campo microscópico.

No estroma ou no córion da vilosidade, são visíveis as fibras pertencentes ao músculo de Brücke, ou músculo motor da vilosidade (15). O córion da mucosa (5) está ocupado por glândulas tubulosas simples, cujo fundo de tubo chega até a muscular da mucosa (6), a qual, normalmente, jamais atravessam. São as glândulas ou criptas de Lieberkühn (3 e 16), revestidas por um epitélio similar ao de revestimento antes observado, porém neste abundam as células caliciformes. Tal fato permite diferenciá-las nos espaços intervilosos (2), a princípio amplos entre os extremos livres das vilosidades, e estreitos ou muito estreitos ao nível de sua base de implantação. As chamadas glândulas de Lieberkühn parecem ser a continuação desses espaços, razão pela qual, levando-se em conta sua composição, são consideradas como simples criptas. Chama a atenção o fato de as células caliciformes do epitélio intestinal e das criptas aparecerem como espaços claros, por não se corarem com o método utilizado neste corte, surgindo então como interrupções da franja avermelhada e refringente formada pela justaposição das células de revestimento com borda estriada. Esses pormenores são melhor observados com maior aumento (lâmina 55, Figs. 1 e 2).

O nódulo linfático (20), localizado na teórica submucosa (7), levanta a muscular da mucosa e acarreta a formação de uma prega da mucosa do órgão. No espaço conjuntivo existente entre a camada muscular longitudinal (9) e a circular (8) e entre as fibras musculares desta última, acham-se numerosos gânglios nervosos pertencentes ao plexo mioentérico de Auerbach (17).

Na túnica serosa (10) são abundantes as células adiposas (18) e, no campo reproduzido, encontra-se um pequeno feixe vasculonervoso (19) formado por uma artéria, uma veia e dois feixes nervosos.

Figura 2. Glândulas de Lieberkühn com células de Paneth

Estão representadas nesta lâmina, com maior aumento, as regiões profundas de glândulas de Lieberkühn situadas na proximidade da muscular da mucosa (4). Além das células absorventes com borda estriada (2) e das células mucíparas caliciformes (1), intervêm na constituição do epitélio glandular células especiais, em forma de pirâmide truncada, que se destacam entre as demais pelo fato de seu citoplasma estar repleto de grânulos acidófilos corados de vermelho-alaranjado brilhante, com núcleo recalcado para a base da célula. São as células de Paneth (3) que se dispõem em grupos, principalmente no fundo das glândulas; são consideradas células serozimogênicas ou prozimogênicas, que vertem o produto de sua elaboração na luz glandular durante o período digestivo.

Figura 3. Glândulas de Lieberkühn com células argentafins

Esta lâmina reproduz um corte semelhante ao anterior, porém corado com uma técnica especial à base de nitrato de prata.

Entre as células existentes no fundo das glândulas, aparecem algumas que apresentam em sua região basal um aglomerado de grânulos finos, negros, argirófilos. São as células enterargentafins ou células basigranulosas de Kultschitzky (2), também denominadas cromoargentafins, pela afinidade idêntica de suas granulações pelos sais de cromo e prata. Já se demonstrou que contêm serotonina.

Este método de coloração também revela as fibras de reticulina ou argirófilas (1) existentes na lâmina própria.

INTESTINO DELGADO
Yeyunoíleon. (Corte trasversal)

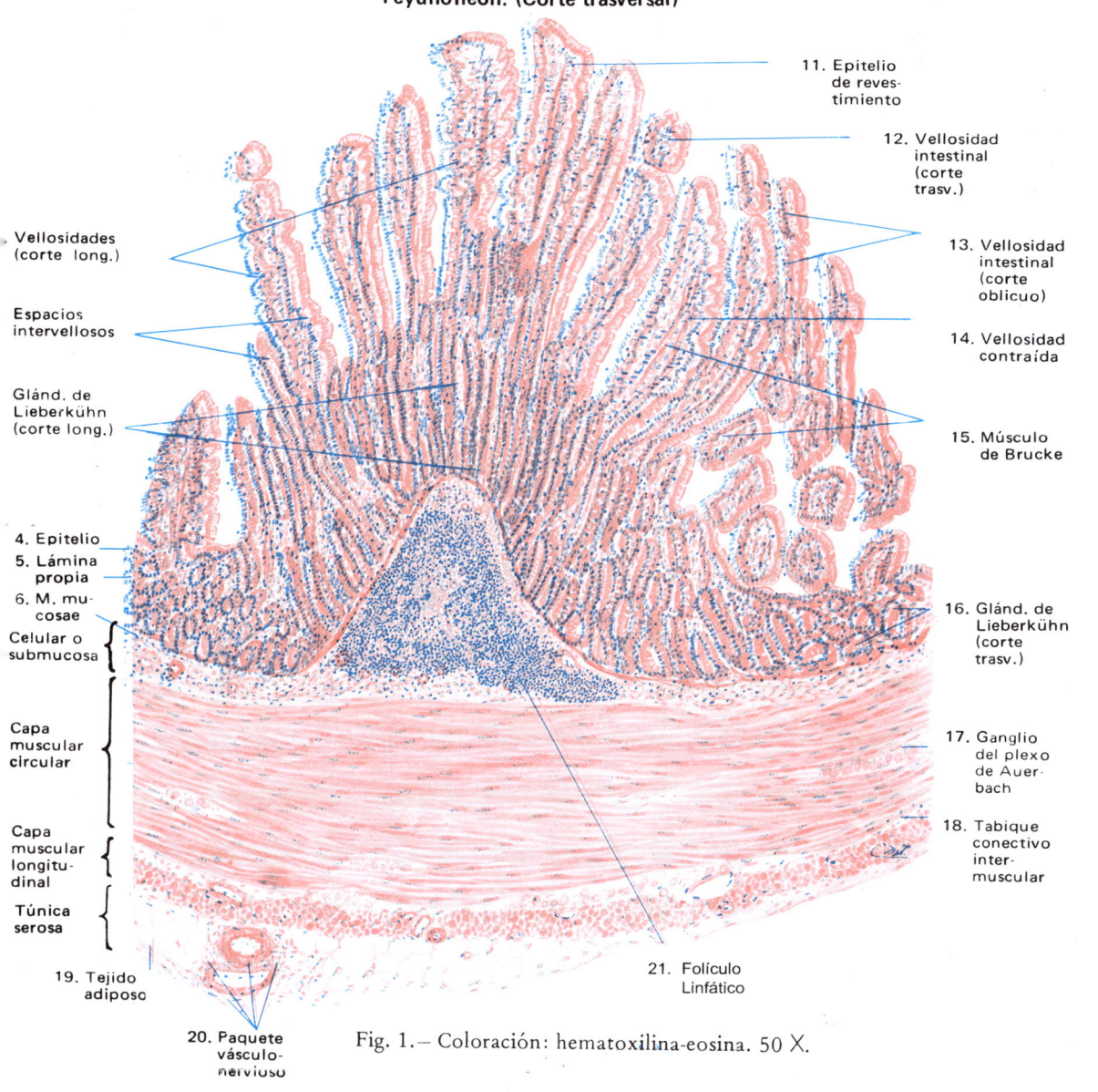

- 11. Epitelio de revestimiento
- 12. Vellosidad intestinal (corte trasv.)
- 13. Vellosidad intestinal (corte oblicuo)
- 14. Vellosidad contraída
- 15. Músculo de Brucke
- 16. Glánd. de Lieberkühn (corte trasv.)
- 17. Ganglio del plexo de Auerbach
- 18. Tabique conectivo intermuscular

- Vellosidades (corte long.)
- Espacios intervellosos
- Glánd. de Lieberkühn (corte long.)
- 4. Epitelio
- 5. Lámina propia
- 6. M. mucosae
- Celular o submucosa
- Capa muscular circular
- Capa muscular longitudinal
- Túnica serosa
- 19. Tejido adiposo
- 20. Paquete vásculo-nervioso
- 21. Folículo Linfático

Fig. 1.— Coloración: hematoxilina-eosina. 50 X.

Células de Paneth

Células argentafines

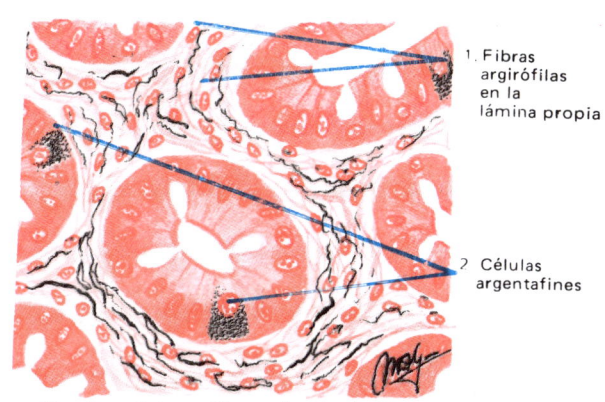

- lulas cicirmes
- lulas n borde riado
- lulas Paneth
- uscular la cosa long.)
- 1. Fibras argirófilas en la lámina propia
- 2. Células argentafines

Fig. 2.— Coloración: hematoxilina-eosina. 450 X.

Fig. 3.— Coloración: método de Fontana.
(Variante con solución argéntica-methenamina y rojo "darrow". 450 X.)

LÂMINA 54

INTESTINO DELGADO

Duodeno

Corte longitudinal

A existência de vilosidades (*1*) neste órgão tubuloso, cuja mucosa possui *muscularis mucosae* (*12*), permite fazer o diagnóstico de intestino delgado.

Reconhecem-se as glândulas de Lieberkühn, que aparecem cortadas longitudinalmente (*3*) ou em sentido transversal (*4*). Na região superficial do córion e na submucosa encontram-se numerosos cortes de ácinos glandulares (*13*), formados por células claras, mucosas (*5*). Pelo aspecto e distribuição (no córion e na submucosa) vemos que correspondem às glândulas de Brunner que caracterizam o duodeno, razão pela qual também são denominadas glândulas duodenais.

Entre elas vemos fibras musculares (*6*) pertencentes à muscular da mucosa, que por isso se apresenta dissociada. Entre as glândulas de Brunner mais profundas e a camada interna das fibras da túnica muscular (*14*) existe uma estreita zona de tecido conjuntivo, rica em vasos sangüíneos (*7* e *8*).

Por tratar-se de um corte longitudinal do duodeno, a túnica muscular apresenta as fibras da camada interna, circulares, cortadas transversalmente e as fibras da camada externa, que são paralelas ao eixo do órgão, cortadas longitudinalmente. As fibras da muscular da mucosa aparecem, em sua maior parte, cortadas em sentido longitudinal. Isto ocorre porque essas fibras não são sempre anulares, podendo também ser oblíquas ou espiraladas e, por conseguinte, apresentam direção variável de acordo com a zona examinada. No tecido conjuntivo existente entre as duas camadas musculares acham-se gânglios nervosos, pertencentes ao plexo mioentérico de Auerbach (*9*), corados em róseo claro, contrastando com o vermelho das fibras musculares.

Concluímos, em vista disso, que o corte examinado, corresponde a intestino delgado (por possuir vilosidades) e à porção denominada duodeno porque, além das glândulas ou criptas de Lieberkühn — comuns a todo o intestino, embora aqui menos abundantes — possui glândulas mucosas denominadas de Brunner, localizadas no córion e na submucosa do órgão.

Intestino Delgado: Duodeno (Corte longitudinal)

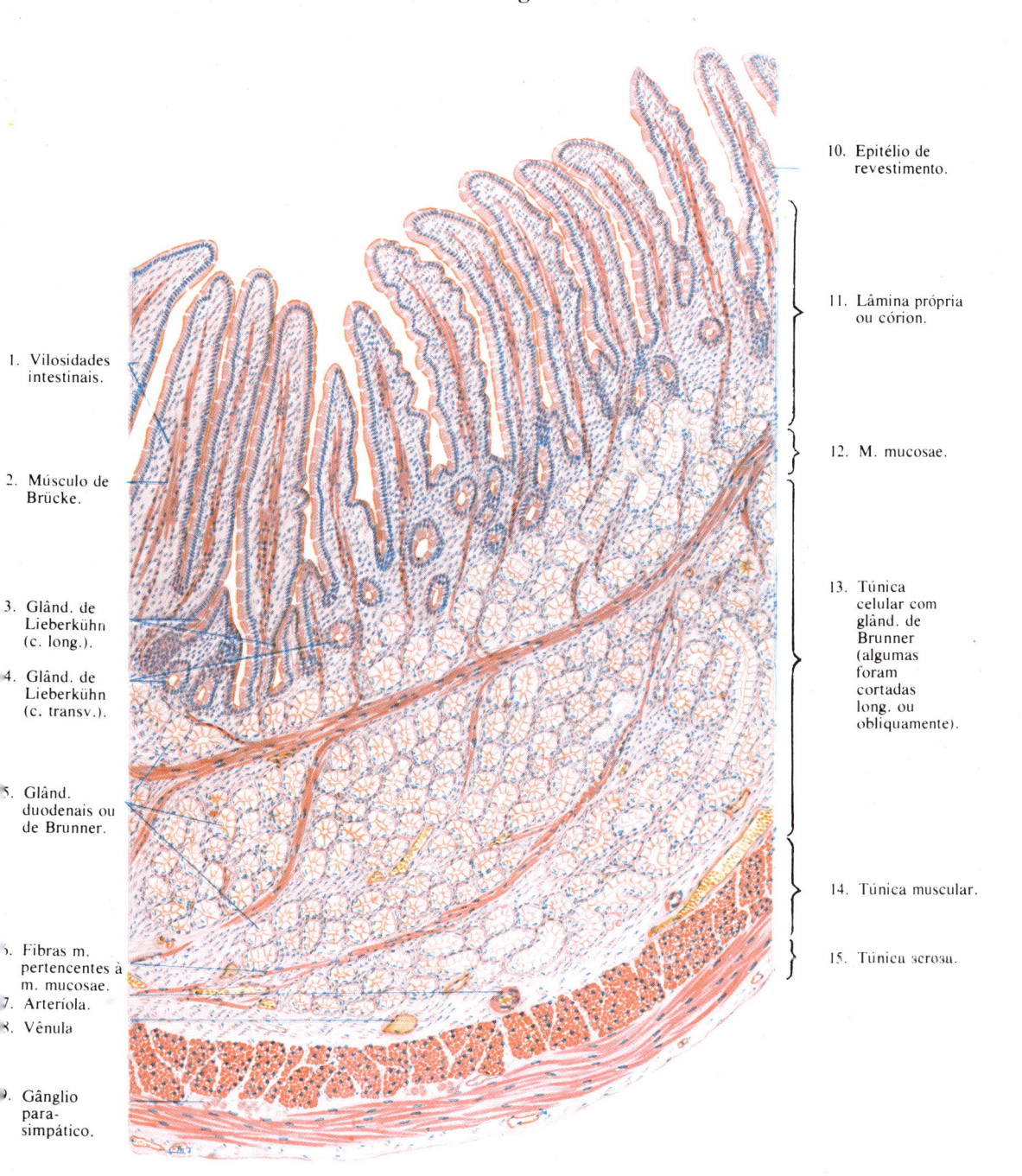

10. Epitélio de revestimento.

11. Lâmina própria ou córion.

1. Vilosidades intestinais.

12. M. mucosae.

2. Músculo de Brücke.

13. Túnica celular com glând. de Brunner (algumas foram cortadas long. ou obliquamente).

3. Glând. de Lieberkühn (c. long.).

4. Glând. de Lieberkühn (c. transv.).

5. Glând. duodenais ou de Brunner.

14. Túnica muscular.

6. Fibras m. pertencentes à m. mucosae.

15. Túnica serosa.

7. Arteríola.

8. Vênula

9. Gânglio para-simpático.

Coloração: hematoxilina-eosina. 50 ×.

LÂMINA 55

INTESTINO DELGADO

Figura 1. Vilosidades

Vêem-se as extremidades distais de três vilosidades do intestino. O corte incidiu em sentido longitudinal, notando-se, além disso, que a vilosidade central foi atingida em duas porções. A que corresponde ao ápice aparece em corte transversal (*1*) porque o extremo livre dessa vilosidade achava-se encurvado.

Com este aumento distinguem-se muito bem as células com borda estriada (*2*) e as caliciformes (*9, 10* e *12*) que constituem o epitélio de revestimento do órgão. Convém recordar, uma vez mais, que a microscopia eletrônica demonstrou que a chamada borda estriada da microscopia óptica está formada pela justaposição de numerosíssimas microvilosidades que partem da região apical das células epiteliais cilíndricas do revestimento intestinal, com o que se consegue ampliar enormemente sua superfície de absorção.

Também se observam núcleos de linfócitos intra-epiteliais (*6* e *17*), a membrana basal (*5*) e o córion ou estroma da vilosidade (*12*). O vaso linfático situado próximo do eixo (*3*), de luz ampla e revestido unicamente com uma camada endotelial, é o quilífero central; os outros vasos de menor calibre, existentes em sua proximidade (*11*) ou junto à membrana basal do epitélio, são capilares sangüíneos. As fibras do músculo de Brücke (*4*) aparecem cortadas transversalmente.

Figura 2. Intestino grosso

Glândulas de Lieberkühn

Região profunda

Na região profunda do córion, imediatamente por cima da muscular da mucosa, vêem-se os fundos das glândulas de Lieberkühn cortados longitudinal (*1*) ou obliquamente (*2*). Neste último (*2*), as células da porção mais profunda foram cortadas em sentido transversal, porque aí o corte incidiu tangencialmente à parede glandular. Entre as células cilíndricas com borda estriada, pouco visíveis neste caso (*5*), observamos numerosas células caliciformes que aparecem como espaços claros, incolores ou pouco corados com este método, mas que se coram intensamente com métodos especiais para o muco (APS e mucicarmim, entre outros).

Existem linfócitos intra-epiteliais (*6*) e algumas figuras de mitose (*7*), reconhecíveis pela posição ocupada pelo núcleo (mais ou menos central, em vez de basal) e pela disposição de sua cromatina. No córion interglandular (*3*), rico em células próprias e em linfócitos, vêem-se algumas fibras musculares dependentes da *muscularis mucosae* (*10*). No corte longitudinal vemos um capilar sangüíneo contendo hemácias, polinucleares (*8*) e linfócitos. Na submucosa, reproduzida apenas parcialmente, existem numerosos capilares (*13* e *14*) e um feixe nervoso cortado transversalmente (*15*).

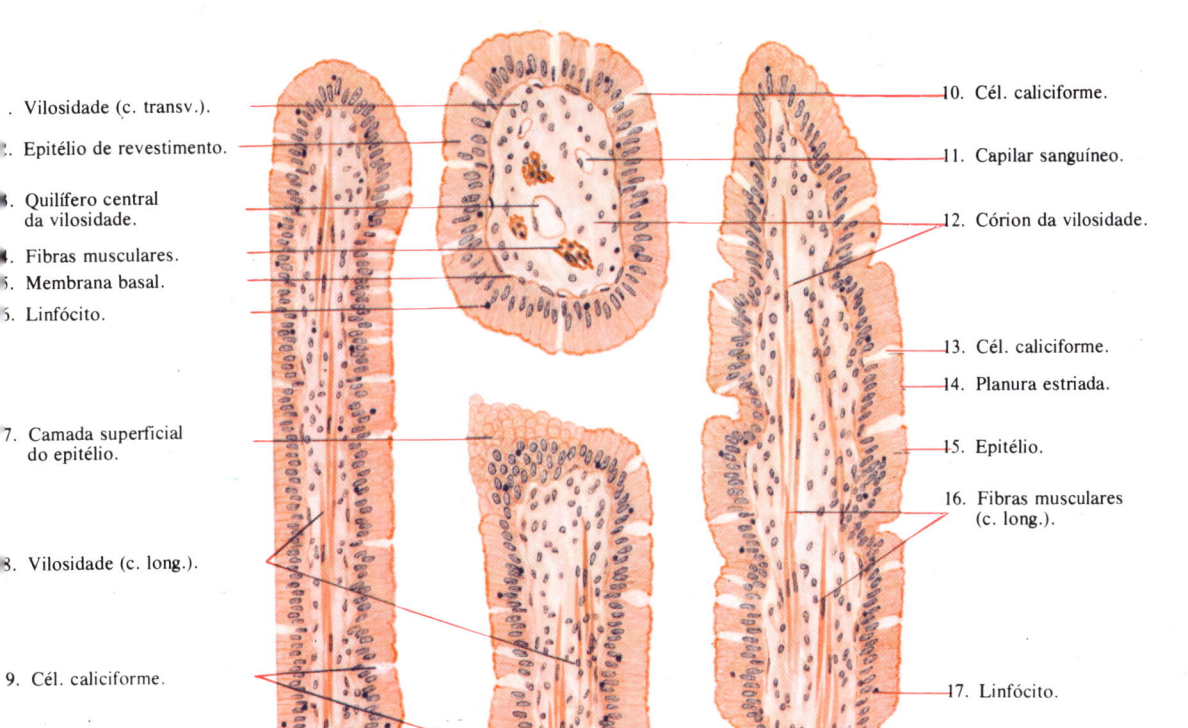

1. Vilosidade (c. transv.).
2. Epitélio de revestimento.
3. Quilífero central da vilosidade.
4. Fibras musculares.
5. Membrana basal.
6. Linfócito.
7. Camada superficial do epitélio.
8. Vilosidade (c. long.).
9. Cél. caliciforme.

10. Cél. caliciforme.
11. Capilar sanguíneo.
12. Córion da vilosidade.
13. Cél. caliciforme.
14. Planura estriada.
15. Epitélio.
16. Fibras musculares (c. long.).
17. Linfócito.

Fig. 1. — *Intestino delgado. Vilosidades.*
Coloração: hematoxilina-eosina. 200 ×.

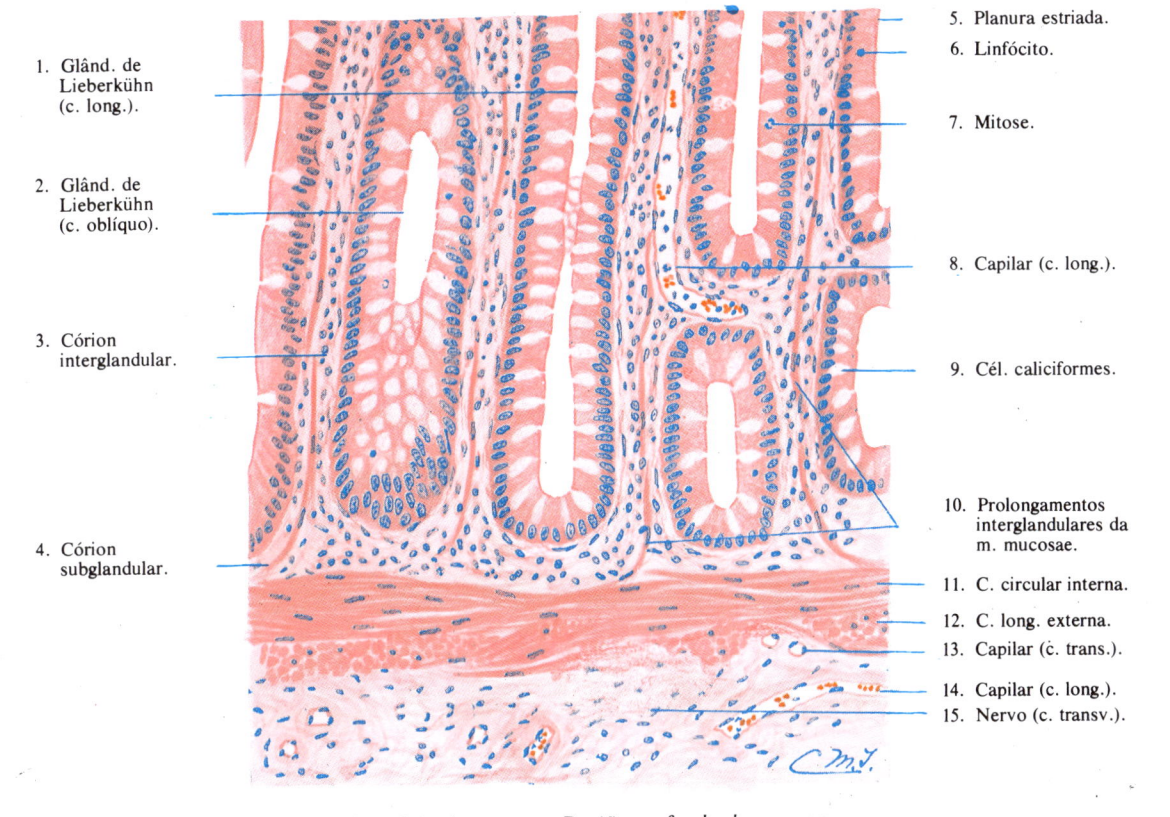

1. Glând. de Lieberkühn (c. long.).
2. Glând. de Lieberkühn (c. oblíquo).
3. Córion interglandular.
4. Córion subglandular.

5. Planura estriada.
6. Linfócito.
7. Mitose.
8. Capilar (c. long.).
9. Cél. caliciformes.
10. Prolongamentos interglandulares da m. mucosae.
11. C. circular interna.
12. C. long. externa.
13. Capilar (c. trans.).
14. Capilar (c. long.).
15. Nervo (c. transv.).

Fig. 2. — *Intestino grosso. Região profunda da mucosa.*
Coloração: hematoxilina-eosina. 265 ×.

LÂMINA 56

INTESTINO GROSSO

Corte transversal

Este é um preparado de uma porção do tubo digestivo, como podemos reconhecer em vista da constituição geral já encontrada anteriormente, e que corresponde a intestino pelo tipo de epitélio de revestimento que possui (simples, cilíndrico, com borda estriada e células caliciformes — epitélio de tipo intestinal). Diferencia-se dos cortes do intestino anteriormente estudados por carecer de vilosidades. Este fato, como sabemos, permite distingui-lo do intestino delgado, donde podemos concluir que se trata de um corte do intestino grosso.

Observando-o atentamente, vê-se muito bem como o epitélio de revestimento da superfície (*13*) prolonga-se insensivelmente no epitélio da glândula (*14* e *19*) que, por outro lado, não se diferencia grandemente do anterior, razão pela qual, mais do que glândulas, são consideradas simples criptas. Nota-se que a diferença entre o epitélio de revestimento e o das pseudoglândulas consiste tão somente no maior número de células caliciformes que este possui (*21*). A infiltração linfocitária do córion interglandular é intensa. Existem nódulos linfáticos no córion (*16* e *23*) que, em alguns casos, comprimem as glândulas e impedem seu desenvolvimento. Um deles (*16*) mostra um centro germinativo, e vê-se como pressiona sobre a muscular da mucosa, deslocando-a. Próximo a ele acha-se uma cripta de Lieberkühn, na qual o corte incidiu tangencialmente sobre sua superfície, passando pela base de suas células (*15*), razão pela qual aparece como um aglomerado de núcleos. Nota-se como os fundos glandulares inclinam-se ao chegar à muscular da mucosa, e que a luz das glândulas nesta região é um pouco dilatada.

Na submucosa acham-se numerosos vasos, podendo-se notar como as fibras dissociadas da muscular interna (*5*) insinuam-se nesta camada, penetrando-a. Entre estas fibras se destacam, por sua cor rósea clara, grupos celulares correspondentes a gânglios parassimpáticos (*2* e *10*). Tanto nesta camada como na mais externa, de fibras longitudinais (*6*), observa-se muito bem a posição axial dos núcleos. Estas fibras se agrupam em feixes musculares e, por isto, em alguns setores faltam as fibras longitudinais; nestes, as circulares formam a camada extrema.

Revestindo o órgão encontra-se a túnica serosa, com numerosos vasos e atapetada pelas células mesoteliais.

Intestino grosso
(Corte transversal)

Serosa   Muscular   Submucosa   Mucosa

M.M.   Córion   Epitélios

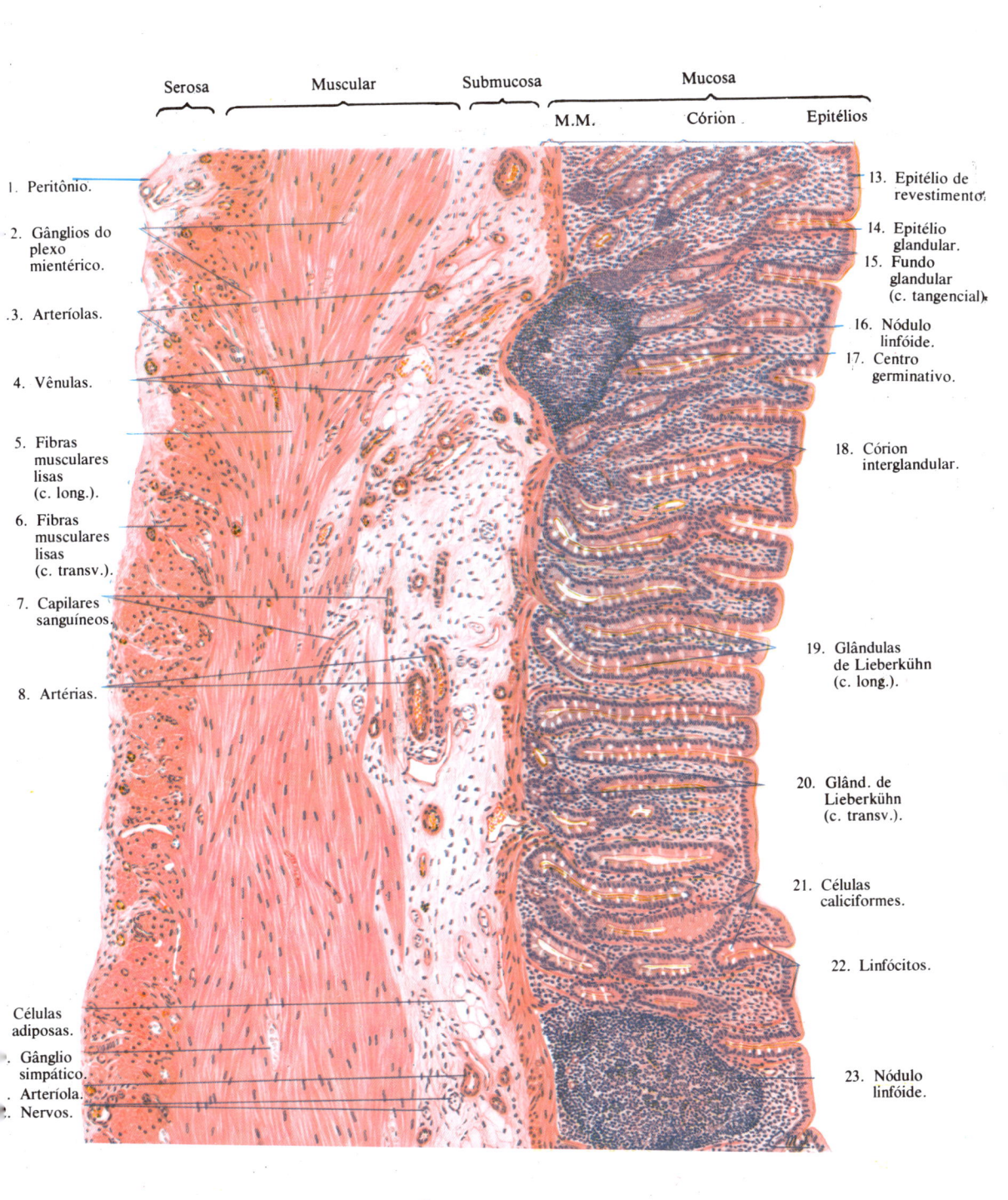

1. Peritônio.

2. Gânglios do plexo mientérico.

.3. Arteríolas.

4. Vênulas.

5. Fibras musculares lisas (c. long.).

6. Fibras musculares lisas (c. transv.).

7. Capilares sanguíneos.

8. Artérias.

Células adiposas.

. Gânglio simpático.
. Arteríola.
. Nervos.

13. Epitélio de revestimento.

14. Epitélio glandular.
15. Fundo glandular (c. tangencial).

16. Nódulo linfóide.
17. Centro germinativo.

18. Córion interglandular.

19. Glândulas de Lieberkühn (c. long.).

20. Glând. de Lieberkühn (c. transv.).

21. Células caliciformes.

22. Linfócitos.

23. Nódulo linfóide.

Coloração: hematoxilina-eosina. 53 ×.

LÂMINA 57

APÊNDICE CECAL

Corte transversal

Ao observar o corte aqui reproduzido, reconhecemos, pelas túnicas que fazem parte de sua formação, que se trata de um corte de tubo digestivo e que pertence a uma porção de intestino grosso, pelo tipo de epitélio que reveste sua mucosa e por carecer de vilosidades. Chama a atenção o pequeno diâmetro do tubo e o grande desenvolvimento que apresentam as formações linfóides, as quais, à maneira de uma única placa de Peyer, circunscrevem sua luz e impedem o total desenvolvimento de numerosas glândulas de Lieberkühn. Estas últimas características nos permitem afirmar que estamos examinando um corte de apêndice cecal ou vermicular.

Como dissemos, chama a atenção a abundância de formações linfóides (*1* e *10*) existentes no córion, entre as fibras dissociadas da muscular da mucosa (*15*) e na submucosa (*16*), até onde penetram e da qual ocupam uma parte importante. As glândulas ou criptas de Lieberkühn (*13*) estão pouco desenvolvidas; muitas estão atrofiadas e algumas se acham recalcadas pelo nódulo linfático. O epitélio de revestimento (*12*) é cilíndrico simples, com borda estriada delgada e poucas células caliciformes. Na submucosa (*16*) observam-se, além das formações linfóides mencionadas, uma infiltração linfocitária difusa e numerosos vasos (*11*).

A túnica muscular, bem desenvolvida neste caso, costuma ser delgada, embora sempre constituída por dois planos de fibras: circulares internas (*20*) e longitudinais externas (*21*), ambas dispostas em camadas contínuas. Vêem-se numerosos gânglios parassimpáticos do plexo mioentérico de Auerbach (*23*) entre seus feixes musculares. A túnica serosa, rica em vasos e células adiposas (*18* e *22*), aumenta de espessura para formar o meso, onde se encontram os vasos sangüíneos, linfáticos e nervos (*2* a *8*).

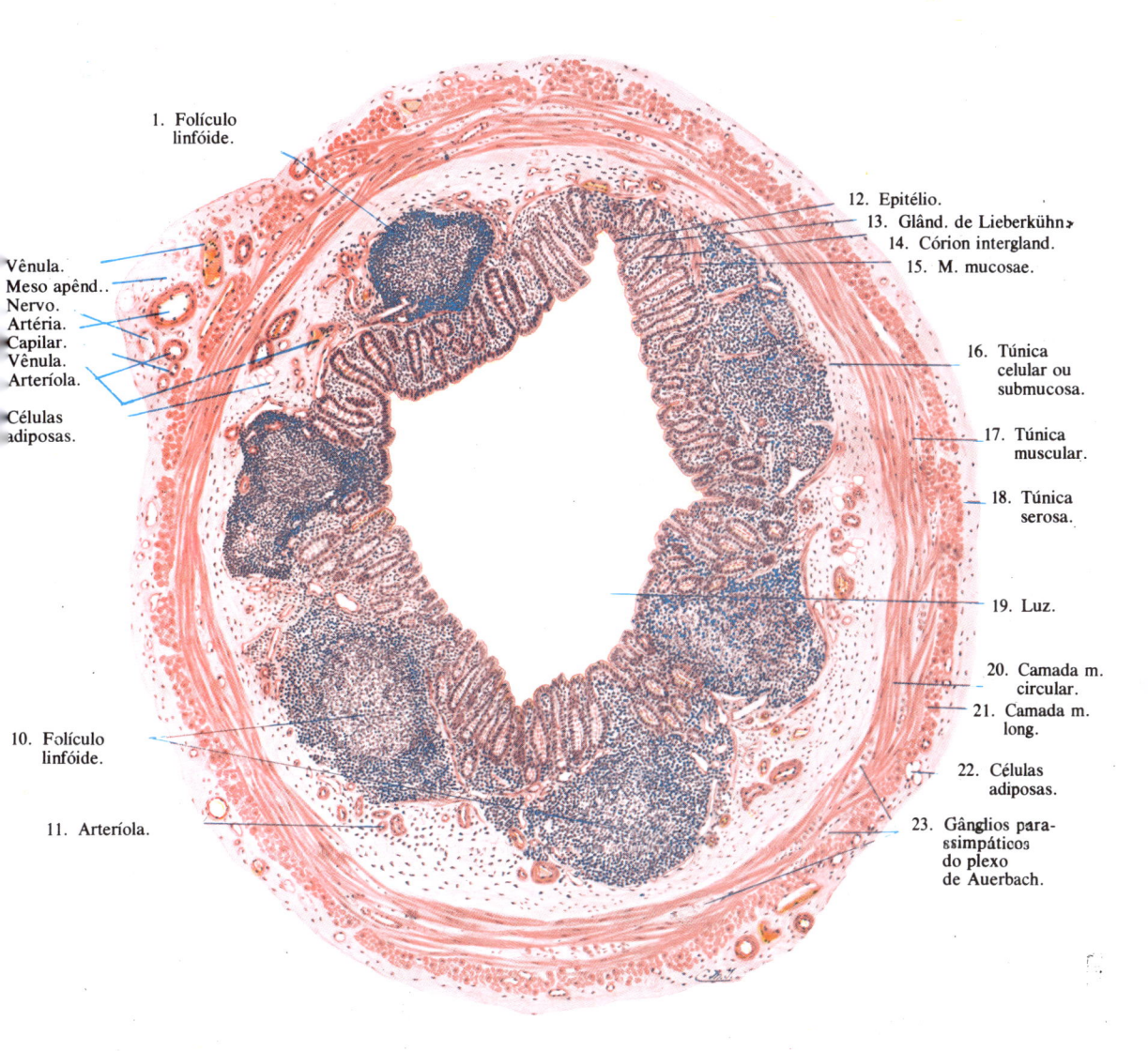

1. Folículo linfóide.

Vênula.
Meso apênd..
Nervo.
Artéria.
Capilar.
Vênula.
Arteríola.
Células adiposas.

10. Folículo linfóide.

11. Arteríola.

12. Epitélio.
13. Glând. de Lieberkühn.
14. Córion intergland.
15. M. mucosae.

16. Túnica celular ou submucosa.

17. Túnica muscular.

18. Túnica serosa.

19. Luz.

20. Camada m. circular.
21. Camada m. long.

22. Células adiposas.

23. Gânglios parassimpáticos do plexo de Auerbach.

Coloração: hematoxilina-eosina. 25 ×.

LÂMINA 58

RETO

Corte transversal

Neste corte transversal de um órgão tubuloso, que reconhecemos pertencer ao intestino grosso pela estrutura e disposição de seus componentes, observamos que se distingue dos anteriormente vistos pelas amplas pregas longitudinais que apresenta a mucosa, pela continuidade da camada muscular externa e pela ausência de formações linfóides importantes, assim como de peritônio.

A camada mais externa corresponde à adventícia (*14*), cujo tecido conjuntivo se confunde insensivelmente com o tecido conjuntivo ambiente. Na região inferior da preparação vê-se uma maior extensão deste tecido, com numerosos vasos de pequeno calibre (*6* e *16*) e células adiposas (*17*). Na formação das pregas mencionadas intervêm a mucosa (com suas três camadas; epitélio, córion e *muscularis mucosae*) e a zona superficial da submucosa. Nesta encontram-se numerosos vasos (*5*), células adiposas (*2*) e uma discreta infiltração linfóide, que às vezes se condensa, tal como no córion, formando pequenos acúmulos linfáticos semelhantes ao que é visto acima da arteríola assinalada (*5*) e em diversos locais do córion interglandular (pontos linfáticos de Renaut).

A camada circular da túnica muscular (*12*) contrasta, por sua maior espessura, com a camada longitudinal externa (*13*), ambas formadas por fibras musculares lisas. Entre elas encontram-se alguns gânglios parassimpáticos pertencentes ao plexo mioentérico de Auerbach (*15*), que se destacam por sua tonalidade mais clara.

Convém notar que, como vimos, enquanto no apêndice e no reto as fibras musculares longitudinais formam uma camada externa contínua, nos outros segmentos do intestino grosso (ceço, cólon ascendente, transverso e descendente e alça sigmóide) estas mesmas fibras apresentam-se condensadas em três faixas ou feixes: dois anterolaterais e um posterior; desta maneira, no intervalo entre as mesmas ficam as fibras da camada interna, circular, diretamente recobertas pelo peritônio.

Reto
(Corte transversal)

14. Adventícia

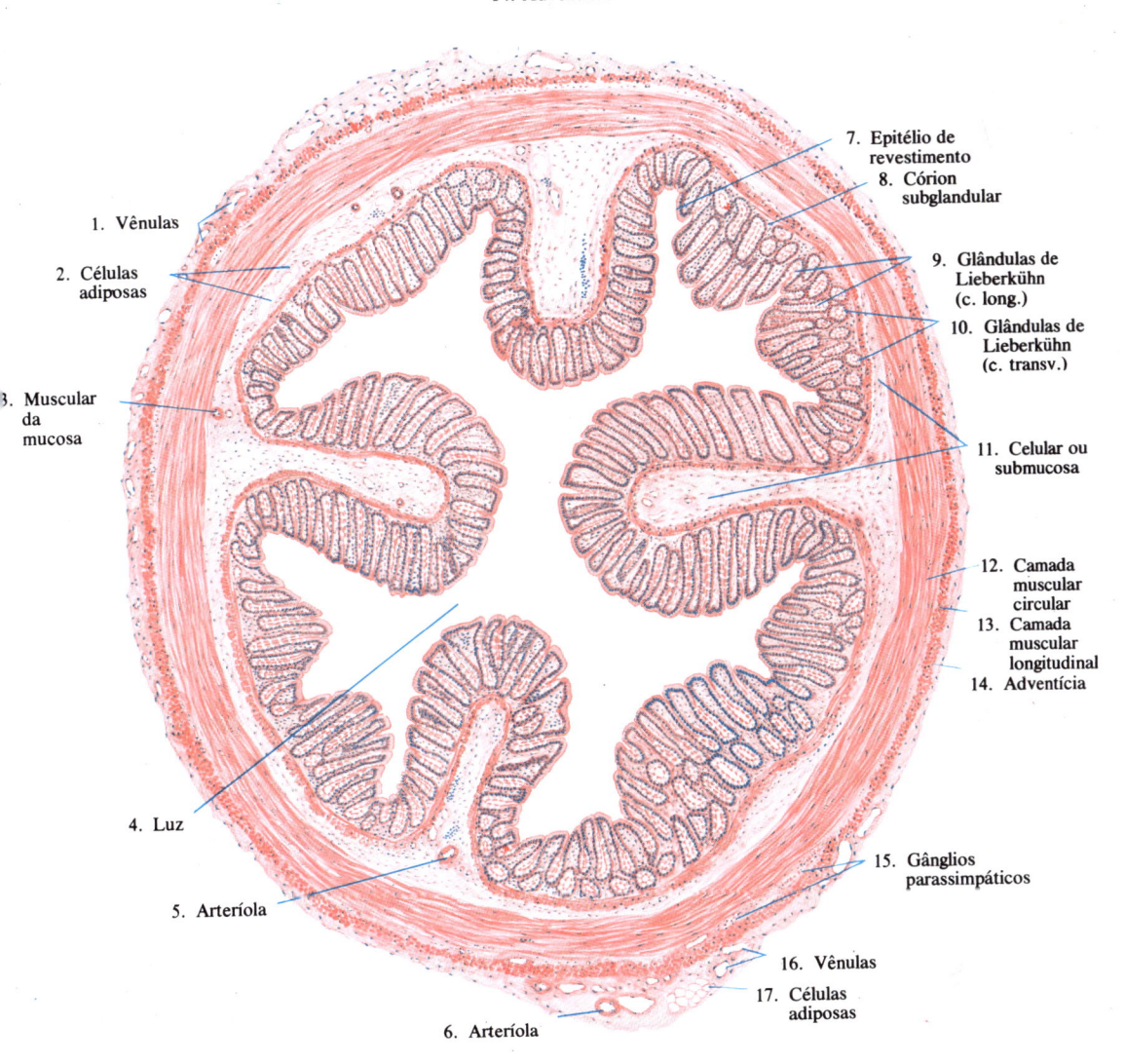

1. Vênulas

2. Células adiposas

3. Muscular da mucosa

4. Luz

5. Arteríola

6. Arteríola

7. Epitélio de revestimento

8. Córion subglandular

9. Glândulas de Lieberkühn (c. long.)

10. Glândulas de Lieberkühn (c. transv.)

11. Celular ou submucosa

12. Camada muscular circular

13. Camada muscular longitudinal

14. Adventícia

15. Gânglios parassimpáticos

16. Vênulas

17. Células adiposas

Coloração: hematoxilina-eosina. 40 ×.

LÂMINA 59

PASSAGEM ANORRETAL E ANOCUTÂNEA

A mucosa retal, com seu epitélio de revestimento intestinal típico (*3* e *4*), criptas de Lieberkühn (*6*) e muscular da mucosa (*4*), é substituída bruscamente pela mucosa do conduto anal, dermopapilar, com revestimento epitelial pavimentoso estratificado (*10*). Uma prega transversal da mucosa, a válvula de Morgagni (*8*), cuja face externa é revestida com epitélio de tipo intestinal e a interna com epitélio pavimentoso estratificado, limita internamente o seio valvular (*9*). Nesta preparação, sua borda superior assinala o limite anorretal. Mais abaixo, o epitélio estratificado se ceratiniza (*14*) e aparecem folículos pilosos e glândulas sebáceas (*15*); sua presença estabelece o limite anocutâneo. Na submucosa do conduto anal acham-se numerosos cortes de veias, pertencentes ao plexo hemorroidário interno (*12*).

A camada muscular circular que se encontra na porção profunda desta região espessou-se visivelmente, e constitui o esfíncter interno, liso (*11*). Mais abaixo, na zona de transição anocutânea, acha-se o esfíncter externo, constituído por fibras musculares estriadas (*13*). Por cima e por fora deste último encontram-se fibras musculares estriadas pertencentes ao levantador do ânus (*2*), que, superiormente, prolonga-se na túnica muscular do reto, formado por fibras lisas (*1*).

A passagem anocutânea está indicada pelo aparecimento da ceratinização do epitélio (*14*) e pela presença de folículos pilosos pouco desenvolvidos, com glândulas sebáceas anexas (*15*).

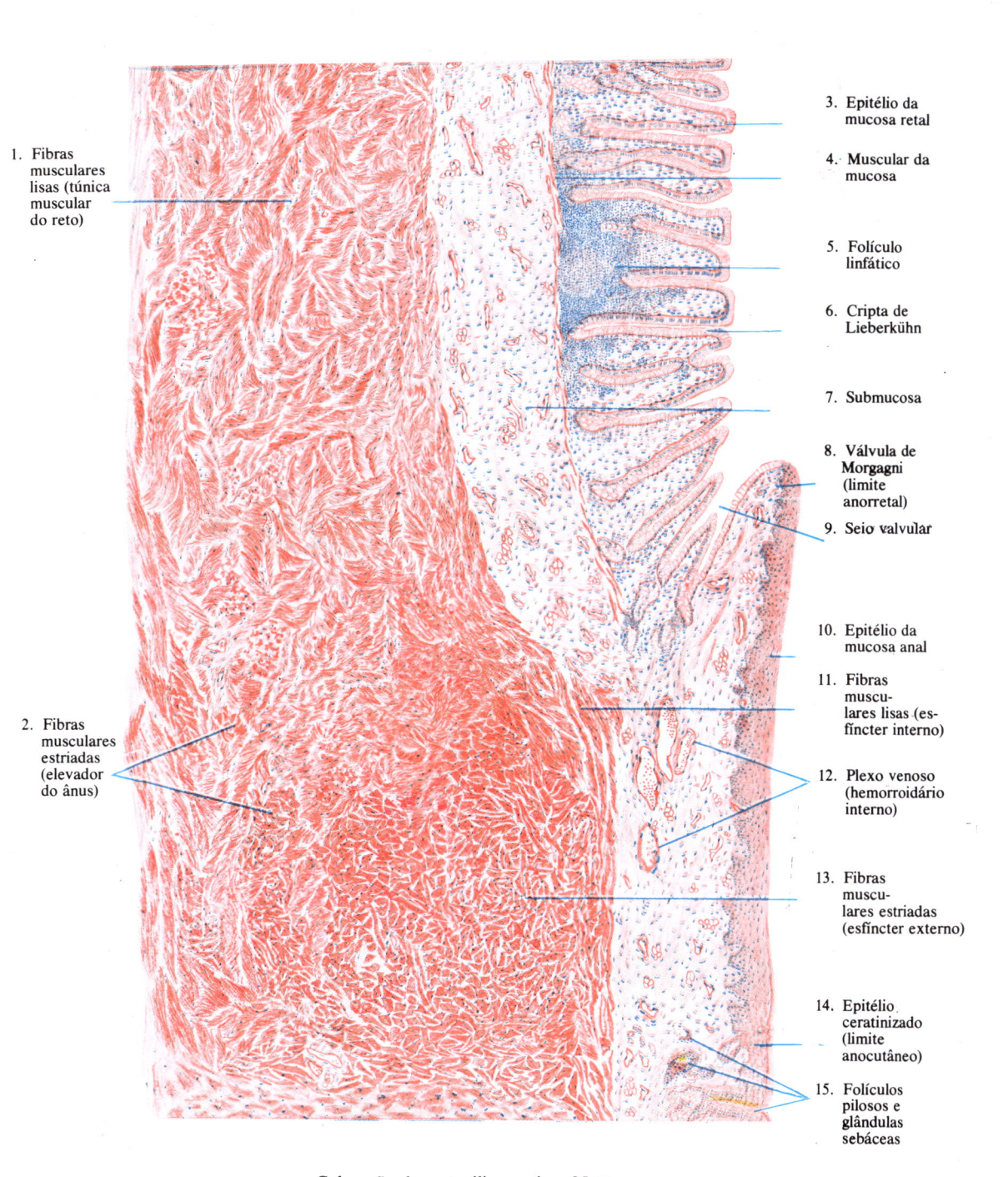

1. Fibras musculares lisas (túnica muscular do reto)

2. Fibras musculares estriadas (elevador do ânus)

3. Epitélio da mucosa retal

4. Muscular da mucosa

5. Folículo linfático

6. Cripta de Lieberkühn

7. Submucosa

8. Válvula de **Morgagni** (limite anorretal)

9. Seio valvular

10. Epitélio da mucosa anal

11. Fibras musculares lisas (esfíncter interno)

12. Plexo venoso (hemorroidário interno)

13. Fibras musculares estriadas (esfíncter externo)

14. Epitélio ceratinizado (limite anocutâneo)

15. Folículos pilosos e glândulas sebáceas

Coloração: hematoxilina-eosina. 25 ×.

LÂMINA 60

GLÂNDULA SALIVAR: PARÓTIDA

Em toda a extensão deste corte observam-se aglomerados celulares arredondados *(15)*, que correspondem a cortes de formações vesiculosas ou ácinos secretores, pertencentes, neste caso, a uma glândula salivar serosa. Os ácinos são constituídos por células piramidais escuras, com núcleo esférico situado perto da base, e delimitam uma luz muito pequena ou virtual. Quando a célula é examinada com maior aumento *(1)*, é possível observar em sua porção basal filamentos formados por uma substância cromidial (basófila) e, na região superior, grânulos acidófilos de zimogênio, que variam de quantidade segundo seu estado funcional. Com este aumento, também podem ser vistos em alguns ácinos, entre as células secretoras e sua membrana basal, núcleos que correspondem às células mioepiteliais ou em cesta de Boll *(22)*.

Os numerosos cortes de canais de calibre médio que também se encontram podem ser facilmente identificados, quando examinados com maior aumento, como tubos estriados ou canais excretossecretores *(5 e 7)*, por seu epitélio cilíndrico simples com núcleo esférico e central e pela intensidade com que se coram com a eosina, assim como pelo aspecto estriado da região basal das células. (III, 23). Os outros canais, de maior diâmetro e ampla luz (células relativamente baixas), que se coram em róseo violáceo *(12 e 14)*, são canais excretores propriamente ditos. O de maior diâmetro *(12)* é um canal interlobular, e possui epitélio cilíndrico pseudo-estratificado. Existem também canalículos intercalares *(8 e 21)*, de pequeno diâmetro e de luz estreita e circular, sempre visível. Suas células são cúbicas, e os núcleos, esféricos e centrais.

A glândula acha-se dividida em lobos e lóbulos por septos conjuntivos *(6, 11, 13 e 16)*, nos quais vêem-se numerosos vasos *(3, 4, 9 e 10)* e um gânglio nervoso *(20)*, fácil de reconhecer por suas células volumosas com núcleo esférico e um ou dois nucléolos. Nos delgados septos conjuntivos que se interpõem entre os ácinos ou grupos de ácinos vêem-se também vasos sangüíneos *(18)*, neste caso de diâmetro muito pequeno (capilares). Numerosas células adiposas *(2 e 19)* situam-se entre os ácinos glandulares.

O corte examinado corresponde, pois, a uma glândula salivar serosa, podendo-se acrescentar que trata-se da parótida por ser uma glândula serosa pura, com abundantes canais excretossecretores e, além disso, volumosa, como o demonstram a extensão do corte e, particularmente, os diâmetros de seus canais excretores principais.

Ao estudar o pâncreas, que também é uma glândula do tipo seroso puro, veremos que é possível distingui-lo da parótida por não possuir condutos excretossecretores e apresentar em muitas zonas, formações especiais denominadas ilhotas de Langerhans.

Glândula Salivar
Parótida

cinos
rosos

élulas
iposas

eia

rteríola
orte
olíquo)

onduto
striado
orte transv.)

ecido conj.
terlobular
vênula

onduto
cretor
orte
ng.)

onduto
tercalar

apilar
rteríola

11. Tecido
conjuntivo

12. Conduto
excretor
(corte
oblíquo)

13. Tecido
conjuntivo
interlobular

14. Conduto
excretor
ramificado

15. Ácinos
serosos

16. Tecido con-
juntivo inter-
lobular

17. Conduto
intercalar
(corte
long.)

18. Capilar

19. Tecido
adiposo

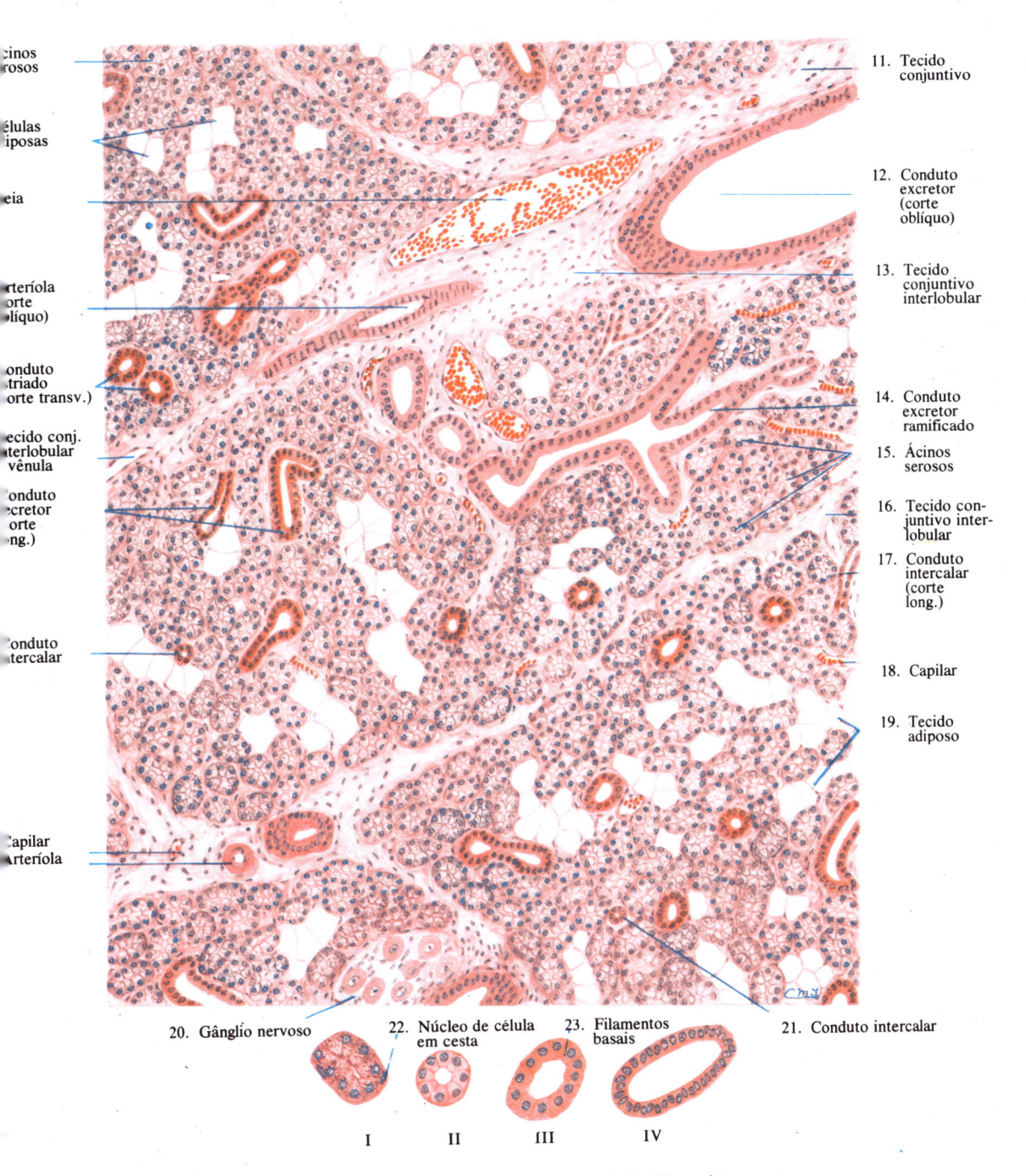

20. Gânglio nervoso   22. Núcleo de célula em cesta   23. Filamentos basais   21. Conduto intercalar

I   II   III   IV

I, ácino seroso; II, conduto intercalar; III, conduto estriado; IV, conduto excretor.

Coloração: hematoxilina-eosina. 120 × e 300 ×.

LÂMINA 61

GLÂNDULA SALIVAR: SUBMANDIBULAR

Vemos numerosos ácinos salivares (*2, 9 e II*), que podem ser identificados como serosos em virtude de seu tamanho e coloração, bem como pela intensidade com que se coram com a hematoxilina-eosina; também pela forma e posição dos núcleos (arredondados e subcentrais) e pela luz estreita ou virtual que possuem. Outros ácinos são mucosos (*3, 8 e IV*); distinguem-se dos anteriores por seu maior tamanho, pela cor rósea pálida com que aparecem corados, pelos núcleos achatados e basais que possuem e pela luz que, embora pequena, está sempre presente. Há também alguns ácinos mistos com células serosas e mucosas; os mais típicos são os que apresentam as células serosas dispostas por fora das mucosas, para em conjunto constituírem a semilúnula ou crescente de Gianuzzi (*7 e V*).

Entre os ácinos glandulares, encontramos alguns canais ou peças intercalares (*1*) de pequeno diâmetro (inferior ao ácino). Suas células são baixas ou cúbicas e o núcleo esférico e central. Vê-se também um número regular de canais estriados ou excretossecretores intralobulares *(6)* e interlobulares (*1*) no tecido conjuntivo que separa os lóbulos. Distinguem-se dos anteriores por seu maior diâmetro (igual ou superior ao ácino) e por estarem formados por células cúbicas ou cilíndricas, intensamente coradas pela eosina, com núcleo arredondado central.

No ácino que aparece cortado longitudinalmente *(IV)* é possível observar como o canal estriado (*12*) estabelece conexão com o ácino por intermédio do segmento intercalar (*11*), vendo-se também que um canal estriado (*1*) foi atingido pelo corte obliquamente, podendo-se notar os ramos que concorrem para formá-lo. No tecido conjuntivo interlobar vê-se um canal excretor *(4)* de luz ampla e de maior diâmetro do que os anteriores. As células de seu revestimento também são cilíndricas, embora relativamente baixas e menos coradas.

Entre os ácinos e o tecido conjuntivo ambiente existem numerosas células adiposas (*10*) e alguns casos *(5)*.

A presença de ácinos mucosos e mistos diferencia fundamentalmente esta glândula da parótida. O predomínio de ácinos serosos puros sobre os demais é o caráter dominante, fato que nos permite concluir que o corte examinado corresponde à glândula submandibular ou submaxilar.

Glândula Salivar
Submandibular

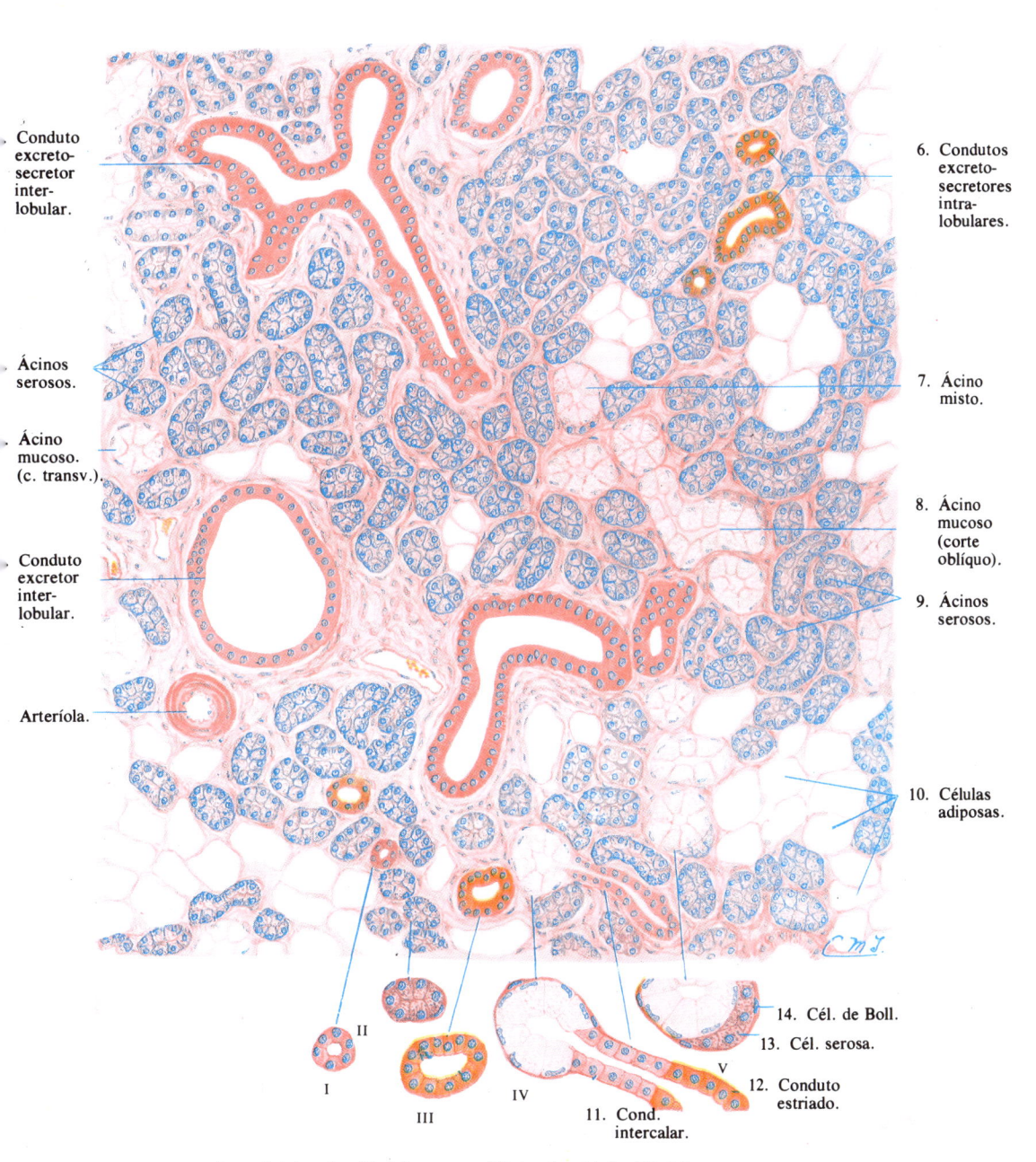

Conduto excreto-secretor inter-lobular.

Ácinos serosos.

Ácino mucoso. (c. transv.).

Conduto excretor inter-lobular.

Arteríola.

6. Condutos excreto-secretores intra-lobulares.

7. Ácino misto.

8. Ácino mucoso (corte oblíquo).

9. Ácinos serosos.

10. Células adiposas.

II

I

III

IV

V

11. Cond. intercalar.

14. Cél. de Boll.

13. Cél. serosa.

12. Conduto estriado.

I, cond. intercalar; II, ácino seroso; III, cond. estriado; IV, ácino mucoso e cond. intercalar (c. longitudinal); V, ácino misto.

Coloração: hematoxilina-eosina. 170 × e 300 ×.

LÂMINA 62

GLÂNDULA SALIVAR: SUBLINGUAL

Predominam nesta preparação numerosos ácinos de células claras e luz visível. Muitos são ácinos ... cosos (*4*, *6* e *1*), e outros são ácinos mistos (*2*, *7* e *II*) nos quais podemos observar, além das células . icosas, que são as mais abundantes, células serosas em número reduzido, dispostas por fora das primeiras, constituindo o crescente ou a semilúnula de Gianuzzi (*2* e *17*). Entre esses ácinos acham-se outros, serosos (*3* e *III*), em número pequeno, que se destacam por sua coloração escura e seu menor tamanho. Há regiões da glândula carentes destes ácinos.

Vemos cortes de canais excretores (*10*, *15* e *VI*) e outros canais estriados, excretossecretores (*1*, *9* e .). que se distinguem dos anteriores por possuírem menor diâmetro, acharem-se entre os ácinos (os ..nais excretores encontram-se no conjuntivo interlobar) e possuírem um epitélio corado de vermelho .ivo. Há alguns canais que são ainda menores, com epitélio achatado ou cúbico: são canais intercalares (*8* e *IV*).

No tecido conjuntivo interlobar (*18*) vêem-se alguns vasos (arteríola *5*, artéria *12*, veia *11* e capilares), fibras nervosas e um pequeno gânglio nervoso (*14*) formado por um aglomerado de células esferoidais fracamente coradas, o que o torna reconhecível.

O predomínio dos ácinos mucosos e mistos sobre os serosos permite diagnosticar esta preparação como sendo de glândula salivar sublingual.

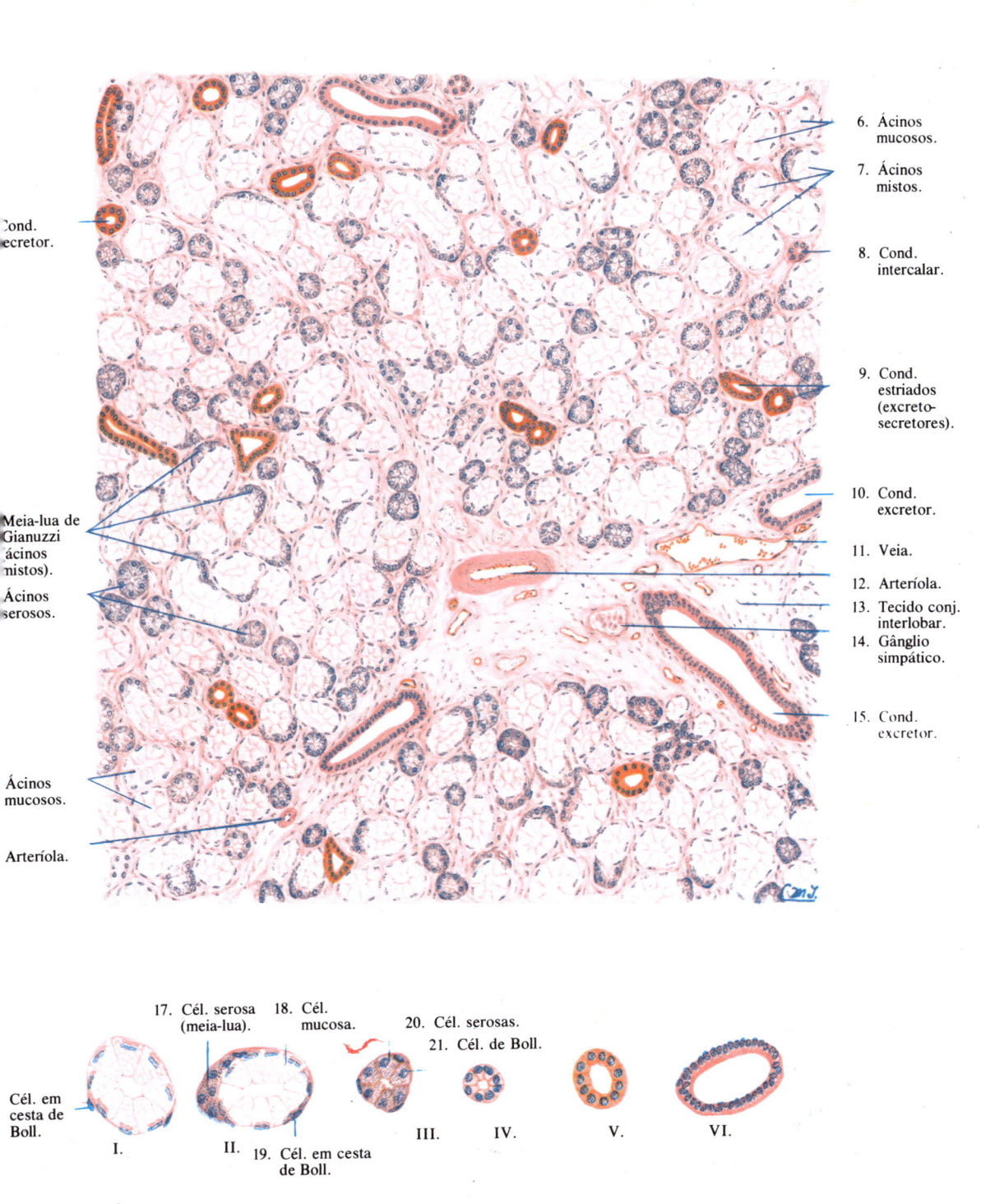

Cond.
ecretor.

6. Ácinos
mucosos.

7. Ácinos
mistos.

8. Cond.
intercalar.

9. Cond.
estriados
(excreto-
secretores).

Meia-lua de
Gianuzzi
(ácinos
mistos).

Ácinos
serosos.

10. Cond.
excretor.

11. Veia.

12. Arteríola.

13. Tecido conj.
interlobar.

14. Gânglio
simpático.

Ácinos
mucosos.

15. Cond.
excretor.

Arteríola.

17. Cél. serosa
(meia-lua).

18. Cél.
mucosa.

20. Cél. serosas.

21. Cél. de Boll.

Cél. em
cesta de
Boll.

III.   IV.   V.   VI.

I.   II.   19. Cél. em cesta
de Boll.

I, ácino mucoso; II, ácino misto; III, ácino seroso; IV, cond. intercalar; V,
cond. estriado; VI, cond. excretor.

Coloração: hematoxilina-eosina. 85 ×.

LÂMINA 63

FÍGADO

Está ilustrada uma preparação observada com pequeno aumento. Percorrendo-a em toda a sua extensão, vemos que se repete a presença de superfícies poligonais irregulares lateralmente confluentes, e que só ficam bem separadas em seus ângulos por espaços conjuntivos de forma triangular que se interpõem entre três ou quatro delas. Nestes espaços conjuntivos encontramos cortes de tubos de vários diâmetros e diversos significados.

Muitas dessas superfícies poligonais têm em seu centro um espaço pequeno, circular, onde é freqüente encontrarem-se hemácias, e cuja parede, muito delgada, está revestida por células endoteliais. A partir das paredes deste espaço, que é a luz de uma veia, partem radialmente trabéculas constituídas por células poliédricas com um ou dois núcleos esferoidais em seu centro, as quais, ramificando-se e anastomosando-se com as trabéculas vizinhas, chegam até a periferia, prolongando-se em muitas zonas nas trabéculas similares das superfícies poligonais circundantes. Entre as trabéculas acham-se estreitos espaços irregulares que, em sua maior parte, são forrados por células achatadas, em cuja luz observam-se algumas hemácias (estes últimos pormenores se tornam mais evidentes quando se examina a preparação com maior aumento).

As superfícies poligonais observadas correspondem ao corte histológico de formações ovóides ou melhor, prismáticas, por pressão recíproca, como se pode comprovar mediante o exame de cortes seriados.

Por sua repetição em toda extensão do corte podemos concluir que constituem a unidade estrutural do órgão em estudo, a qual foi designada lóbulo, sendo esta uma característica do fígado.

Depois desse exame geral e feito o diagnóstico do órgão, podemos proceder à sua descrição mencionando a designação com que se distingue cada um de seus componentes.

No centro da preparação vemos o corte transversal completo de um lóbulo hepático, e porções de extensão variável dos lóbulos vizinhos. Os limites dos lóbulos destacam-se de forma nítida unicamente nos pontos onde confluem três ou mais deles, e que correspondem aos chamados espaços de Kiernan ou porta-biliares (7 e 14).

Entre o lóbulo central e o que ocupa o extremo superior esquerdo da lâmina, existe um prolongamento do espaço porta-biliar que constitui a fissura de Kiernan (3) e separa estes dois lóbulos nessa zona, de forma nítida. Nas demais regiões, os limites interlobulares desapareceram e as trabéculas celulares passam de um lóbulo a outro sem interrupção (11).

Nos espaços de Kiernan, além do tecido conjuntivo interlobular, encontramos cortes de canais biliares (2, 6, 8 e 15), artérias de pequeno calibre, ramos da artéria hepática (5 e 12) e veias (4, 9 e 13), ramos da veia porta.

No lóbulo que ocupa o centro do campo reproduzido e no que está acima e abaixo do mesmo vê-se a veia central do lóbulo (veia centro-lobular) (10). Em sua parede externa partem, à maneira de raios, as trabéculas de Remak (11 e 16), que se dirigem para a periferia do lóbulo.

Seguindo esta mesma direção e ocupando os espaços intertrabeculares acham-se os capilares sinusóides, pertencentes ao sistema porta-hepático (17).

Nas figuras que compõem a próxima lâmina, correspondentes a áreas deste órgão observadas com maior aumento e com auxílio de outras técnicas histológicas, serão demonstradas aspectos estruturais e o diagnóstico diferencial entre os diversos elementos observados.

Fígado

1. Lóbulo hepático.

Canalículo
biliar.

8. Canalículos
biliares.

9. Veia.

Fissura de
Kiernan.

Veia.

Arteríola.
Canalículo
biliar.

10. Veia central
do lóbulo.

11. Trabéculas
de Remak.

12. Arteríola
(r. da
hepática).

13. Veia (ramo
da porta).

14. Espaço de
Kiernan.

15. Canalículo
biliar.

Espaço de
Kiernan.

16. Trabéculas de Remak

17. Capilares sinusóides.

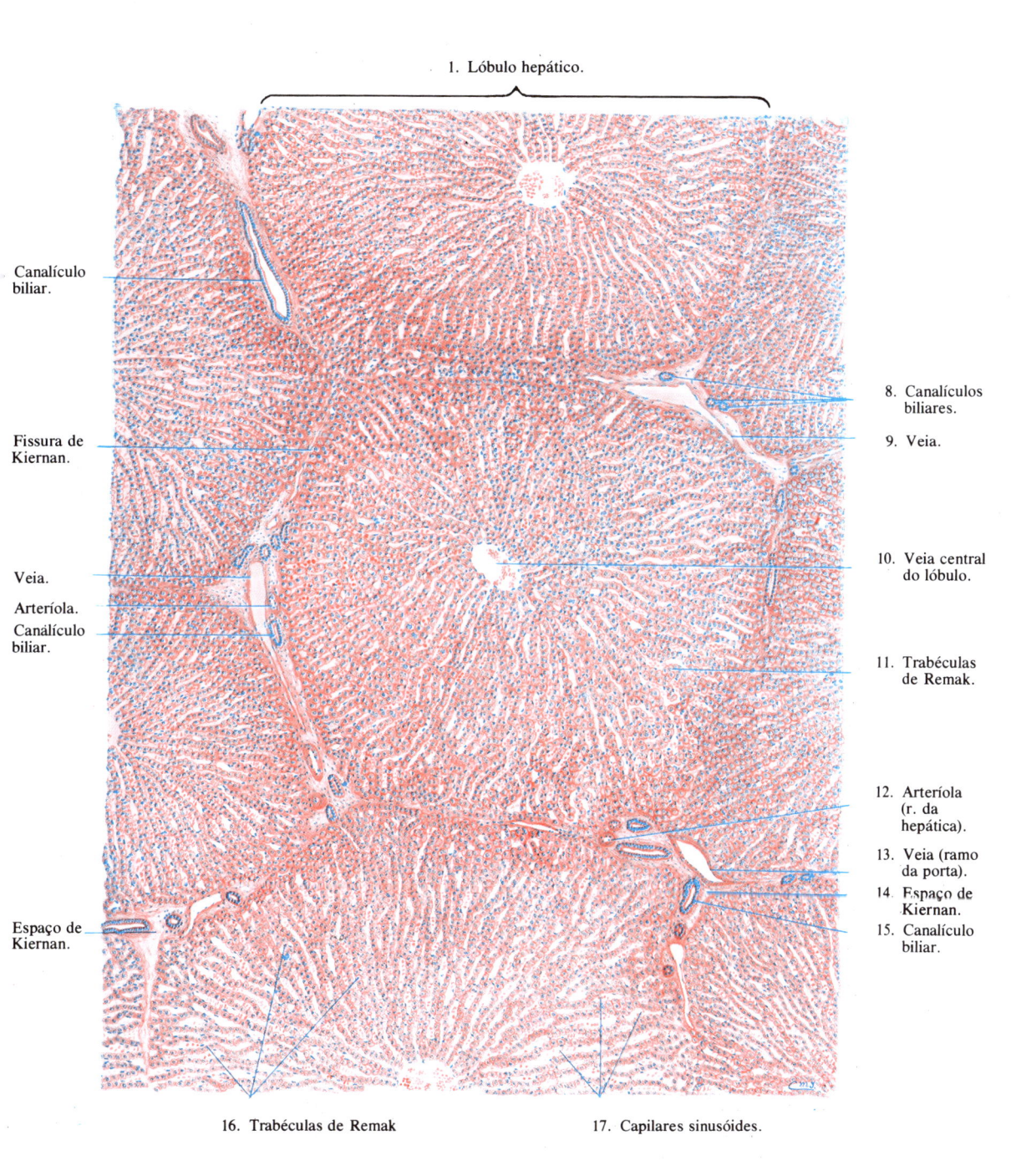

Coloração: hematoxilina-eosina. 45 ×.

LÂMINA 64

FÍGADO

Figura 1. Parte de lóbulo e espaço porta-biliar

A lâmina reproduz um setor de um lóbulo hepático situado entre a veia central *(1)* e um espaço porta-biliar ou de Kiernan *(7)*.

A veia central do lóbulo (veia centro-lobular) não possui camada muscular, vendo-se nela algumas hemácias e as células endoteliais que constituem sua parede. Alguns capilares sinusóides *(2)* foram atingidos pelo corte no ponto em que deságuam na veia central. Nos sinusóides, que ocupam os espaços existentes entre as trabéculas hepáticas ou de Remak *(8)*, acham-se hemácias *(3)* e leucócitos, podendo-se notar seu revestimento endotelial descontínuo, destacando-se pela presença dos núcleos das células endoteliais, que nestas parecem acamados de encontro às células hepáticas ou hepatócitos. Estes, que têm forma poliédrica, aparecem poligonais no corte. Possuem, em geral, somente um núcleo arredondado e central, mas não é rara a presença de células com dois núcleos *(8)*.

No espaço de Kiernan *(7)* há vários canalículos biliares interlobulares de primeira ordem *(5 e 11)*, distintos dos cortes dos outros tubos existentes em sua proximidade por sua parede conjuntiva delgada, atapetada por um epitélio simples de células cúbicas; outros cortes de tubos correspondem às arteríolas, ramos da artéria hepática *(4 e 9)*, individualizados por sua luz relativamente estreita, atapetada por células muito baixas (endoteliais) e rodeada por uma espessa parede formada por fibras musculares circulares. A veia ali existente *(6)* é um ramo da veia porta, e se destaca por sua ampla luz e sua parede muscular muito delgada. O vaso linfático *(10)* em parte representado apresenta características similares. Vê-se que o tecido conjuntivo ambiente se condensa em torno dos canais e dos lóbulos.

Figura 2. Fígado de coelho injetado com tinta nanquim

Este corte corresponde ao fígado de um coelho, que recebeu várias injeções intravenosas de tinta nanquim com o objetivo de evidenciar as células do aparelho metabólico, ou sistema retículo-endotelial (sistema retículo-histiocitário).

Podemos reconhecer as células hepáticas *(3)* dispostas nas trabéculas de Remak e os capilares sinusóides existentes entre elas, com hemácias e leucócitos em sua luz *(2)*. As células endoteliais *(1 e 4)* desses sinusóides hepáticos destacam-se por sua carga de grânulos de carvão, que torna manifesta sua capacidade macrofágica e mascaram o núcleo, permitindo precisar o tamanho, a forma e os prolongamentos dessas células. Vemos, ao mesmo tempo, que constituem um revestimento descontínuo para o sinusóide. Estas células também são conhecidas com o nome de células de Kupffer.

Figura 3. Porção de lóbulos: capilares biliares

Esta lâmina reproduz um corte de fígado corado com hematoxilina-eosina depois de ter sido fixado em uma solução de ácido ósmico. Este foi reduzido e precipitado ao nível dos finos canalículos existentes entre as células hepáticas, que aparecem como traços negros disseminados (capilares biliares, *2 e 7*), que drenam a bile para os espaços interlobulares ou porta-biliares. Seguem um trajeto regular e apresentam ramificações laterais. Alguns capilares aparecem em corte transversal *(8)*. Representam um espaço canalicular intercelular, sem paredes próprias. Sua zona limitante é muito rica em fosfatase alcalina, e por isso também pode ser evidenciada mediante o método de Gomori, específico para esta enzima.

Na preparação vemos também a veia central do lóbulo, com algumas hemácias *(3)*, e os sinusóides hepáticos *(4 e 5)*, que se destacam como espaços claros entre as trabéculas de células hepáticas *(1 e 6)*.

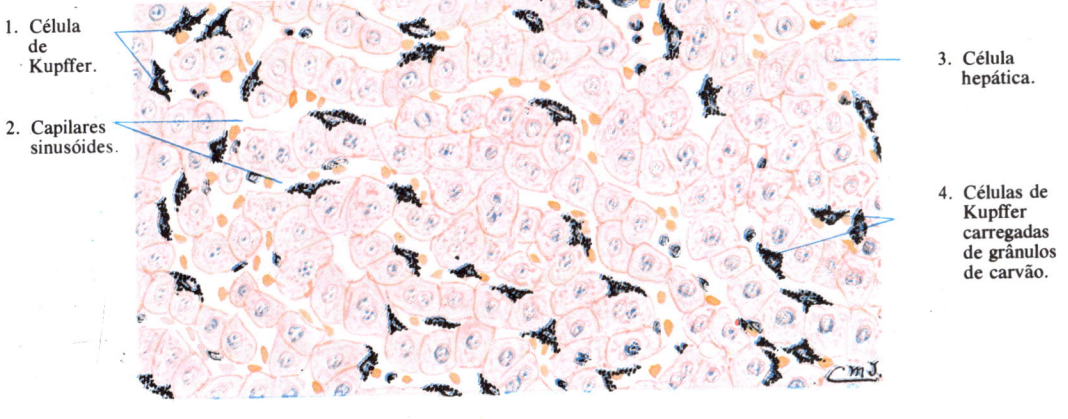

4. Arteríola, (r. da a. hepática).

5. Cond. biliar inter-lobular.

6. Veia inter-lobular (r. da veia porta).

7. Tecido conjuntivo do espaço de Kiernan.

eia central o lóbulo.

apilares nusóides.

emátias apilar nusóide)

8. Trabéculas de Remak.

9. Arteríola.   10. Vaso linfático.   11. Cond. biliar.

Fig. 1. — *Porção de lóbulo e espaço porto-biliar* Coloração: hematoxilina-eosina. 285 ×.

1. Célula de Kupffer.

2. Capilares sinusóides.

3. Célula hepática.

4. Células de Kupffer carregadas de grânulos de carvão.

Fig. 2. — *Porção de lóbulo (coelho injetado com tinta nanquim).*
Coloração: hematoxilina-eosina: 350 ×.

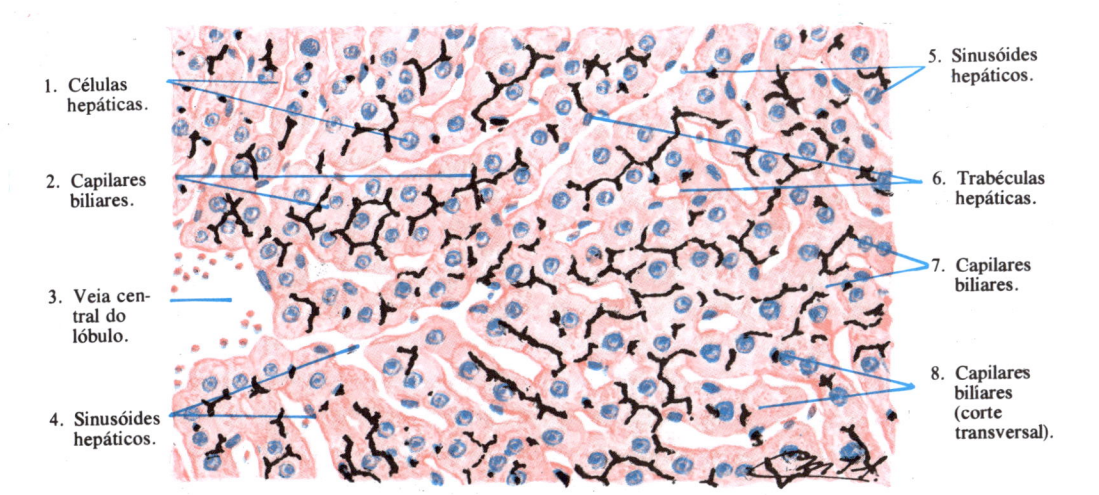

1. Células hepáticas.

2. Capilares biliares.

3. Veia cen-tral do lóbulo.

4. Sinusóides hepáticos.

5. Sinusóides hepáticos.

6. Trabéculas hepáticas.

7. Capilares biliares.

8. Capilares biliares (corte transversal).

Fig. 3. — *Porção de lóbulo (capilares biliares).*
Fixação: ácido ósmico. Coloração: hematoxilina-eosina. 300 ×.

LÂMINA 65

FÍGADO

Figura 1. Porção de lóbulo hepático: fibras reticulares, ou de reticulina

Esta preparação foi obtida depoìs de fixar-se uma pequena porção de fígado com formol e impregnar-se os cortes com uma solução de carbonato de prata amoniacal, reduzida com aldeído fórmico; desta maneira, a prata reduzida aparece como traços negros, que esboçam as delgadas fibras reticulares, ou de reticulina, que formam o estroma hepático. Uma coloração de fundo, realizada com cloreto de ouro e fixada com hipossulfito de sódio, permite observar as trabéculas hepáticas *(6)*, que se estendem radialmente a partir da veia central do lóbulo *(2)* até o espaço porta *(4)*, assim como os espaços intertrabeculares ocupados pelos capilares sinusóides *(1)*. Verifica-se que a rede de fibras reticulares está muito desenvolvida ao redor dos sinusóides *(5)*, da veia central do lóbulo *(3)* e dos elementos do espaço porta-biliar *(4)*.

Figura 2. Porção de lóbulo hepático: gordura e condrioma

Reproduzimos aqui uma pequena zona de um lóbulo hepático. O corte foi obtido a partir de um fragmento de fígado fixado em uma mistura contendo bicromato de potássio e ácido ósmico (líquido de Champy), corado com fucsina ácida e diferenciado com ácido pícrico (coloração de Altmann).

No citoplasma dos hepatócitos observamos a presença de vacúolos corados em negro, além de numerosas granulações vermelhas. Os primeiros são gotas de gordura *(1)* que reduziram o ácido ósmico existente na mistura fixadora. As granulações vermelhas são mitocôndrias *(2)*, elementos do condrioma preservados pelo bicromato de potássio da mistura fixadora utilizada e corados pela fucsina ácida do corante de Altmann (nas preparações correntes desaparecem, dissolvidos pelos solventes da parafina utilizados para a inclusão). Os núcleos celulares e as hemácias aparecem corados de amarelo pelo ácido pícrico utilizado como diferenciador.

Figura 3. Porção de lóbulo hepático: glicogênio

Reproduzimos nesta figura um campo microscópico semelhante ao anterior. Neste caso, o corte de fígado foi corado com o carmim de Best, depois de ter-se fixado a peça em álcool absoluto, que preserva o glicogênio existente em suas células. Este aparece nestas preparações como vacúolos ou grumos vermelhos, de tamanhos variáveis *(1)* e dispersos irregularmente no citoplasma. Recordemos que o aspecto aqui apresentado pelo glicogênio é o resultado do deslocamento e da retração experimentada em conseqüência dos reagentes empregados. Quando, para fixar o órgão, utiliza-se o método de Altmann-Gersh (congelamento e desidratação no vácuo), o glicogênio fica distribuído de forma homogênea no citoplasma.

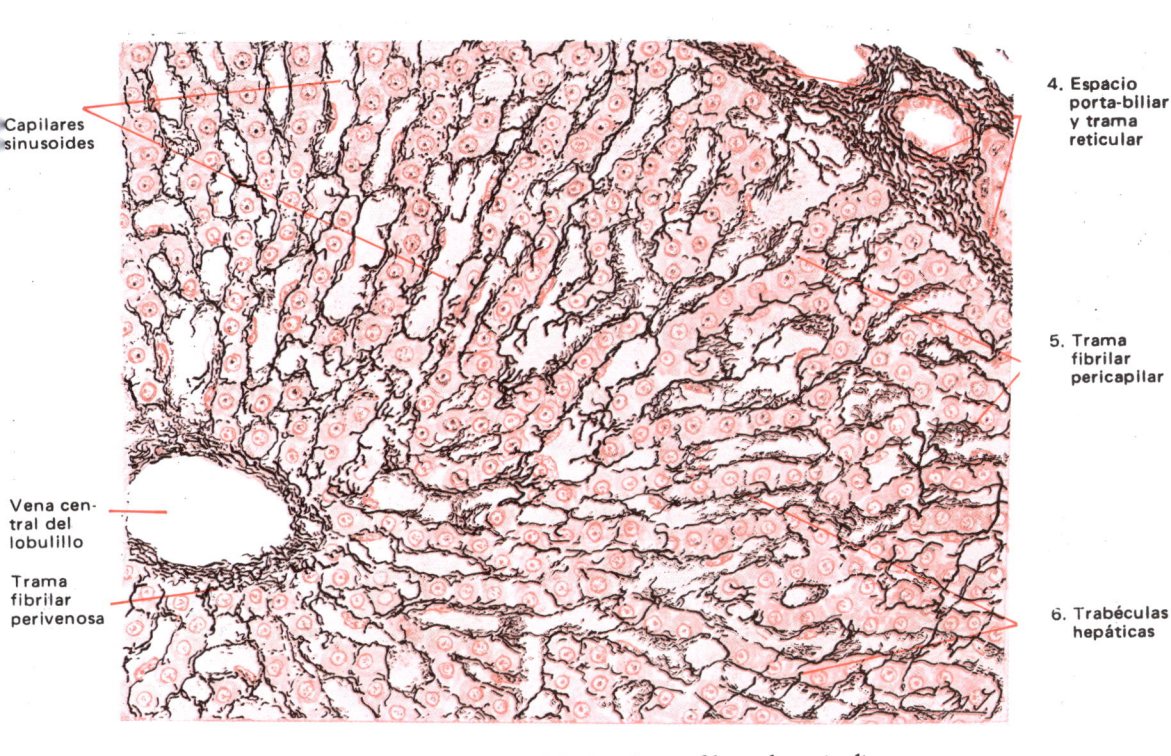

Capilares sinusoides

4. Espacio porta-biliar y trama reticular

5. Trama fibrilar pericapilar

Vena central del lobulillo

Trama fibrilar perivenosa

6. Trabéculas hepáticas

Fig. 1.— *Porción de lobulillo hepático: fibras de reticulina*

(Fijación: formol. Impregnación argéntica, variante de Del Río Hortega. 300 X.)

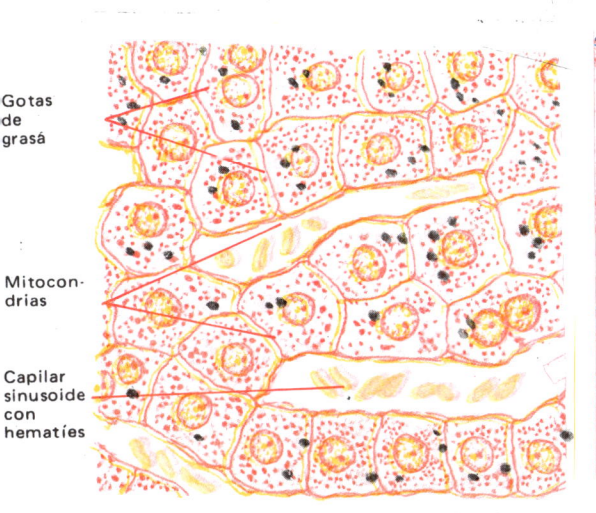

Gotas de grasa

Mitocondrias

Capilar sinusoide con hematíes

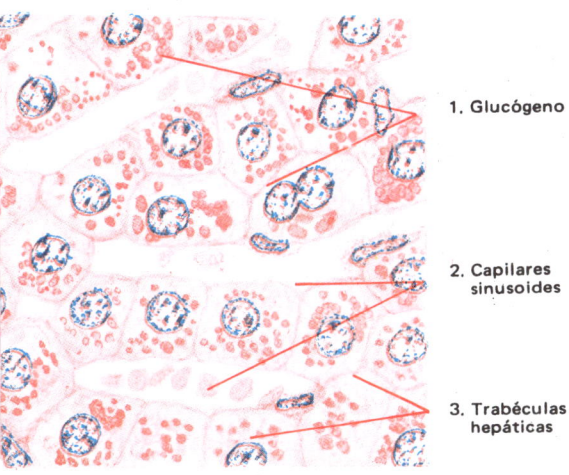

1. Glucógeno

2. Capilares sinusoides

3. Trabéculas hepáticas

Fig. 2.— *Porción de lobulillo hepático:*
grasa y condrioma
(Fijación: líquido de Champy. Coloración
de Altmann. 800 X.)

Fig. 3.— *Porción de lobulillo hepático:*
glucógeno
(Fijación: alcohol absoluto. Coloración:
carmín de Best. 800 X.)

LÂMINA 66

VESÍCULA BILIAR

No campo reproduzido distinguimos três túnicas: mucosa *(3)*, fibromuscular *(2)* e conjuntiva revestida de peritônio *(1)*. A observação da mucosa revela a existência de grandes pregas formadas pelo córion e epitélio que o recobre e, às vezes, são tão agudas que lembram vilosidades (pseudovilosidades, *13*). Estas pregas delimitam divertículos irregulares (ou criptas, *14*) às vezes profundos, que podem ser atingidos transversalmente pelo corte, aparentando então cortes de glândulas, das quais se distinguem porque seu epitélio é idêntico ao de revestimento (pseudoglândulas, *15*). Este epitélio é formado por uma única camada de células cilíndricas altas, com citoplasma corado em róseo claro e núcleos ovóides, basais, assim como uma delgada borda estriada apical, difícil de visualizar, semelhante à encontrada nas células intestinais e de idêntico significado, embora de menor tamanho (microvilosidades), como pode ser demonstrado pela microscopia eletrônica.

Todas as características mencionadas são próprias da vesícula biliar e permitem firmar o diagnóstico.

No córion e no epitélio encontramos alguns linfócitos *(12)*. Na camada média, ou fibromuscular, existem numerosas fibras musculares lisas (fusiformes, com núcleo central), cortadas em diversas direções *(2 e 7)*. Entre elas acham-se feixes de tecido conjuntivo e fibras elásticas *(8)*. Estas podem ser reconhecidas por seu trajeto ondulado e pela cor vermelho-brilhante com que aparecem coradas.

Por fora existe uma camada de tecido conjuntivo denso *(1)*, com numerosos vasos e nervos *(9, 10, 11 e 12)*, revestida exteriormente por uma camada de células planas, endoteliformes *(6)*. Corresponde ao peritônio que, nesta região, recobre a vesícula biliar.

Vesícula Biliar

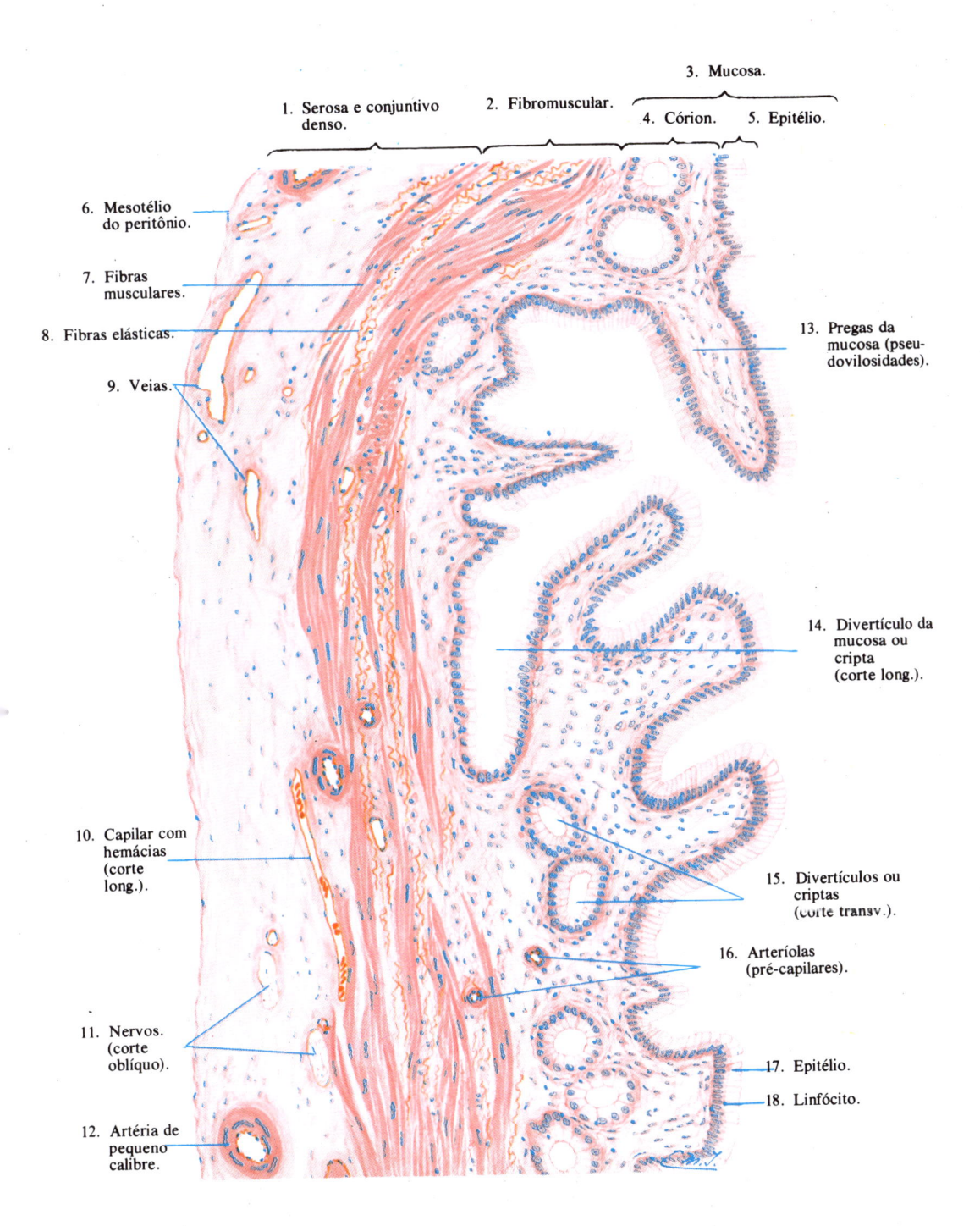

3. Mucosa.

1. Serosa e conjuntivo denso.

2. Fibromuscular.

4. Córion.

5. Epitélio.

6. Mesotélio do peritônio.

7. Fibras musculares.

8. Fibras elásticas.

9. Veias.

10. Capilar com hemácias (corte long.).

11. Nervos. (corte oblíquo).

12. Artéria de pequeno calibre.

13. Pregas da mucosa (pseudovilosidades).

14. Divertículo da mucosa ou cripta (corte long.).

15. Divertículos ou criptas (corte transv.).

16. Arteríolas (pré-capilares).

17. Epitélio.

18. Linfócito.

Coloração: hematoxilina-eosina. 120 ×.

LÂMINA 67

Figura 1. Pâncreas

No corte reproduzido vêem-se numerosos ácinos glandulares serosos (2 e 15), em meio aos quais acham-se as ilhotas de Langerhans (4, 8 e 9) — formações arredondadas de volume variável, porém sempre maiores que os ácinos, e que se destacam por sua cor rósea pálida e pelos numerosos núcleos que possuem, dispostos sem qualquer regularidade aparente. Observadas com maior aumento (IV), vê-se que estão formadas por cordões celulares anastomosados, (23), e que existem capilares sangüíneos (24) entre suas malhas (formação glandular endócrina que regula o metabolismo da glicose, favorecendo o depósito do glicogênio nos músculos estriados e no fígado).

Nos ácinos pancreáticos examinados com maior aumento (1) é possível distinguir as células secretoras (20), com núcleos basais e citoplasma escuro, e as células centroacinógenas (21), situadas por cima das anteriores e delimitando em parte a luz do ácino, assim como alguns núcleos periféricos situados entre as células glandulares e a membrana basal, pertencentes às células em cesta de Boll (22). As células secretoras têm o citoplasma diferenciado em duas regiões: uma profunda, basófila pela presença de substância cromidial, e outra superficial, acidófila pelos grânulos de zimogênio que contém. Nas preparações coradas com métodos especiais estas estruturas tornam-se mais evidentes (Fig. 2).

Existem alguns canais excretores de pequeno calibre (1, 5 e 11), cuja parede, em corte transversal, aparece formada por seis a oito células cúbicas (segmentos intercalares), e outros maiores (11, 19 e III), de luz relativamente ampla, formados por células cúbicas como os anteriores, embora mais escuras: são condutos excretores, propriamente ditos.

No tecido conjuntivo interacinoso e no que forma os septos interlobulares (10) e interlobares (11) acham-se vasos (3, 6, 7, 12, 13 e 18) e nervos (14 e 17) e também um volumoso corpúsculo de Vater-Paccini (16), cortado obliquamente, reconhecível pela sua constituição laminar, pelo tamanho e pela cor pálida.

Em resumo, observamos o corte de uma glândula com ácinos exclusivamente serosos, como a parótida, da qual se distingue por carecer de canais estriados, excretossecretores, e pela presença de formações esferoidais denominadas ilhotas de Langerhans, cujo conjunto representa uma glândula de secreção interna que regula o metabolismo da glicose, características que nos permitem fazer o diagnóstico de pâncreas.

Figura 2. Grupo de ácinos pancreáticos

Trata-se de um campo pequeno, correspondente ao pâncreas, visto com pequeno e grande aumento. A preparação foi corada com uma técnica especial que revela os grãos de zimogênio, corando-os de vermelho (1) e a substância cromidial (ergastoplasma) de azul (2). Na porção inferior direita desta figura, na qual se vêem os ácinos com grande aumento, pode-se apreciar bem a posição apical (supranuclear) que ocupam os grãos de zimogênio, que literalmente preenchem esta zona citoplasmática. Também se observam claramente a posição basal e a disposição filamentosa da substância cromidial, à qual se deve a aparência estriada que apresenta a zona profunda destas células.

Figura 3. Ilhotas de Langerhans

Procedente da mesma preparação anterior, mostra-se aqui uma porção da ilhota de Langerhans. O método de coloração permite diferenciar as células alfa (1), coradas de vermelho e ocupando especialmente a zona periférica da ilhota, das células beta (2), coradas de azul e, em geral, situadas *profundamente*. Estas células estão relacionadas com a produção de insulina, cuja deficiência produz o diabete (hiperglicemia, acompanhada às vezes de glicosúria). As células alfa são as encarregadas de produzir o glucagon, que mobiliza o glicogênio hepático e aumenta a glicemia (quantidade de glicose no sangue).

É fácil observar, com este aumento, os capilares sangüíneos (3) que irrigam a ilhota, e apreciar sua riqueza em relação com sua condição de glândula endócrina. Envolvendo-a, constata-se a presença de tecido conjuntivo (4) e dos ácinos pancreáticos (5).

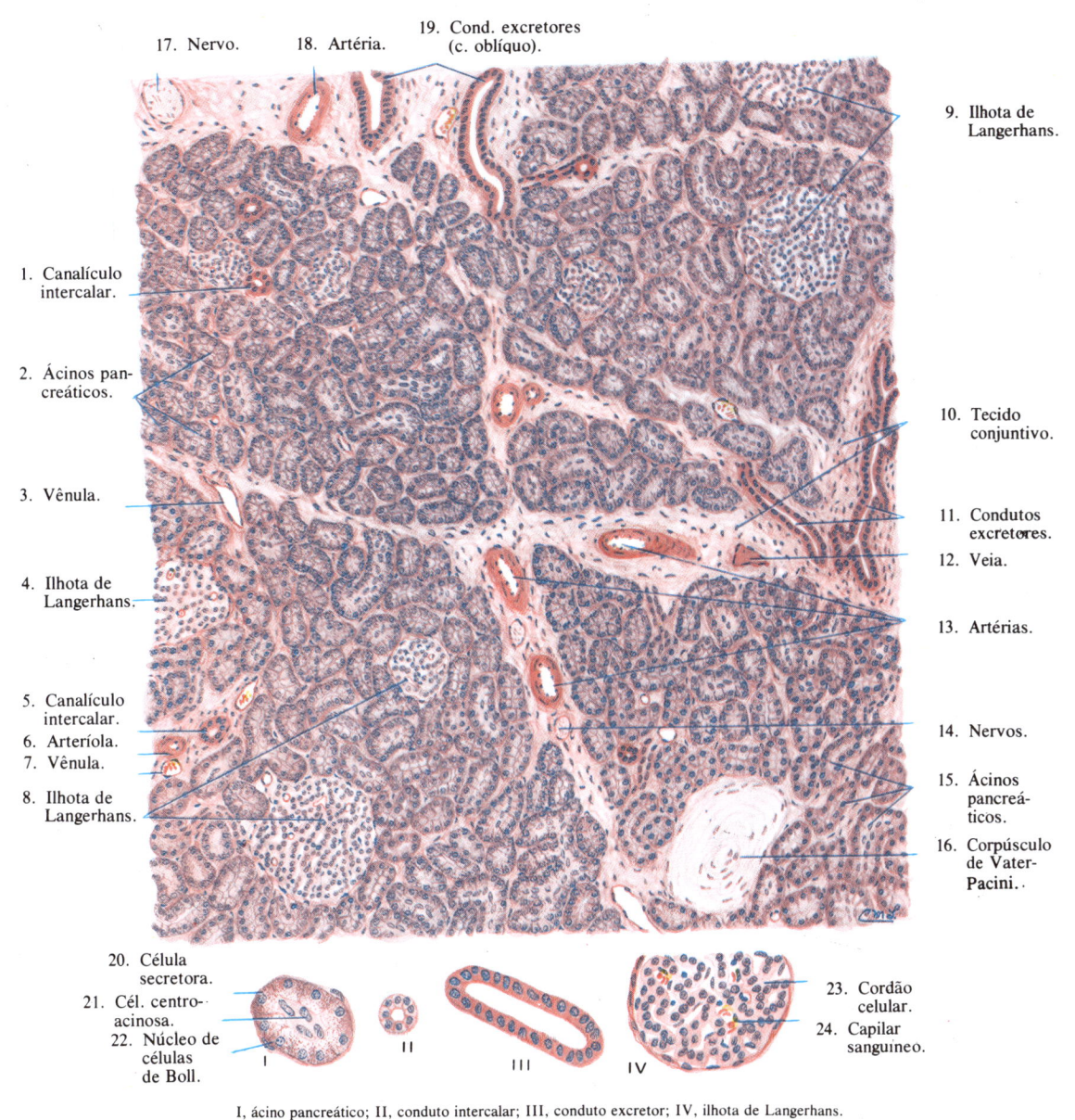

17. Nervo.   18. Artéria.   19. Cond. excretores
                                           (c. oblíquo).

9. Ilhota de
   Langerhans.

1. Canalículo
   intercalar.

2. Ácinos pan-
   creáticos.

10. Tecido
    conjuntivo.

3. Vênula.

11. Condutos
    excretores.

12. Veia.

4. Ilhota de
   Langerhans.

13. Artérias.

5. Canalículo
   intercalar.
6. Arteríola.
7. Vênula.

14. Nervos.

8. Ilhota de
   Langerhans.

15. Ácinos
    pancreá-
    ticos.

16. Corpúsculo
    de Vater-
    Pacini.

20. Célula
    secretora.
21. Cél. centro-
    acinosa.
22. Núcleo de
    células
    de Boll.

23. Cordão
    celular.
24. Capilar
    sanguíneo.

I, ácino pancreático; II, conduto intercalar; III, conduto excretor; IV, ilhota de Langerhans.

Coloração: hematoxilina-eosina. 90 ×.

Ácinos pancreáticos   *Ilhotas de Langerhans*

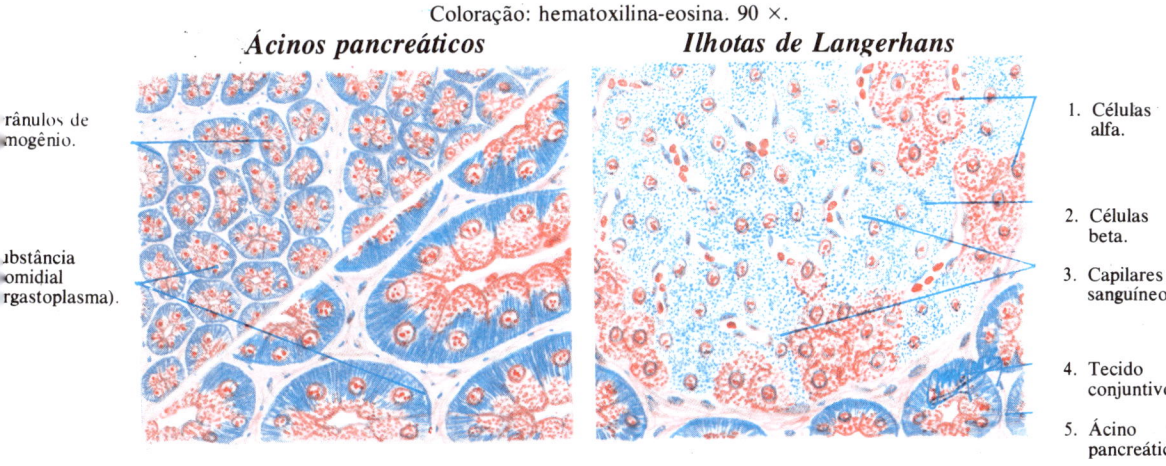

rânulos de
mogênio.

1. Células
   alfa.

2. Células
   beta.

ubstância
omidial
rgastoplasma).

3. Capilares
   sanguíneos.

4. Tecido
   conjuntivo.

5. Ácino
   pancreático.

Fig. 2. — 90 e 450 ×. Coloração: hematoxilina crômica de Gomori-floxina **Fig. 3.** — 350 ×.

LÂMINA 68

LARINGE

Corte frontal

Reproduzimos nesta lâmina o corte longitudinal de um órgão provido de uma peça cartilaginosa como esqueleto *(8)* e recoberto por uma mucosa com grandes pregas *(14* e *20)*, que incluem glândulas *(12, 16* e *22)* e nódulos linfáticos *(7)*, sendo reforçada em grande extensão por um maciço muscular estriado *(10* e *20)*. Em quase toda sua extensão a mucosa está revestida por um epitélio de tipo "respiratório": pseudo-estratificado, cilíndrico, ciliado, com células caliciformes *(13)*; este fato, aliado à existência do esqueleto cartilaginoso, permite-nos assegurar que o corte examinado corresponde ao aparelho respiratório. Se observarmos agora o epitélio que reveste a prega maior ou triangular formada por uma massa muscular, veremos que em seu ângulo livre e em suas proximidades este epitélio é pavimentoso estratificado *(18)*, fato que caracteriza a corda vocal inferior ou verdadeira. Estes dois fatos: corte de uma porção do aparelho respiratório e a presença da corda vocal verdadeira, permitem-nos concluir que o corte examinado corresponde a uma porção da laringe. Feito o diagnóstico do órgão, podemos proceder à descrição detalhada do corte reproduzido.

A laringe foi cortada verticalmente, mostrando suas duas pregas proeminentes *(14, 18, 19* e *20)*, sustentadas por cartilagens hialinas *(8* e *11)* e músculos estriados *(10* e *20)*. A prega superior, ou corda vocal falsa *(14)*, é formada unicamente por uma membrana mucosa. Reveste-a um epitélio pseudo-estratificado cilíndrico, ciliado, com células caliciformes *(13)*, e em sua lâmina própria há abundantes ácinos glandulares serosos, mucosos e mistos *(12)*, dos quais vêem-se alguns canais excretores *(15)*, assim como nódulos linfáticos *(7)*.

Separando-a da corda vocal inferior encontra-se o ventrículo laríngeo de Morgagni *(17)*, cuja parede está revestida por mucosa contínua com a da corda vocal superior e, como esta, muito rica em formações linfáticas (tonsila ou amígdala laríngea, *7*). Não existe uma submucosa em continuação direta com o pericôndrio *(9)* que recobre a cartilagem tireóide *(8)*.

Por baixo, ela se prolonga na mucosa que reveste a prega inferior, ou corda vocal verdadeira *(18, 19* e *20)*. A borda livre desta corda vocal está revestida por epitélio pavimentoso estratificado *(18)*, que se prolonga um pouco sobre sua face superior e mais extensamente em sua face inferior. O córion papilífero é muito rico em fibras elásticas e seu conjunto constitui o ligamento vocal *(19)*, que se apóia sobre feixes musculares do músculo vocal (fascículo interno do músculo tireoaritenóideo *20*). O córion desta zona carece de glândulas e formações linfóides. Na porção inferior da laringe, a mucosa torna a apresentar-se recoberta com epitélio pseudo-estratificado, cilíndrico, ciliado *(21)* e o córion contém novamente glândulas mistas *(22)*. Uma porção da cartilagem cricóide *(11)* — a cartilagem inferior da laringe — aparece na extremidade inferior do corte representado.

Laringe
(Corte frontal)

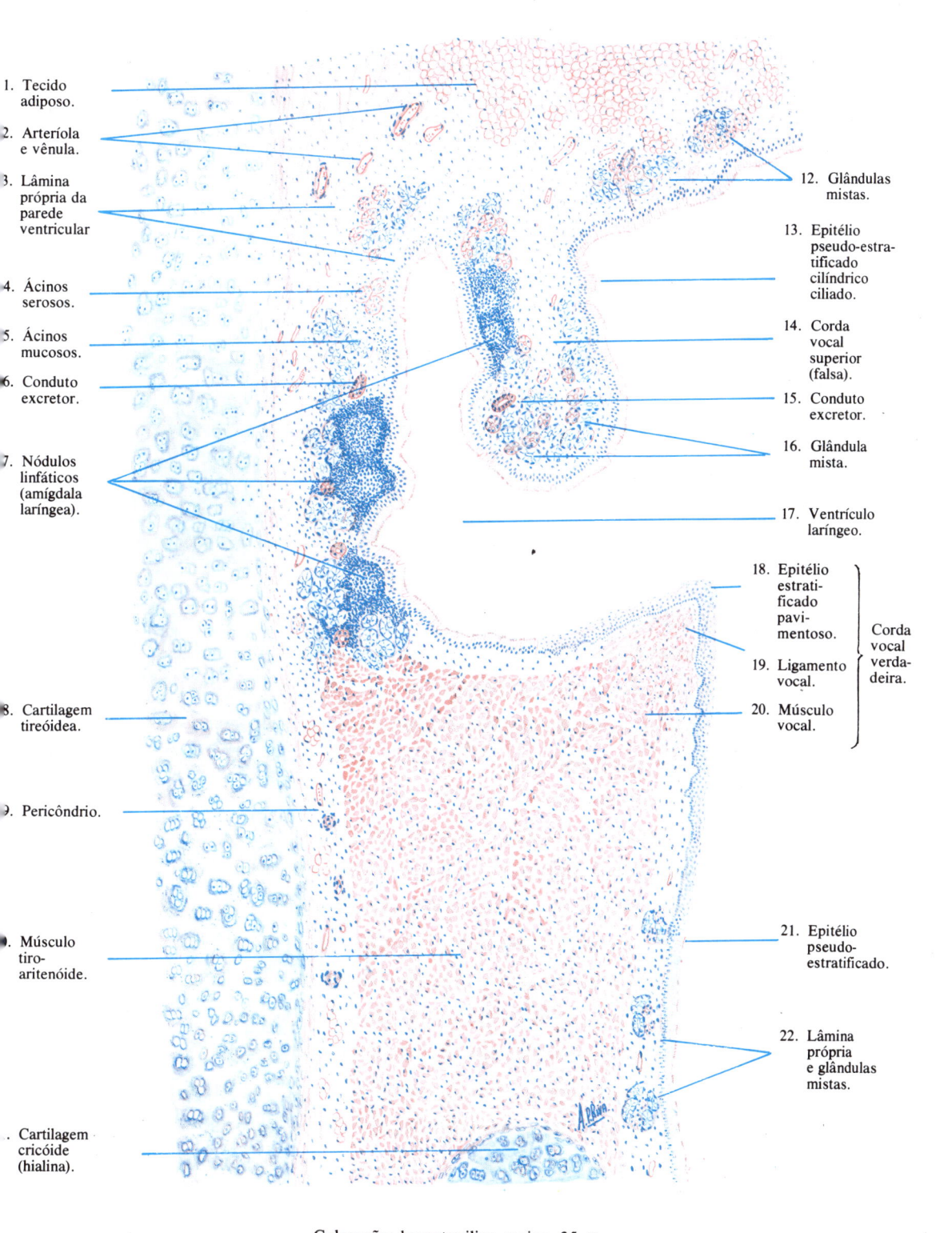

1. Tecido adiposo.

2. Arteríola e vênula.

3. Lâmina própria da parede ventricular

4. Ácinos serosos.

5. Ácinos mucosos.

6. Conduto excretor.

7. Nódulos linfáticos (amígdala laríngea).

8. Cartilagem tireóidea.

9. Pericôndrio.

0. Músculo tiro-aritenóide.

. Cartilagem cricóide (hialina).

12. Glândulas mistas.

13. Epitélio pseudo-estratificado cilíndrico ciliado.

14. Corda vocal superior (falsa).

15. Conduto excretor.

16. Glândula mista.

17. Ventrículo laríngeo.

18. Epitélio estratificado pavimentoso.

19. Ligamento vocal.

20. Músculo vocal.

Corda vocal verdadeira.

21. Epitélio pseudo-estratificado.

22. Lâmina própria e glândulas mistas.

Coloração: hematoxilina-eosina. 35 ×.

LÂMINA 69

TRAQUÉIA

Figura 1. Corte transversal

O esqueleto deste canal é constituído por tecido cartilaginoso hialino, disposto na forma de um grande segmento de anel *(3)*. Por fora vê-se a adventícia do órgão *(1)*, com células adiposas *(8)*, vasos sangüíneos e nervos *(7)*. Feixes de fibras musculares lisas *(10)* implantam-se no pericôndrio *(2)* que rodeia as extremidades da cartilagem e constituem o músculo traqueal.

Por dentro do anel cartilaginoso situa-se a mucosa *(6)*, com um córion *(12)* que engloba ácinos serosos *(4)* e mucosos *(5)* providos de canais excretores *(11)* que desembocam na luz do órgão, e um epitélio pseudo-estratificado, cilíndrico, ciliado, com células caliciformes *(14)*, ou seja, um epitélio de tipo respiratório.

Na região posterior do canal, desprovido de cartilagens, a mucosa apresenta grandes pregas *(12)*.

Observamos um setor de um órgão tubular com esqueleto cartilaginoso que não descreve um círculo completo (cartilagem em forma de C), cujas extremidades livres estão enlaçadas por fibras musculares lisas. Por fora encontramos tecido conjuntivo, que o circunda e forma a adventícia do órgão, e por dentro uma mucosa com epitélio de tipo ''respiratório'', cujo córion inclui algumas glândulas serosas e mucosas — detalhes estruturais que permitem dizer que o corte examinado pertence à traquéia. As fibras musculares que enlaçam as extremidades livres da cartilagem traqueal formam, em seu conjunto, o denominado músculo traqueal que, por contração reflexa, impede que se separem excessivamente quando aumenta a pressão intratraqueal durante os esforços (de tosse, por exemplo) com a glote fechada.

Figura 2. Setor de parede

Examinando, com objetiva 6, a espessura da parede traqueal, observamos: a cartilagem com substância fundamental interterritorial acidófila *(2)*, e a que corresponde à área territorial ligeiramente basófila *(4)*; o pericôndrio *(1)*, constituído por tecido conjuntivo fibroso que se prolonga, sem limite de separação, com o tecido conjuntivo da região profunda do córion, rico em fibras elásticas; ácinos glandulares serosos, mucosos e mistos *(8)*, e o corte de um canal excretor *(7)* situado nesse mesmo córion; um epitélio pseudo-estratificado, cilíndrico, ciliado *(5)*, no qual vêem-se muito bem os cílios aglutinados em feixes e as células caliciformes existentes de espaço em espaço *(9)*, assim como a membrana basal deste epitélio. Os cílios vibráteis, em seu movimento ondulatório, fazem avançar para o exterior os produtos secretados pelas diversas glândulas, juntamente com a poeira atmosférica e as substâncias estranhas depositadas sobre eles.

Vê-se que os condrócitos que ocupam a região superficial da cartilagem são achatados *(3)* e confundem-se gradualmente com os fibrócitos do pericôndrio.

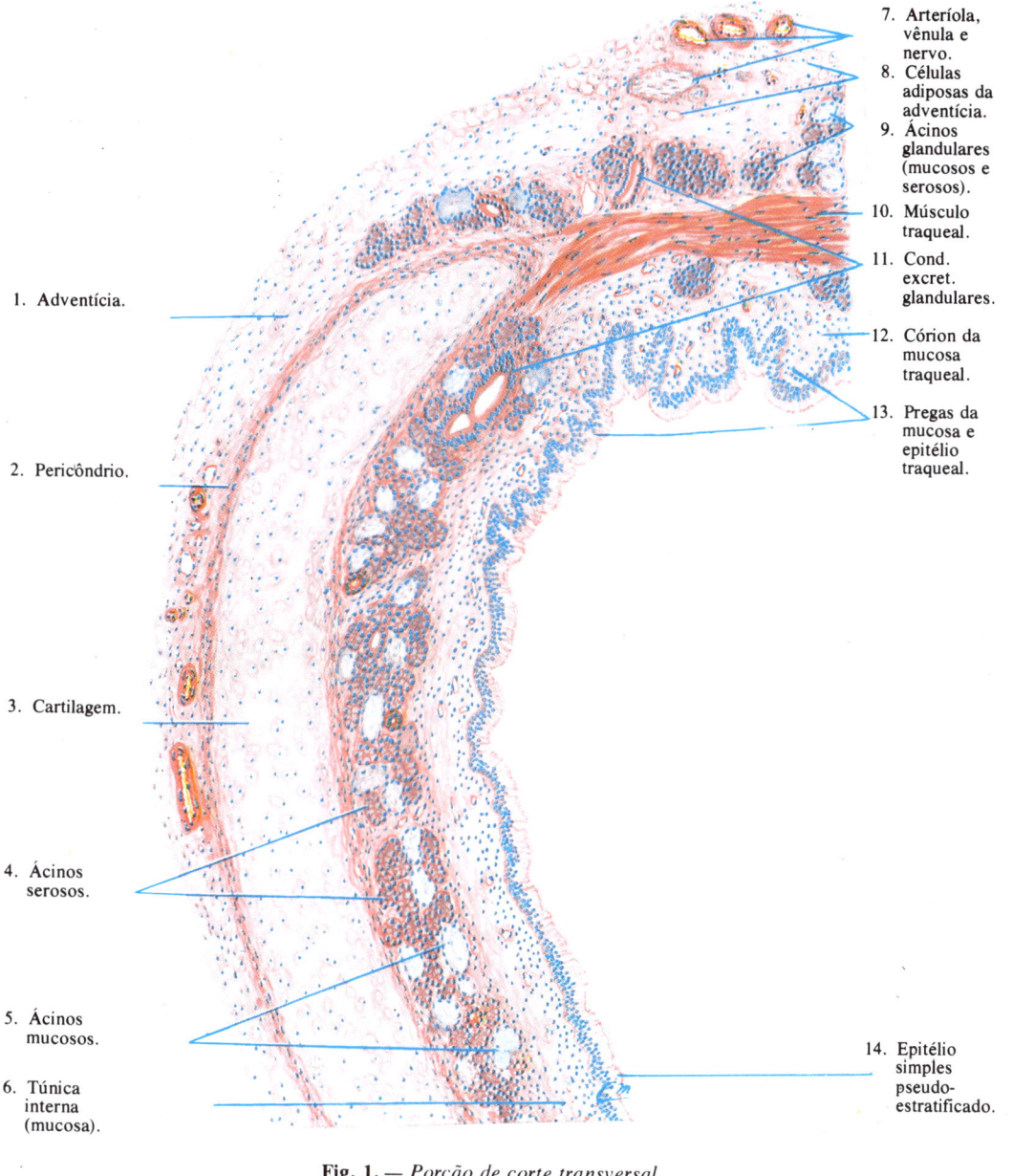

1. Adventícia.

2. Pericôndrio.

3. Cartilagem.

4. Ácinos serosos.

5. Ácinos mucosos.

6. Túnica interna (mucosa).

7. Arteríola, vênula e nervo.
8. Células adiposas da adventícia.
9. Ácinos glandulares (mucosos e serosos).
10. Músculo traqueal.
11. Cond. excret. glandulares.
12. Córion da mucosa traqueal.
13. Pregas da mucosa e epitélio traqueal.
14. Epitélio simples pseudo-estratificado.

Fig. 1. — *Porção de corte transversal.*
Coloração: hematoxilina-eosina. 50 ×.

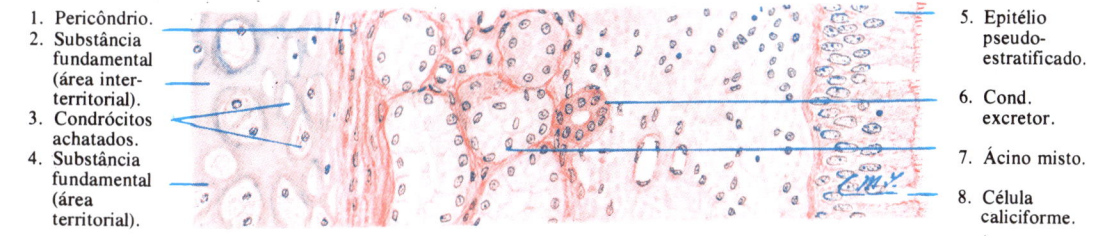

1. Pericôndrio.
2. Substância fundamental (área inter-territorial).
3. Condrócitos achatados.
4. Substância fundamental (área territorial).

5. Epitélio pseudo-estratificado.
6. Cond. excretor.
7. Ácino misto.
8. Célula caliciforme.

Fig. 2. — *Detalhes de um setor.*
Coloração: hematoxilina-eosina. 220 ×.

LÂMINA 70

PULMÃO

Nesta preparação destacam-se os cortes de condutos "respiratórios" ou aeríferos situados em meio a um parênquima alveolar (que dá ao corte o aspecto rendado), reconhecíveis pelo tipo de epitélio que possuem e pelo esqueleto cartilaginoso presente em muitos deles. Estes dados nos permitem dizer que estamos observando um corte de pulmão, cuja composição passamos a descrever.

Como vimos, destacam-se os cortes de "condutos aeríferos" *(6, 12, 16 e 31)*, alguns dos quais possuem cartilagens *(31)*, situados em um parênquima que se caracteriza pela presença de grande número de cavidades ou alvéolos *(4, 21, 25)*.

Em alguns pontos vê-se que os alvéolos se dispõem em séries e formam a parede de "condutos alveolares" *(2, 15 e 22)* que se prolongam nos bronquíolos respiratórios *(5, 17, 23 e 26)*. Reconhecemos estes últimos porque em suas paredes, revestidas com epitélio cúbico ou cilíndrico simples *(24)*, sempre se encontram porções intercaladas de alvéolos.

Os bronquíolos terminais *(6 e 12)* e os bronquíolos propriamente ditos *(16)* têm apenas um revestimento epitelial cilíndrico simples, sem a presença de alvéolos em suas paredes. Destacam-se as pregas regulares da mucosa do bronquíolo propriamente dito, que desenham uma luz regularmente festonada, e a presença de células caliciformes entre as epiteliais de revestimento. Em troca, estas estão ausentes nos bronquíolos terminais, sendo a luz destes condutos ampla e irregular. Encontram-se fibras musculares lisas, dispostas em forma de anéis concêntricos, por fora da mucosa dos bronquíolos, constituindo o músculo de Reisseisen *(13)*.

Os bronquíolos extralobulares *(32)* destacam-se pelo maior calibre e por possuírem tecido cartilaginoso *(29)* em sua túnica média. Além disso, o epitélio da mucosa é cilíndrico, pseudo-estratificado, com células caliciformes *(30)*. No córion existem alguns ácinos glandulares serosos e mucosos e, mais externamente, entre o córion e a cartilagem, fibras musculares pertencentes ao músculo de Reisseisen *(30)*.

Com freqüência vê-se o vaso correspondente a um ramo da artéria pulmonar acompanhando as ramificações brônquicas *(7, 10 e 27)*. Por sua ampla luz e parede relativamente delgada, pode ser confundido com uma veia. Recordemos que as ramificações da artéria pulmonar acompanham os brônquios e conduzem sangue venoso procedente do ventrículo direito, carregado, portanto, de dióxido de carbono. Na proximidade do corte do ramo da artéria pulmonar *(27)* acha-se o corte de uma veia brônquica *(28)*.

Os ramos das veias pulmonares (conduzem sangue oxigenado), ao contrário, situam-se especialmente nos septos conjuntivos interlobulares *(3)*. Talvez convenha recordar aqui que os vasos que saem dos ventrículos são artérias e os que chegam às aurículas são veias, e conduzem ou sangue oxigenado ou carregado de dióxido de carbono.

Na região superior do corte encontra-se o tecido conjuntivo *(19)* da pleura visceral *(1)*, revestido por células mesoteliais baixas, dispostas em uma só camada *(18)*.

Na próxima lâmina reproduzimos, vistos com maiores aumentos, setores desta mesma preparação.

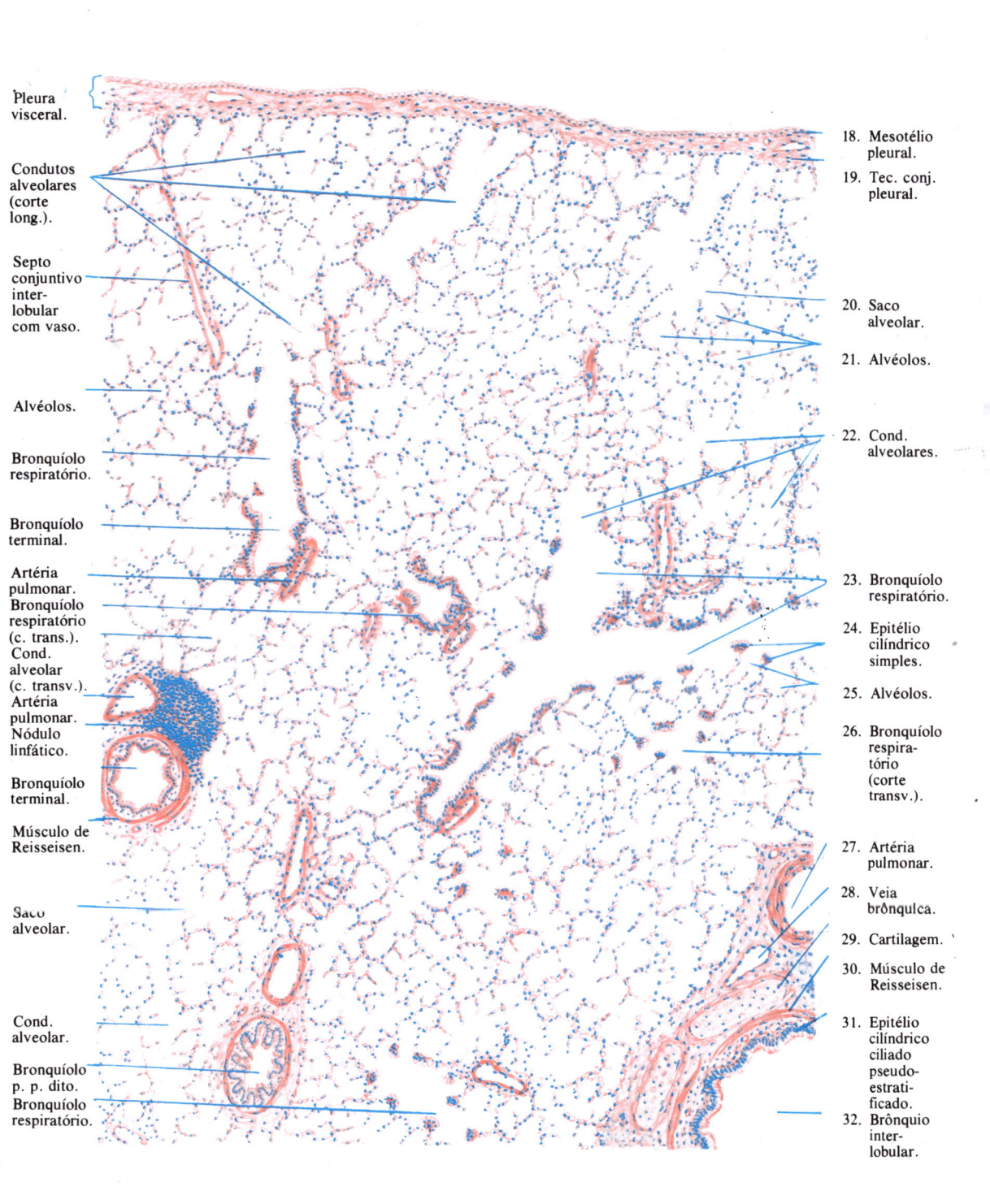

Pleura
visceral.

Condutos
alveolares
(corte
long.).

Septo
conjuntivo
inter-
lobular
com vaso.

Alvéolos.

Bronquíolo
respiratório.

Bronquíolo
terminal.

Artéria
pulmonar.
Bronquíolo
respiratório
(c. trans.).
Cond.
alveolar
(c. transv.).
Artéria
pulmonar.
Nódulo
linfático.

Bronquíolo
terminal.

Músculo de
Reisseisen.

Saco
alveolar.

Cond.
alveolar.

Bronquíolo
p. p. dito.
Bronquíolo
respiratório.

18. Mesotélio
pleural.

19. Tec. conj.
pleural.

20. Saco
alveolar.

21. Alvéolos.

22. Cond.
alveolares.

23. Bronquíolo
respiratório.

24. Epitélio
cilíndrico
simples.

25. Alvéolos.

26. Bronquíolo
respira-
tório
(corte
transv.).

27. Artéria
pulmonar.

28. Veia
brônquica.

29. Cartilagem.

30. Músculo de
Reisseisen.

31. Epitélio
cilíndrico
ciliado
pseudo-
estrati-
ficado.

32. Brônquio
inter-
lobular.

Coloração: hematoxilina-eosina. 30 ×.

LÂMINA 71

PULMÃO

Figura 1. Pormenores de vários campos

No brônquio interlobular que ocupa o centro desta figura reconhecemos: o epitélio do tipo "respiratório" ou "aerífero" de sua mucosa *(10);* as fibras musculares lisas do músculo de Reisseisen *(6)*, dispostas em camada delgada e incompleta por baixo da mucosa brônquica; os nódulos e placas cartilaginosas *(4)* da túnica média, e a adventícia ou túnica externa *(3 e 11)* bem desenvolvida, que o põe em contato com o parênquima pulmonar *(1)* e com os vasos satélites *(7 e 12)*.

Encontra-se um número regular de ácinos serosos *(8)* e mucosos *(9)* entre as placas esqueléticas e o músculo brônquico. Um canal excretor *(2)* atravessa este último, para desembocar na luz do brônquio.

Figura 2

Este conduto aerífero corresponde a uma ramificação brônquica intralobular, chamada bronquíolo propriamente dito. Caracteriza-se por seu calibre reduzido, por carecer de esqueleto cartilaginoso e por sua luz estrelada *(4)*, limitada por um epitélio cilíndrico simples que possui células caliciformes *(5)*. O músculo de Reisseisen *(3)* está muito desenvolvido; a adventícia, em troca, é muito escassa *(2)*, não existindo ácinos glandulares em suas paredes.

Além dos alvéolos que cercam este bronquíolo *(1)*, encontra-se em sua proximidade um ramo da artéria pulmonar *(6)*.

Figura 3

O bronquíolo aqui representado é "respiratório". Na constituição de suas paredes, inicialmente revestidas por um epitélio cúbico sem cílios nem células caliciformes *(4)*, intervêm alvéolos pulmonares *(1)*, isolados ou dispostos em grupos, entre os quais intercalam-se faixas epiteliais de células cúbicas ou pavimentosas, de extensão desigual *(2)*. Observam-se as fibras do músculo de Reisseisen, presentes apenas nas zonas forradas pelo epitélio brônquico *(3)*, o ramo da artéria pulmonar satélite *(5)* e os alvéolos do parênquima pulmonar vizinho *(1)*.

É bem evidente, no corte, que a "alveolização" do bronquíolo começa pela parede mais afastada da artéria pulmonar.

Figura 4

Examinando com grande aumento os septos interalveolares *(4)* podem-se ver, em sua espessura, os capilares sangüíneos que conduzem o sangue para a hematose *(1)*, as células endoteliais que os formam e as que os cercam (pericitos, células adventícias e as células alveolares *(6)*, cujas expansões revestem — como o demonstra a microscopia eletrônica — toda a extensão da superfície alveolar). Não é possível distinguir nestas preparações estes diversos elementos. Além disso, podem-se encontrar alguns polimorfonucleares *(3)* e outras células sangüíneas extravasadas. As extremidades livres dos septos interalveolares apresentam-se um pouco espessadas, sob a forma de rolos, pois ali existem fibras musculares anulares *(2)*.

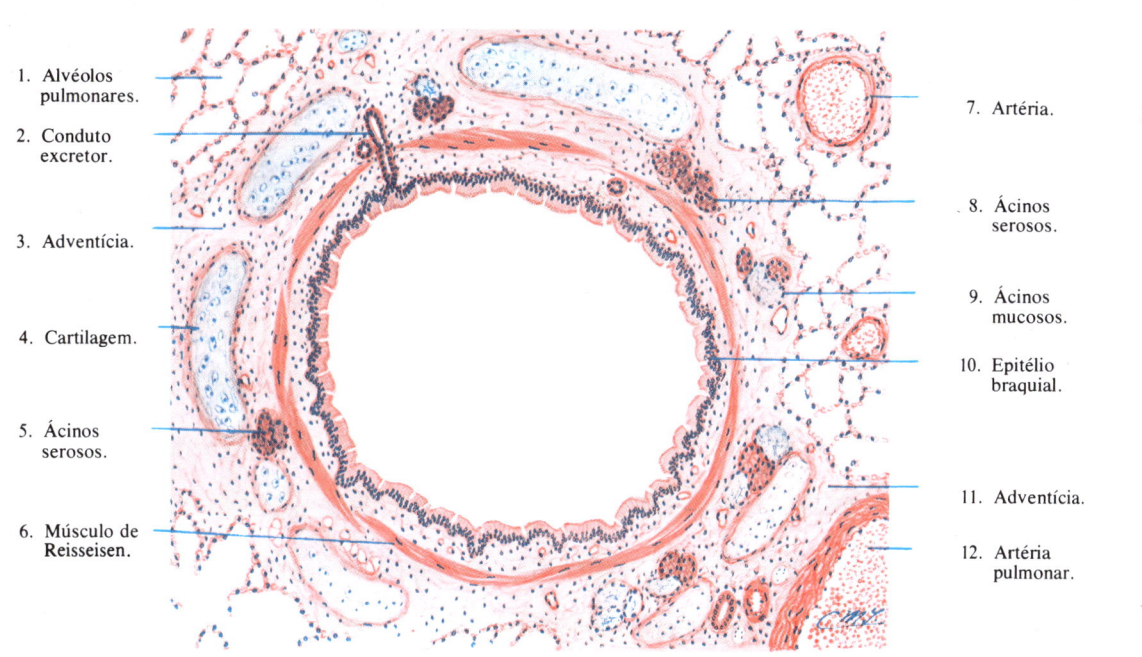

1. Alvéolos pulmonares.
2. Conduto excretor.
3. Adventícia.
4. Cartilagem.
5. Ácinos serosos.
6. Músculo de Reisseisen.

7. Artéria.
8. Ácinos serosos.
9. Ácinos mucosos.
10. Epitélio braquial.
11. Adventícia.
12. Artéria pulmonar.

Fig. 1. — *Brônquio interlobular.* 50 ×.

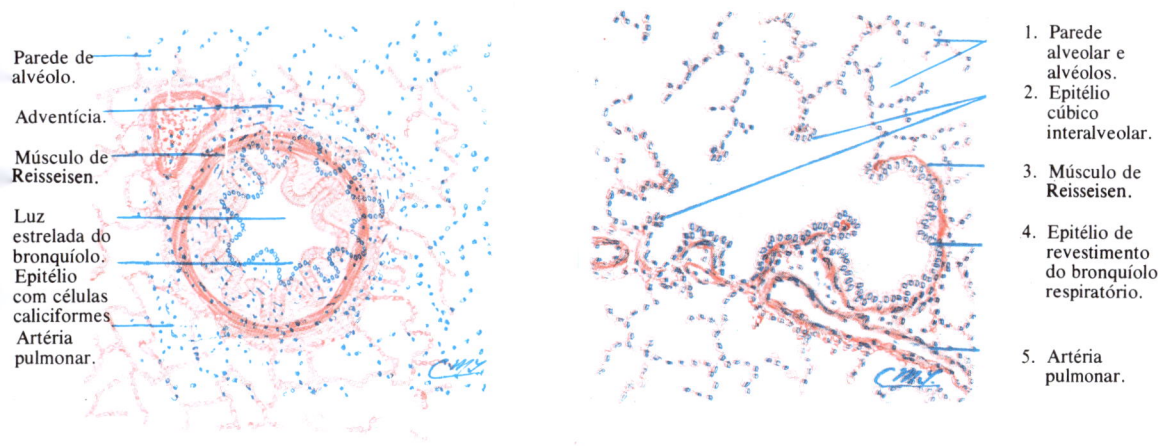

Parede de alvéolo.
Adventícia.
Músculo de Reisseisen.
Luz estrelada do bronquíolo.
Epitélio com células caliciformes
Artéria pulmonar.

1. Parede alveolar e alvéolos.
2. Epitélio cúbico interalveolar.
3. Músculo de Reisseisen.
4. Epitélio de revestimento do bronquíolo respiratório.
5. Artéria pulmonar.

Fig. 2. — *Brônquio intralobular (bronquíolo propriamente dito).* 50 ×.

Fig. 3. — *Bronquíolo respiratório.* 50 ×.

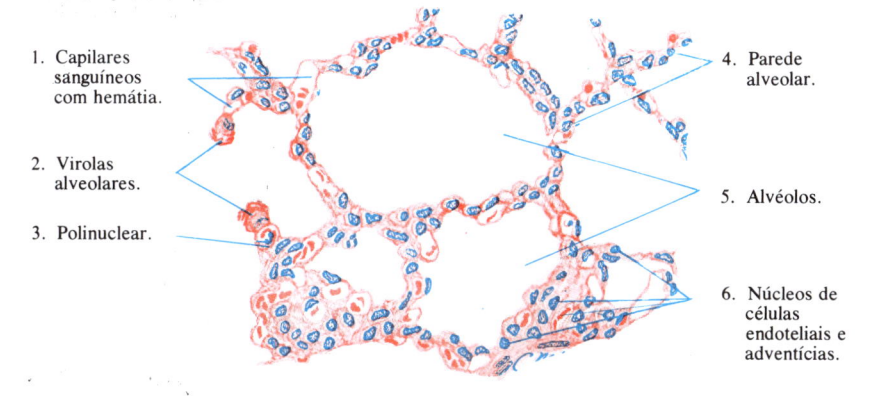

1. Capilares sanguíneos com hemátia.
2. Virolas alveolares.
3. Polinuclear.

4. Parede alveolar.
5. Alvéolos.
6. Núcleos de células endoteliais e adventícias.

Fig. 4. — *Paredes de alvéolos.*
Coloração: hematoxilina-eosina. 700 ×.

LÂMINA 72

RIM

Vista parcial de um lóbulo

Este órgão, cujo parênquima é constituído essencialmente, em toda sua extensão, por formações tubulares (que aparecem cortadas em diferentes direções), pode ser dividido em duas regiões, pela intensidade com que estas se coram: uma fortemente corada e que, além disso, contém corpúsculos esferoidais — zona cortical — e outra mais extensa, constituída, em geral, por tubos de luz mais ampla, de coloração mais discreta e desprovida dos corpúsculos antes mencionados (zona medular). Esta constituição caracteriza o rim, órgão que corresponde ao corte representado na lâmina e cuja organização passamos a descrever pormenorizadamente.

A região corada mais intensa constitui, como dissemos, a zona cortical do órgão *(19)*, decomposta em zonas triangulares por raios medulares, ou pirâmides de Ferrein *(5)*, que procedem da medular. Destaca-se pela cor vermelha dos tubos secretores que entram na sua constituição *(3)* e pela presença dos corpúsculos de Malpighi *(2* e *8)*, fáceis de reconhecer pela forma esferoidal e pelos numerosos núcleos que apresentam.

A região medular *(20)* é mais clara; constitui-se, igualmente, de tubos, mas estes têm um epitélio que fixa pouco a eosina (tubos excretores, *11)*, e estão separados entre si por uma quantidade apreciável de tecido conjuntivo.

Na região inferior, o conjunto de tubos excretores representados forma a papila renal *(15)*. Esta possui um epitélio de revestimento cúbico simples *(12)*, que se prolonga insensivelmente no do cálice correspondente *(13)*. No tecido conjuntivo que lhe pertence *(16)* acham-se numerosos vasos, alguns de grande volume *(14)*. São os ramos da artéria e das veias renais. No interior do parênquima renal acham-se outras ramificações de menor calibre que, pela posição que ocupam, podemos reconhecer como vasos interlobulares *(10)* e arciformes *(9)*.

Envolvendo o órgão acha-se uma cápsula fibrosa *(18)* e, mais para fora, tecido conjuntivo rico em células adiposas (tecido adiposo perirrenal, *17)*.

Nas próximas lâminas, em que são reproduzidas regiões desta mesma preparação vistas com maiores aumentos, teremos oportunidade de precisar alguns pormenores estruturais.

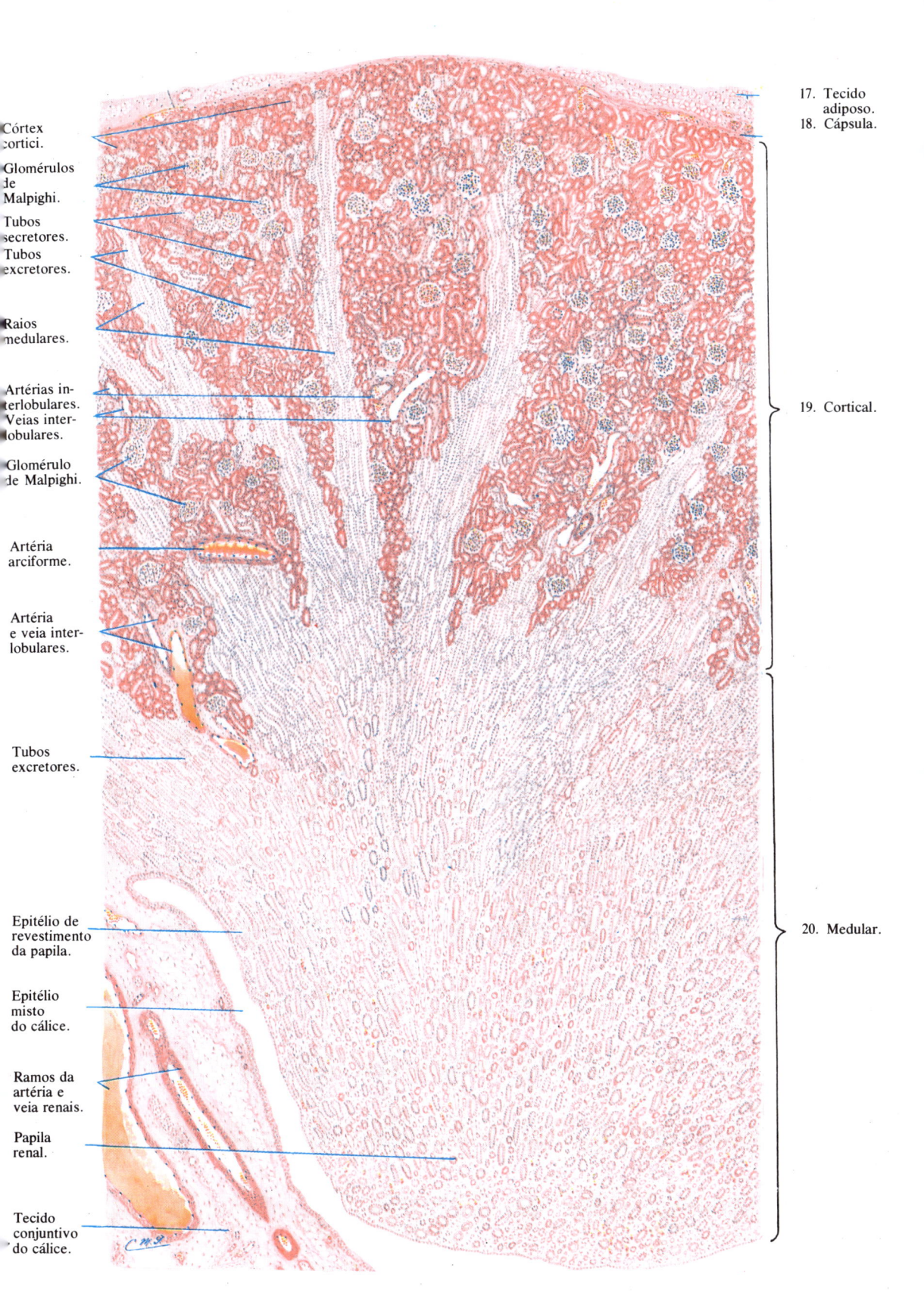

Córtex
cortici.

Glomérulos
de
Malpighi.

Tubos
secretores.

Tubos
excretores.

Raios
medulares.

Artérias in-
terlobulares.
Veias inter-
lobulares.

Glomérulo
de Malpighi.

Artéria
arciforme.

Artéria
e veia inter-
lobulares.

Tubos
excretores.

Epitélio de
revestimento
da papila.

Epitélio
misto
do cálice.

Ramos da
artéria e
veia renais.

Papila
renal.

Tecido
conjuntivo
do cálice.

17. Tecido
adiposo.
18. Cápsula.

19. Cortical.

20. Medular.

Coloração: hematoxilina-eosina. 25 ×.

LÂMINA 73

RIM

Figura 1. Zona cortical profunda

Nesta lâmina reproduzimos uma zona da região cortical do rim vista com aumento que permite precisar pormenores estruturais. Assim, pode-se distinguir nos corpúsculos renais ali existentes os capilares que formam o glomérulo vascular *(3)* e os folhetos visceral e parietal da cápsula de Bowman *(16)*, em cuja constituição intervêm e que é formada pelos podócitos (da microscopia eletrônica) no folheto visceral e por células planas no parietal, às quais serve de suporte uma membrana basal bem visível com métodos especiais de coloração (APS; Fig. 2). Entre a parietal e a visceral existe um espaço (espaço subcapsular, *2*), normalmente muito estreito. O corte atingiu uma arteríola no momento em que penetrava no corpúsculo (arteríola aferente, *15*) e um túbulo contornado em sua origem *(8)*, cuja luz se continua diretamente com o espaço subcapsular do corpúsculo renal correspondente.

Ao redor destes corpúsculos acham-se numerosos tubos cortados transversal ou obliquamente. São de dois tipos: os mais abundantes, de luz estreita e com epitélio provido de borda em escova, são tubos contornados proximais *(4, 9, 14 e 20)*; os de luz um pouco mais ampla e epitélio sem diferenciação apical são os túbulos contornados distais *(1 e 13)*. A certa distância dos corpúsculos acham-se outros túbulos de luz ampla e epitélio cúbico claro que pertencem à porção inicial dos canais coletores *(5 e 18)*. Estes são mais abundantes na região inferior do corte *(11 e 12)*, que pertence à zona de transição com a medular do órgão. Entre eles encontram-se outros tubos que correspondem à porção delgada da alça de Henle *(12 e 22)*, de luz estreita e epitélio plano, ou à porção espessa da mesma *(10 e 19)*, de maior diâmetro, com células cúbicas menos acidófilas do que outros túbulos de diâmetro similar, mas de diferente significado e luz ampla. Predominam aqui os capilares sangüíneos *(23)*, com os quais podem ser confundidos os cortes da porção delgada e, em *(17)* vemos uma artéria interlobular cortada em "bico de flauta", onde se pode observar o aspecto que sua parede muscular apresenta em corte tangencial.

Para compreender a razão desta topografia tubular convém recordar aqui a composição de um túbulo urinífero, com sua porção secretora e excretora, e a disposição de seus componentes. A porção secretora é representada pelo néfron, que compreende inicialmente o corpúsculo renal (de Malpighi), com o glomérulo capilar e a cápsula de Bowman que o envolve e que origina o túbulo contornado proximal, com seu trajeto ao redor do glomérulo capilar renal. É caracterizado pelo epitélio cilíndrico, com borda em escova formada por microvilosidades. Segue-se o segmento delgado da alça de Henle, de luz estreita e células achatadas, que se dirige para a medular, atingindo sua região profunda e retornando (formando uma alça) até a cortical, em cujo trajeto aumenta de diâmetro e constitui a porção espessa da alça de Henle, também chamada ascendente, a qual se prolonga, sem limites precisos, no túbulo contornado distal, cujo trajeto se faz ao redor do glomérulo, entremeando-se com o túbulo contornado proximal. Embora de diâmetro similar ao deste, suas células, um pouco menos acidófilas, distinguem-se das anteriores por carecerem de borda em escova, (embora algumas possuam microvilosidades). Estes canais desembocam nos túbulos coletores que iniciam a porção excretora, dirigindo-se diretamente para a medular: distinguem-se, no começo, não tanto por seu diâmetro, mas por sua luz mais ampla e suas células cúbicas e bem delimitadas, embora palidamente coradas. Conforme nos aprofundamos na medular, vão predominando no campo observado e aumentando de diâmetro.

Figura 2. Complexo justaglomerular

Reproduziu-se aqui um campo da preparação anterior, correspondente a um corpúsculo renal e a suas imediações. Neste caso, o corte foi corado pelo método do APS, que cora em vermelho as membranas basais *(2 e 10)* e a borda em escova das células dos túbulos contornados proximais *(1, 3, 7 e 10)*, fato que permite distingui-los facilmente dos túbulos contornados distais *(6 e 9)* que carecem deste dispositivo.

Observando o corpúsculo renal podemos distinguir: a cápsula de Bowman, com sua membrana basal e o endotélio de revestimento *(4)*; o glomérulo de Malpighi, onde surge a membrana basal dos capilares, sob a forma de linha ou alças de cor vermelha; o corte oblíquo da arteríola aferente que penetra no corpúsculo mostra nesta zona, imediatamente abaixo do endotélio, células musculares modificadas, altas, epitelióides, com seus grânulos APS positivos característicos, e cujo conjunto forma o denominado aparelho justaglomerular *(8)*. Observamos também que o túbulo contornado distal, que está em contato com esta arteríola aferente sem mediação de uma membrana basal, apresenta células de revestimento que se superpõem, mais altas e delgadas que as demais. A reunião dessas células forma a chamada mácula densa *(9)*. Ao conjunto formado pelas células justaglomerulares e à mácula densa denominamos complexo justaglomerular.

Tubos contornados distais.

Cápsula de Bowman com revestimento endotelial.

Glomérulo de Malpighi.

Tubos contornados proximais.

Condutos coletores.

Ramo da veia lobular.

Artéria do glomérulo (c. transv.).

Rev. da c. de Bowman que se continua com o epitélio de um tubo contornado. Tubos contornados proximais.

Ramo largo da alça de Henle.

Tubos excretores.

Ramos delgados da alça de Henle (c. longitud.).

13. Tubos contornados distais.

14. Tubos cont. proximais com borda em escova.

15. Arteríola do corpúsc. (c. long.).

16. Folhas visceral e parietal da c. de Bowman.

17. Parede cortada tang. e luz da artéria interlobular.

18. Cond. coletores.

19. Ramos largos de Henle.

20. Tubos contorn. proximais.

21. Tubos coletores.

22. Ramos delgados da alça de Henle (c. trans.).

23. Capilares.

Fig. 1. — *Zona cortical profunda*.
(Coloração: hematoxilina-eosina, 150 ×.)

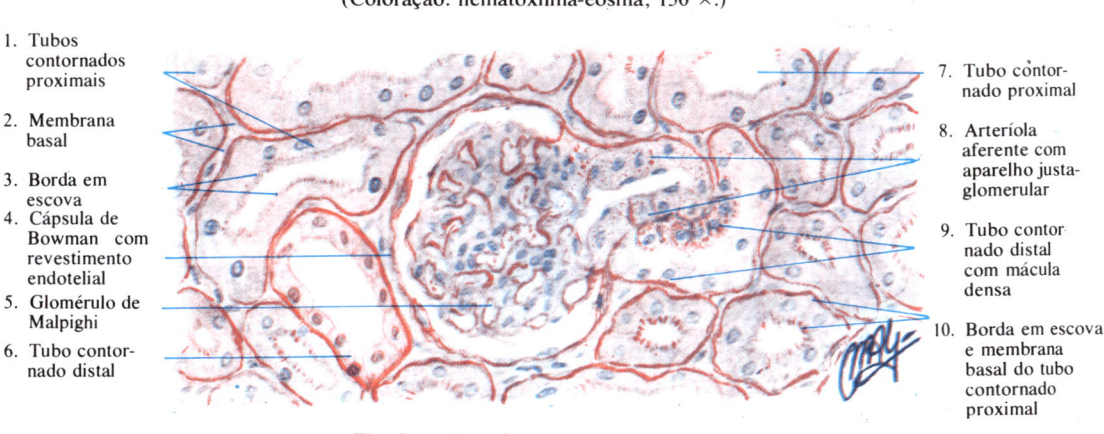

1. Tubos contornados proximais

2. Membrana basal

3. Borda em escova

4. Cápsula de Bowman com revestimento endotelial

5. Glomérulo de Malpighi

6. Tubo contornado distal

7. Tubo contornado proximal

8. Arteríola aferente com aparelho justaglomerular

9. Tubo contornado distal com mácula densa

10. Borda em escova e membrana basal do tubo contornado proximal

Fig. 2. — *Complexo justaglomerular*.
(Coloração: PAS e hematoxilina, 280 ×.)

LÂMINA 74

RIM

Zona medular profunda

Figura 1. Corte transversal

Os túbulos excretores nesta zona são de grande diâmetro e luz ampla: as células que os formam são cilíndricas, claras e providas de uma membrana bem evidente, que delimita muito bem as células entre si *(2 e 6)*. Existem numerosos cortes, correspondentes ao ramo delgado da alça de Henle *(3 e 8)*, que podem ser reconhecidos por seu pequeno calibre e pelo epitélio de revestimento plano, com núcleo esferoidal saliente na luz do conduto. Como dissemos, por seu calibre e aspecto geral podem ser confundidos com os capilares, mas enquanto no corte transversal destes últimos costumamos encontrar um só núcleo, no ramo delgado da alça de Henle é freqüente encontrarmos dois ou três núcleos. A presença de hemácias é outro dado que apóia o diagnóstico de capilar. Encontramos também alguns cortes pertencentes ao ramo espesso da alça de Henle *(1 e 7)*, facilmente diferenciáveis dos anteriores por seu maior diâmetro, pela luz ampla e pelas células cúbicas mais acidófilas do que as dos túbulos coletores.

Todos os túbulos estão separados por abundante tecido conjuntivo *(10)*, no qual encontram-se numerosos capilares *(4 e 9)*.

Figura 2. Corte longitudinal

Os túbulos coletores, ou de Bellini *(5)*, aparecem próximos à sua desembocadura na papila renal, revestida de epitélio cúbico bisseriado *(8)*. Predominam os cortes do ramo delgado da alça de Henle *(3, 4 e 6)*, sendo muito raros os do ramo espesso *(1)*. Também são numerosos, nesta região, os capilares sangüíneos *(2)* e o tecido intersticial *(7)*.

Ao descrever a figura anterior assinalamos os pormenores morfológicos e estruturais que permitem o diagnóstico diferencial desses diversos elementos.

1. Ramo largo da alça de Henle.

2. Tubos de Bellini (c. trans.).

3. Ramos delgados da alça de Henle.

4. Capilares sanguíneos.

5. Tubos de Bellini.

6. Tubos de Bellini.

7. Ramos largos da alça.

8. Ramos delgados da alça.

9. Capilares sanguíneos.

10. Tecido conjuntivo.

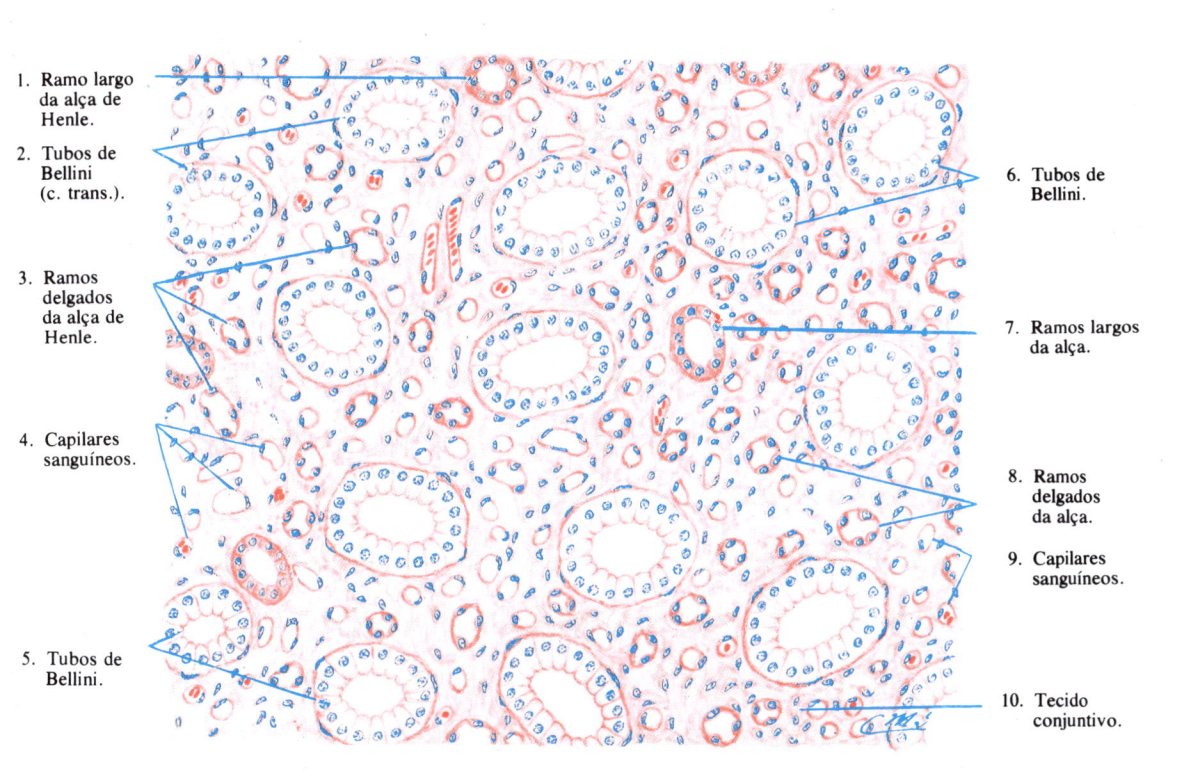

Fig. 1. — *Corte transversal.*
Coloração: hematoxilina-eosina. 170 ×.

Rim. *(Corte longitudinal da zona medular)*

Porção larga da alça de Henle.

Capilar sanguíneo.

Porção delgada da alça de Henle (c. long.).

Porção delgada da alça de Henle (c. transv.)

5. Tubos de Bellini (c. long.).

6. Ramo delgado da alça.

7. Tecido conjuntivo.

8. Epitélio da papilar.

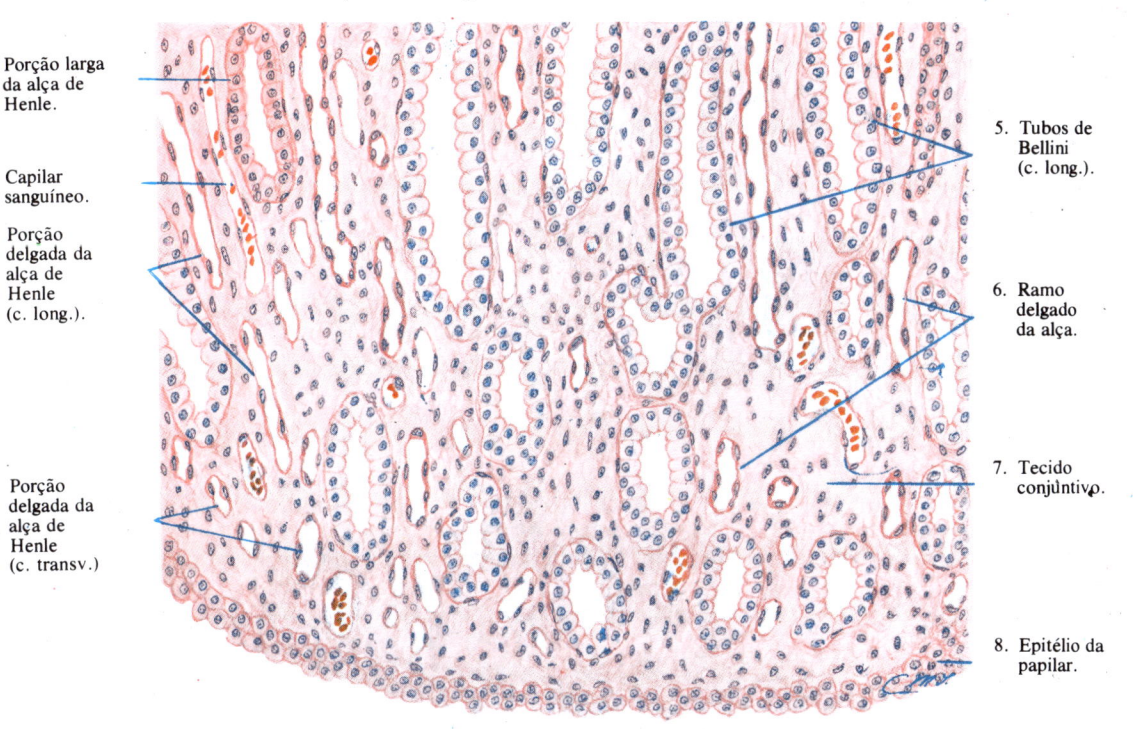

Fig. 2. — *Corte longitudinal.*
Coloração: hematoxilina-eosina. 120 ×.

LÂMINA 75

URETER

Figura 1. Corte transversal

A luz estrelada deste conduto *(4)* é limitada por uma mucosa cujo epitélio de revestimento é de transição estratificado misto ou polimorfo *(10)*, formado por quatro ou cinco camadas celulares, com uma zona superficial diferenciada em forma de estreita faixa acidófila *(9)*.

O córion ou lâmina própria é amplo e frouxo *(5)*, o que permite à mucosa preguear-se quando o ureter não está distendido, apesar de não haver uma túnica submucosa diferenciada. E um tanto mais denso e rico em fibroblastos na região próxima ao epitélio. Não é visível uma membrana basal.

A túnica muscular é constituída por duas camadas de fibras lisas: as da camada interna são longitudinais *(3;* aparecem cortadas transversalmente) e as da camada externa, circulares *(2;* aparecem cortadas longitudinalmente).

Na adventícia *(6)*, que une e separa o órgão dos tecidos vizinhos, são abundantes as células adiposas *(1 e 12)* e os vasos *(8 e 11)*, encontrando-se também algumas fibras nervosas *(7)*.

Embora, numa observação superficial, este corte possa ser confundido com um de esôfago, o diagnóstico diferencial é estabelecido facilmente ao notarmos o tipo de epitélio de revestimento (pavimentoso estratificado no esôfago), a ausência de uma musculatura da mucosa e a disposição das camadas da túnica muscular (circular interna e longitudinal externa deste órgão). Podemos acentuar, ainda, a ausência de glândulas e de submucosa no ureter.

Figura 2. Corte transversal de um setor

Com este aumento observam-se melhor os pormenores estruturais das diversas camadas que formam este órgão. O epitélio *(7)* é constituído por quatro ou cinco camadas de células bem delimitadas, de forma esferoidal, piriforme ou em raquete, ou ainda poliédricas achatadas, com núcleo arredondado ou ovóide, todos semelhantes entre si, embora dispostos diversamente: os mais superficiais se dispõem, de preferência, no sentido horizontal (mais acentuado quando o ureter está distendido), enquanto os profundos o fazem perpendicularmente à superfície de implantação. As células superficiais são um pouco mais escuras que as restantes e é freqüente distinguir-se um espessamento apical *(8)*.

O córion, ou lâmina própria *(11)*, é formado por tecido conjuntivo frouxo, um tanto mais denso próximo ao epitélio; não possui papila na zona justaepitelial, nem membrana basal visível, embora a microscopia eletrônica a coloque em evidência. O lado oposto pode ser confundido com o tecido conjuntivo da túnica muscular. Nesta última, nota-se bem a forma em fuso de suas células *(6)* e a posição central dos núcleos *(10)*.

Na adventícia *(4)*, reconhecem-se os diferentes vasos sangüíneos — capilares *(1)*, arteríola *(2)*, vênula *(3)* — e nas células adiposas *(5)*, a posição excêntrica do núcleo.

Sintetizando em conjunto o que foi observado, podemos dizer que se trata de um órgão tubular de diâmetro relativamente pequeno, na constituição de cujas túnicas destaca-se um epitélio de revestimento característico das veias urinárias (tipo de transição); o corte estudado corresponde ao ureter.

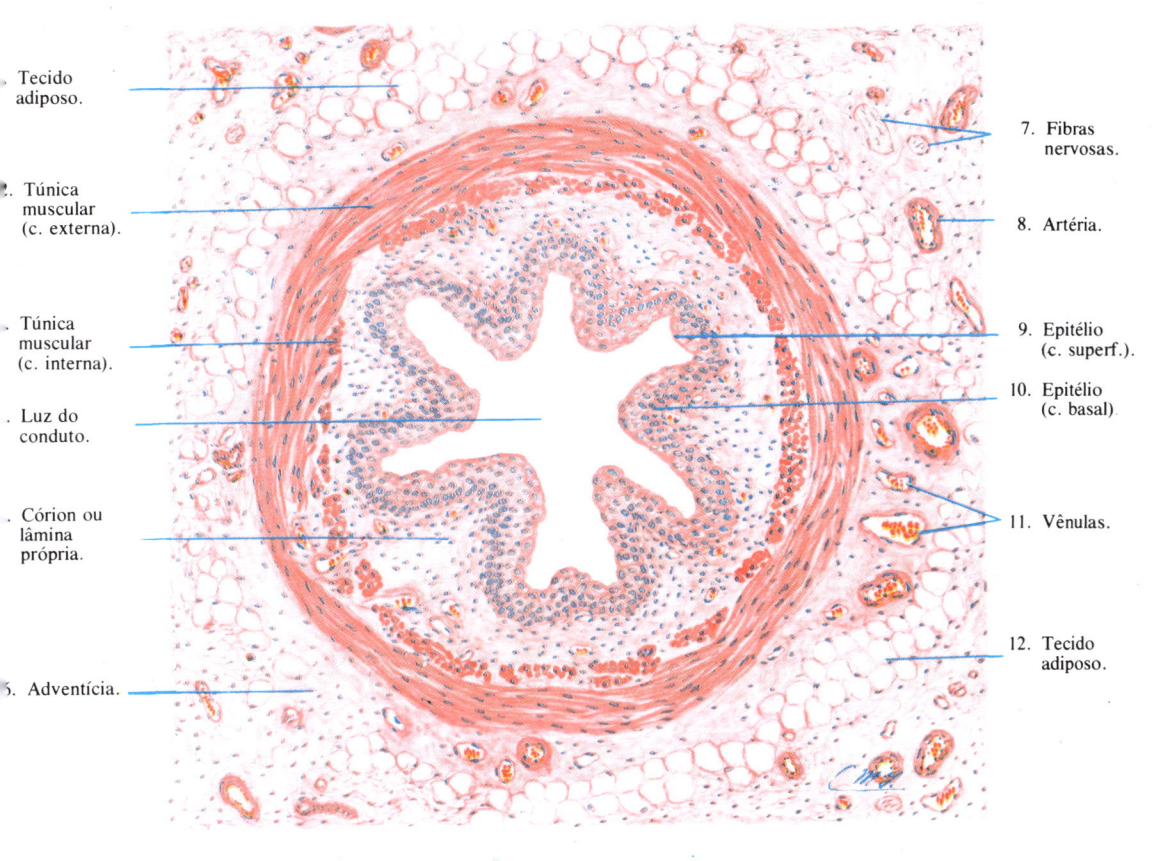

Tecido adiposo.

2. Túnica muscular (c. externa).

Túnica muscular (c. interna).

Luz do conduto.

Córion ou lâmina própria.

5. Adventícia.

7. Fibras nervosas.

8. Artéria.

9. Epitélio (c. superf.).

10. Epitélio (c. basal).

11. Vênulas.

12. Tecido adiposo.

Fig. 1. — *Corte transversal.*
Coloração: hematoxilina-eosina. 50 ×.

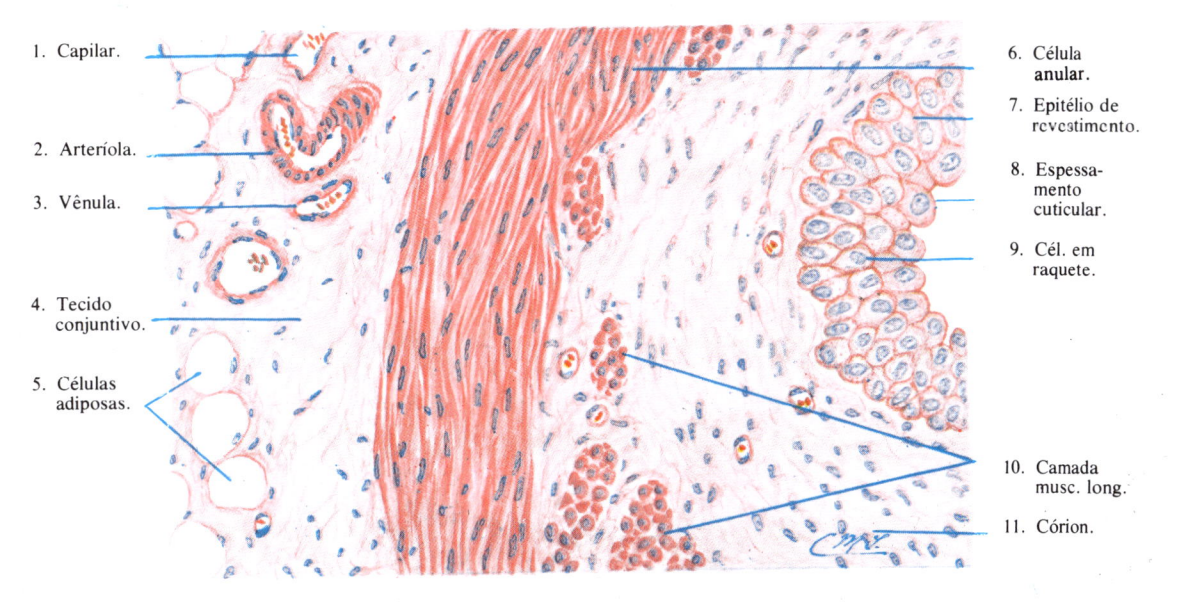

1. Capilar.

2. Arteríola.

3. Vênula.

4. Tecido conjuntivo.

5. Células adiposas.

6. Célula anular.

7. Epitélio de revestimento.

8. Espessamento cuticular.

9. Cél. em raquete.

10. Camada musc. long.

11. Córion.

Fig. 2. — *Corte através de uma parte de sua parede.*
Coloração: hematoxilina-eosina. 150 ×.

LÂMINA 76

BEXIGA

Figura 1. Visão de conjunto de uma porção de sua parede

Representamos nesta lâmina uma porção correspondente à parede de um órgão oco de ampla superfície, vista com pouco aumento.

Uma túnica muscular espessa e plexiforme (*1* e *10*) integra a maior parte da parede deste órgão. Externamente, é revestida com uma membrana conjuntiva provida de mesotélio (*5*), e internamente com uma mucosa que apresenta numerosas pregas (*6*). O córion (*9*) é frouxo, prolongando-se sem limite de demarcação com o tecido conjuntivo interfascicular da túnica muscular (*2*), e colocando-se em relação, através de sua camada superficial, com o epitélio de revestimento por intermédio de uma superfície plana, sem papilas.

O epitélio é de transição, polimorfo ou misto (*7*), com a camada superficial diferenciada (*8*), como ocorre com o epitélio das vias excretoras do aparelho urinário.

Este corte, de um órgão oco, extenso e musculoso, com epitélio de revestimento característico das vias urinárias, corresponde à bexiga. Podemos acrescentar que, em sua porção superior, a bexiga aparece recoberta pelo peritônio, enquanto nas outras áreas, como sabemos, carece do mesmo (que é substituído pela adventícia).

Figura 2. Túnica mucosa

Este corte corresponde à porção interna da preparação anterior, examinada com maior aumento.

Na região profunda da mucosa vêem-se alguns feixes da túnica muscular cortados transversalmente (*1*) e um tecido conjuntivo interfascicular que se prolonga diretamente no córion ou lâmina própria da mucosa (*2*). Esta, como no ureter, é um tanto mais densa e rica em fibroblastos na proximidade do epitélio (*2*, linha superior) do que em sua região profunda, mais frouxa e com menos fibroblastos (*2*, linha inferior). A lâmina própria é rica em vasos de diferentes calibres, sendo os maiores os profundos (*3, 4* e *7*).

O epitélio de transição, polimorfo ou misto, apresenta várias camadas de células (*5*), todas semelhantes entre si, salvo a mais superficial, que se diferença das demais por sua maior acidofilia e por possuir uma diferenciação cuticular apical. Além disso, estas células apresentam formas diferentes, segundo a região examinada: são cúbicas ou cilíndricas (*6*) quando recobrem uma zona retraída da mucosa, e são achatadas (*8*) quando a mesma corresponde a uma região distendida.

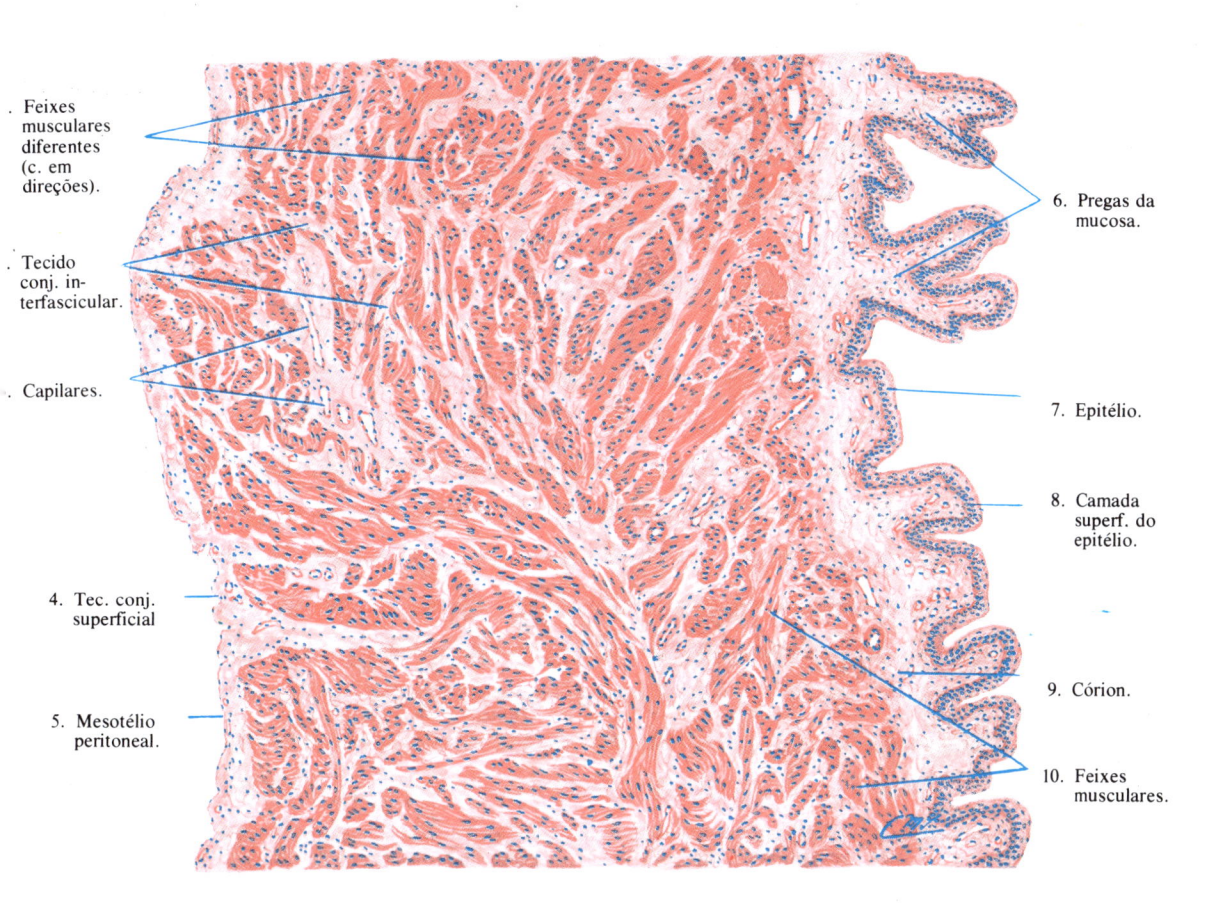

. Feixes
musculares
diferentes
(c. em
direções).

. Tecido
conj. in-
terfascicular.

. Capilares.

4. Tec. conj.
superficial

5. Mesotélio
peritoneal.

6. Pregas da
mucosa.

7. Epitélio.

8. Camada
superf. do
epitélio.

9. Córion.

10. Feixes
musculares.

Fig. 1. — *Corte transversal de uma porção de sua parede.*
Coloração: hematoxilina-eosina. 40 ×.

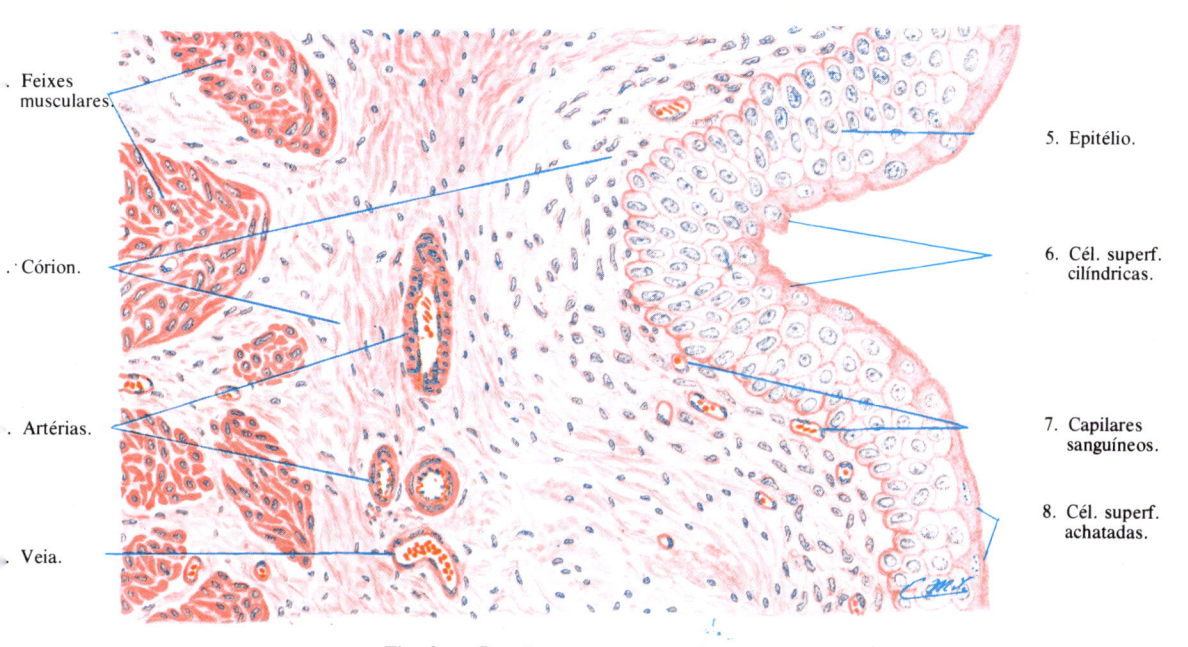

. Feixes
musculares.

. Córion.

. Artérias.

. Veia.

5. Epitélio.

6. Cél. superf.
cilíndricas.

7. Capilares
sanguíneos.

8. Cél. superf.
achatadas.

Fig. 2. — *Porção do campo anterior.*
Coloração: hematoxilina-eosina. 160 ×.

LÂMINA 77

Figura 1. Testículo

Os cortes de numerosos tubos ou canalículos *(2, 3* e *7)*, circundados por membrana própria delgada *(4)*, são formados por um epitélio constituído por várias camadas superpostas de diferentes células. Na luz dos tubos é freqüente a presença de feixes de formações filamentosas em relação com núcleos superficiais aglomerados *(5)* que, observados atentamente (e com maior aumento), podem ser reconhecidos, por sua forma, como espermatozóides.

Um abundante tecido conjuntivo *(6)*, rico em vasos sangüíneos de pequeno calibre *(8)* e em células redondas, ocupa os espaços existentes entre os vários tubos ou canalículos. Perifericamente, uma membrana fibrosa espessa, a albugínea *(1)*, envolve o conjunto de tubos constituintes do testículo.

A constituição tubular da porção do órgão observada, a diversidade de aspectos que apresenta a composição celular de suas paredes e a presença, em muitos deles, de elementos que reconhecemos ser espermatozóides, autoriza-nos a afirmar que este corte pertence a testículo. Os diversos tubos que intervêm em sua constituição correspondem a tubos seminíferos e à túnica fibrosa que envolve o conjunto à albugínea do testículo.

Ao examinar estes tubos (seminíferos) com maior aumento, faremos o estudo detalhado dos mesmos (lâmina 79).

Figura 2. Tubos retos e rete testis

Esta lâmina, que reproduz a zona de um corte que passa pelo mediastino testicular ou corpo de Highmore *(3)*, mostra os tubos retos *(2)*, continuação dos tubos seminíferos *(1)* produtores de espermatozóides e que, por sua vez, deságuam na *rete testis (4)*, uma rede de tubos esculpidos em pleno estroma do mediastino do testículo. No canto inferior direito da figura, onde são reproduzidos com maior aumento alguns desses últimos tubos, podemos apreciar o epitélio cúbico simples que constitui o revestimento dos mesmos, e que repousa diretamente, sem intermédio de membrana basal, sobre o tecido fibroso próprio do mediastino testicular.

Os tubos da *rete testis* são drenados nos canais dos cones eferentes ou canais eferentes *(5)*, através dos quais se prolongarão no canal do epidídimo.

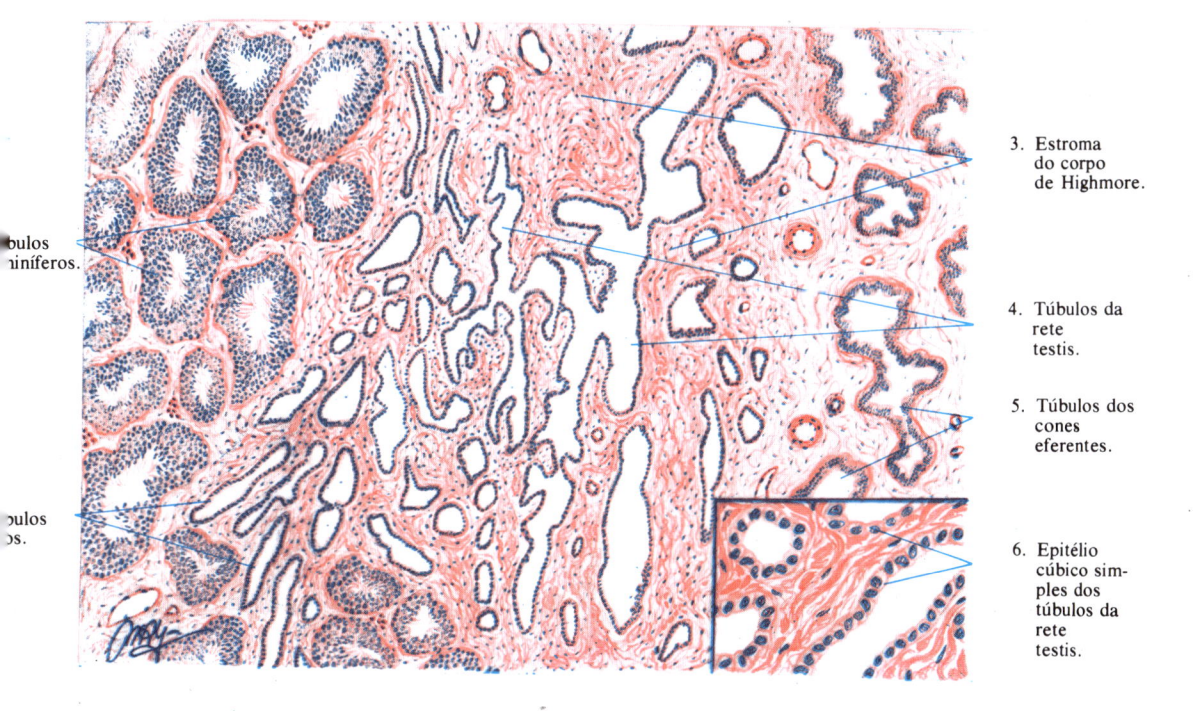

bugínea.

ubos
miníferos
orte
líqüo).

ubos
miníferos
orte
ansv.).

embrana
ópria do
nduto
minífero.

5. Grupos
   de esperma.

6. Tecido
   conjuntivo
   intersticial.

7. Tubo
   seminífero
   (corte
   tangencial).

8. Pequenos
   vasos.

Fig. 1. — *Testículo. Porção periférica de um lóbulo.*
Coloração: hematoxilina-eosina, 70 ×.

bulos
miníferos.

bulos
os.

3. Estroma
   do corpo
   de Highmore.

4. Túbulos da
   rete
   testis.

5. Túbulos dos
   cones
   eferentes.

6. Epitélio
   cúbico sim-
   ples dos
   túbulos da
   rete
   testis.

Fig. 2. — *Túbulos retos e rete testis.*
Coloração: hematoxilina-eosina. 60 × e 400 ×.

LÂMINA 78

Figura 1. Testículo

Canais eferentes

Aqui se reproduz outra zona da preparação anterior, onde predominam os canais eferentes (*1* e *5*). Diferenciam-se dos da *rete testis* por seu maior diâmetro; destacam-se pelas ondulações que apresentam na luz, em razão de seu epitélio de revestimento possuir diferentes alturas. Este fato pode ser melhor observado examinando-se a preparação com maior aumento, como reproduzimos no canto inferior esquerdo da figura. Aí pode-se notar como grupos de células cilíndricas alternam com grupos de células cúbicas, ambas ciliadas (*4*), além da existência de algumas células basais, esféricas. Todas repousam sobre uma membrana basal, constituindo um epitélio pseudo-estratificado. No estroma conjuntivo que separa esses canais encontram-se algumas fibras musculares lisas, que os circundam (*3*).

Os canais eferentes que se acham próximos aos do epidídimo (*7*) diferenciam-se dos anteriormente descritos por sua luz regular, pois possuem um revestimento epitelial formado unicamente por células cilíndricas de altura uniforme: são os canais eferentes distais, ou de transição (*6*).

Figura 2. Epidídimo

Os canais que intervêm na constituição deste órgão (*2*) diferenciam-se dos anteriores porque, neste caso, o epitélio é simples, pseudo-estratificado (*4* e *9*), formado por células cilíndricas altas com longos estereocílios (*8*) e por células arredondadas basais e escassas (*10*). Na luz de muitos canais existem numerosos espermatozóides aglutinados, que se tornam bem visíveis devido à intensa cor violeta com que aparecem coradas as cabeças desses gametas, aparentes na figura, embora não assinalados.

Cada canal está limitado exteriormente por uma membrana basal muito visível (*3*); por fora da mesma acham-se fibras musculares glandulares (*7*) e, ainda mais externamente, o tecido conjuntivo (*1*), além de pequenos vasos que ocupam os espaços existentes entre os canais. Um dos canais foi cortado tangencialmente, no ponto onde descreve uma curva, notando-se os núcleos das células epiteliais muito próximos entre si e cortados transversalmente (*6*).

Os longos cílios que vimos nas células superficiais dos canais são imóveis, e denominam-se estereocílios. Por seu intermédio os produtos elaborados pelas células cilíndricas são descarregados na luz do canal.

A presença de estereocílios em células cilíndricas altas, juntamente com os demais pormenores estruturais observados, permite-nos diagnosticar este corte como uma porção do epidídimo.

Condútulos
eferentes
(c. long. e
transv.).

Estroma
conjuntivo.

Fibras
musculares.

Epitélio
pseudoestra-
tificado
ciliado de
túbulos
eferentes.

5. Condútulos
eferentes.

6. Condútulos
de transição.

7. Condútulos
epididimários.

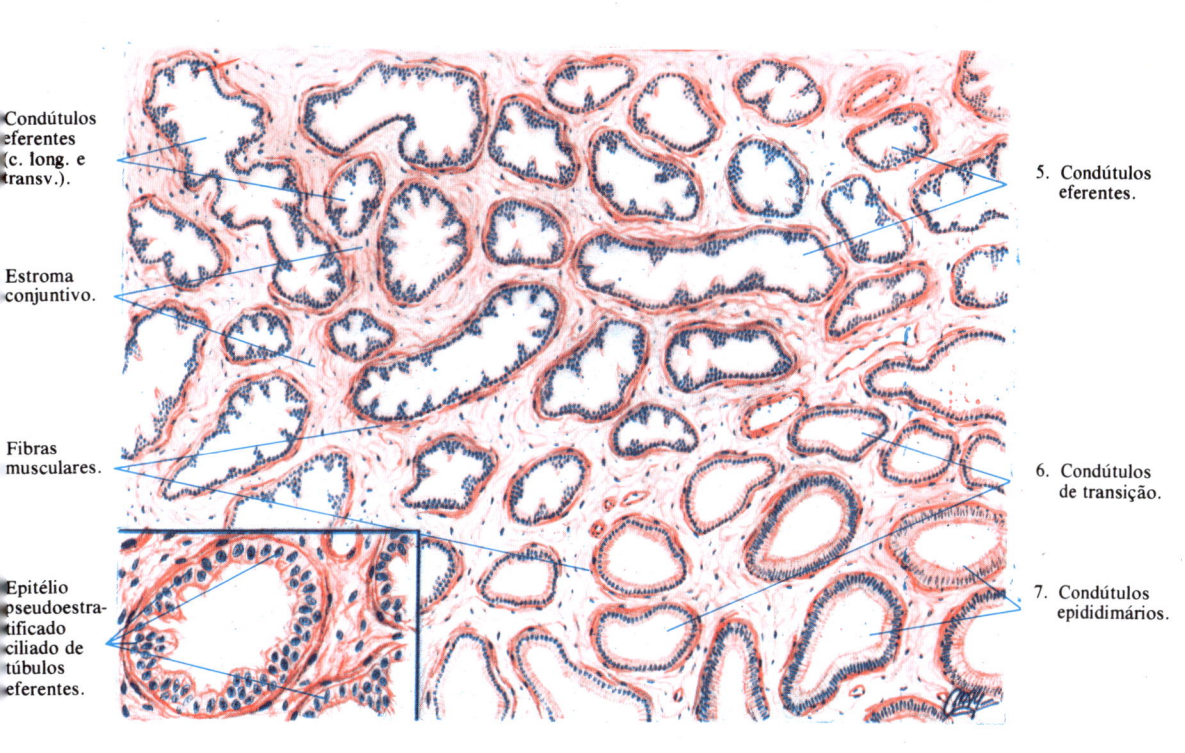

Fig. 1. — Condútulos eferentes.
Coloração: hematoxilina-eosina. 60 × e 240 ×.

Tecido
conjuntivo.

Condutos
excretores
(vias esper-
náticas).

Membrana
basal.

Epitélio
cilíndrico
ciliado

5. Curva do
conduto.

6. Curva
cortada
tangen-
cialmente.

7. Fibras
musculares.

8. Estereo-
cílios.

9. Células
cilíndricas.

10. Células
basais.

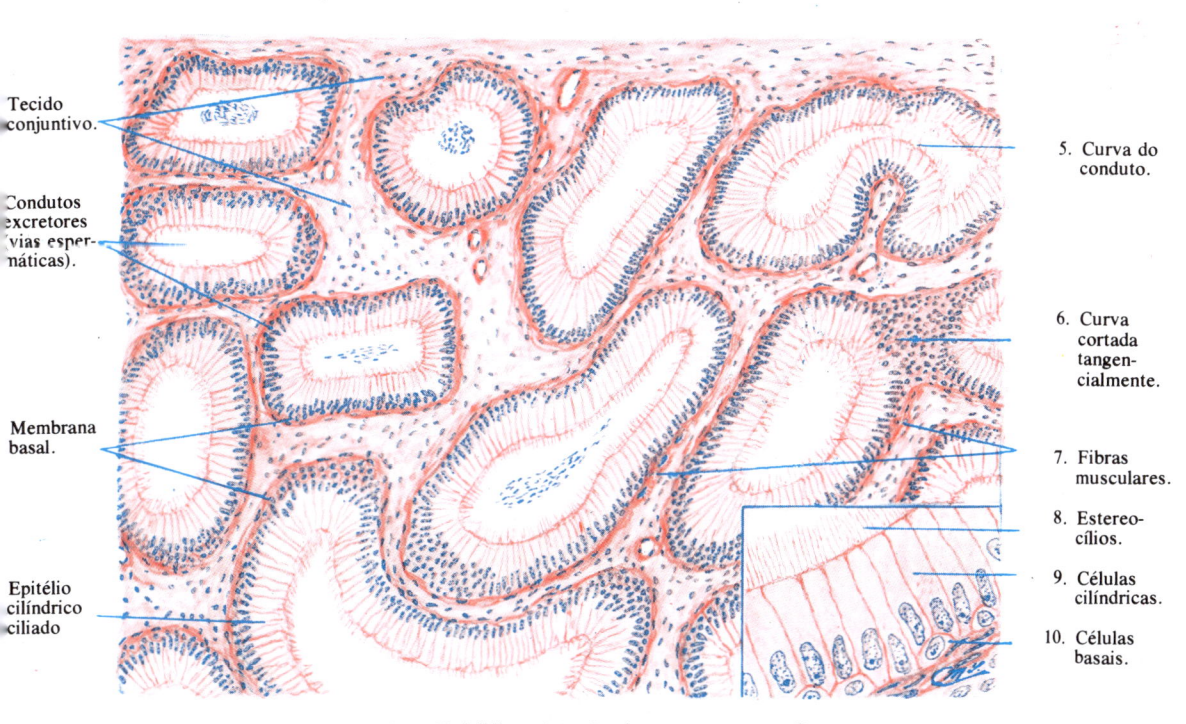

Fig. 2. — Epidídimo (porção de corte transversal).
Coloração: hematoxilina-eosina. 90 × e 400 ×.

LÂMINA 79

TESTÍCULO

Tubos seminíferos. Corte transversal

A lâmina representa o corte de uma porção de testículo humano, no qual vêem-se vários tubos seminíferos, alguns cortados transversalmente (*5*), outros longitudinalmente (*14*) e um deles superficial ou tangencialmente (*15*). Entre os tubos encontra-se tecido conjuntivo, que apresenta, além de fibroblastos (*2*), vasos (arteríolas e vênulas, *4, 12* e *25*), fibras nervosas e vasos linfáticos não assinalados, assim como numerosas células próprias do testículo: as células intersticiais ou de Leydig (*3* e *26*), habitualmente dispostas em grupos. São células grandes, redondas ou poligonais, com citoplasma muito eosinófilo, granuloso e em diferentes estados de vacuolização, encerrando cristais em forma de bastão (cristalóides de Reincke) e um núcleo rico em cromatina. Em conjunto, constituem a glândula endócrina do testículo, que produz a testosterona, hormônio androgênico.

Cada tubo é envolvido por uma lâmina de tecido conjuntivo denso, com fibroblastos achatados (tecido laminar), e possui um epitélio (epitélio seminífero) constituído por duas classes de células: as de nutrição, ou de Sertoli (*7, 8, 13, 16* e *19*), e as células espermatogênicas, ou sexuais (*7, 11, 17, 20, 22, 23* e *24*). As células de Sertoli são delgadas e altas; estendem-se desde a membrana basal até a luz do tubo; o citoplasma freqüentemente apresenta uma tênue estriação longitudinal e um cristalóide fino e fusiforme; o núcleo é basal, ovóide ou triangular no corte, pobre em cromatina e com um ou dois nucléolos acidófilos bem visíveis (*28*).

As células espermatogênicas acham-se em várias camadas, dispostas entre as de Sertoli. As mais profundas são as espermatogônias (*17*): arredondadas, com núcleo esférico rico em cromatina, dispostas em forma de grãos finos (espermatogônicas de núcleo pulvurulento, ou primárias, *29*) ou em escamas (espermatogônias de núcleo em crostas, ou secundárias, *30*). Com freqüência vêem-se as espermatogônias primárias em mitose (*1* e *21*). Por crescimento e diferenciação, as espermatogônias secundárias originam os espermatócitos de primeira ordem (espermatócito *I, 11* e *22*), de maior tamanho que os anteriores e núcleo com diversos aspectos (leptóteno, zigóteno, paquíteno, *31, 32* e *33*), de acordo com o período em que se encontram para realizar sua divisão meiótica (*11*). Destes se originam os espermatócitos de segunda ordem (espermatócito *II, 23* e *34*), menores e situados mais superficialmente. Entram rapidamente na segunda divisão de maturação (razão pela qual são escassos) e dão origem às espermátides. Estas são ainda menores e comumente encontradas em grupos, nos limites da luz do tubo (*24*). Por transformação (espermiogênese, *27* e *35*) originam os espermatozóides (*9, 20* e *36*), cujas cabeças, intensamente coradas, entram em contato com as células nutridoras de Sertoli, enquanto suas caudas se situam na luz do tubo, onde flutuam. Uma camada de detritos (*10*), formada pelo citoplasma residual do processo da espermiogênese, encontra-se por vezes, entre os espermatozóides e o epitélio seminífero.

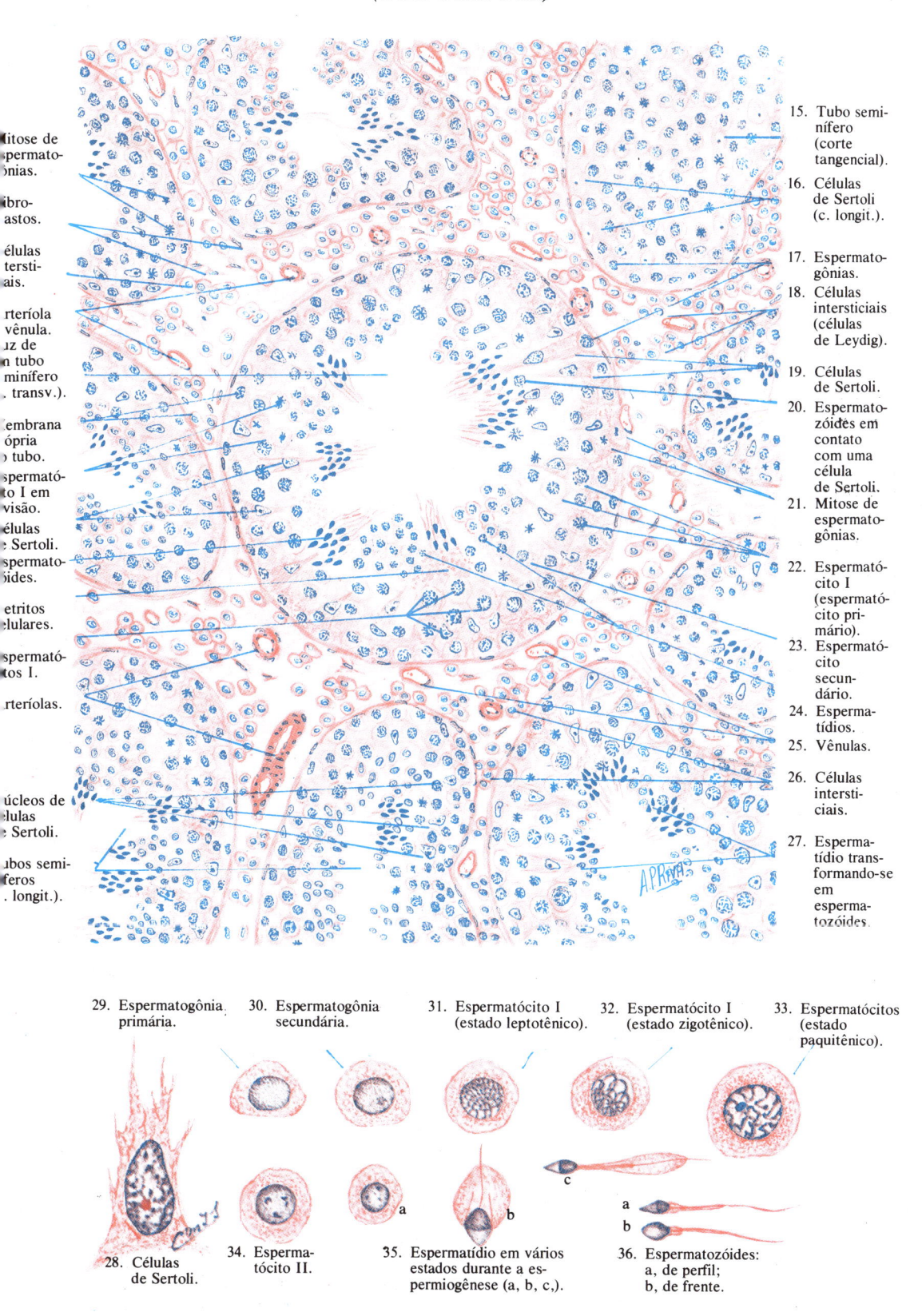

Mitose de
espermato-
gônias.

Fibro-
blastos.

Células
intersti-
ciais.

Arteríola
e vênula.

Luz de
um tubo
seminífero
(c. transv.).

Membrana
própria
do tubo.

Espermató-
cito I em
divisão.

Células
de Sertoli.

Espermato-
zóides.

Detritos
celulares.

Espermató-
citos I.

Arteríolas.

Núcleos de
células
de Sertoli.

Tubos semi-
níferos
(c. longit.).

15. Tubo semi-
nífero
(corte
tangencial).
16. Células
de Sertoli
(c. longit.).
17. Espermato-
gônias.
18. Células
intersticiais
(células
de Leydig).
19. Células
de Sertoli.
20. Espermato-
zóides em
contato
com uma
célula
de Sertoli.
21. Mitose de
espermato-
gônias.
22. Espermató-
cito I
(espermató-
cito pri-
mário).
23. Espermató-
cito
secun-
dário.
24. Esperma-
tídios.
25. Vênulas.
26. Células
intersti-
ciais.
27. Esperma-
tídio trans-
formando-se
em
esperma-
tozóides.

29. Espermatogônia
primária.

30. Espermatogônia
secundária.

31. Espermatócito I
(estado leptotênico).

32. Espermatócito I
(estado zigotênico).

33. Espermatócitos
(estado
paquitênico).

28. Células
de Sertoli.

34. Esperma-
tócito II.

35. Espermatídio em vários
estados durante a es-
permiogênese (a, b, c,).

36. Espermatozóides:
a, de perfil;
b, de frente.

Coloração: hematoxilina-eosina. 300 e 1 000 ×.

LÂMINA 80

CANAL DEFERENTE

Corte transversal

A luz deste canal é estreita e irregular; o epitélio e a mucosa (*7*) apresentam aspecto sinuoso, devido às elevações longitudinais do córion, que surgem, em corte transversal, de forma semelhante a papilas (*6*). E rico em fibras elásticas, observáveis com métodos especiais para sua coloração.

Por fora da mucosa, uma camada muscular muito espessa forma as paredes do canal; suas fibras internas são longitudinais (*3*), as da camada média são anulares (*2*) e as externas outra vez longitudinais (*1*). Existe um tecido conjuntivo interfascicular que se prolonga naquele que envolve o órgão — a adventícia (*4*) — que é rica em células adiposas (*8*), vasos e nervos.

Ao examinarmos detidamente o epitélio da mucosa, vemos que apresenta certa semelhança com o do epidídimo, embora tenha menor altura: é um epitélio com células basais arredondadas e superficiais cilíndricas, não muito altas, com estereocílios pequenos e aglutinados. Estes pormenores, que podem ser melhor observados com maior aumento, permitem-nos presumir que estamos vendo um setor das vias genitais e este fato, acrescentado à presença e disposição das outras camadas (especialmente a grande espessura da muscular), leva-nos a concluir que corresponde a um corte de canal deferente.

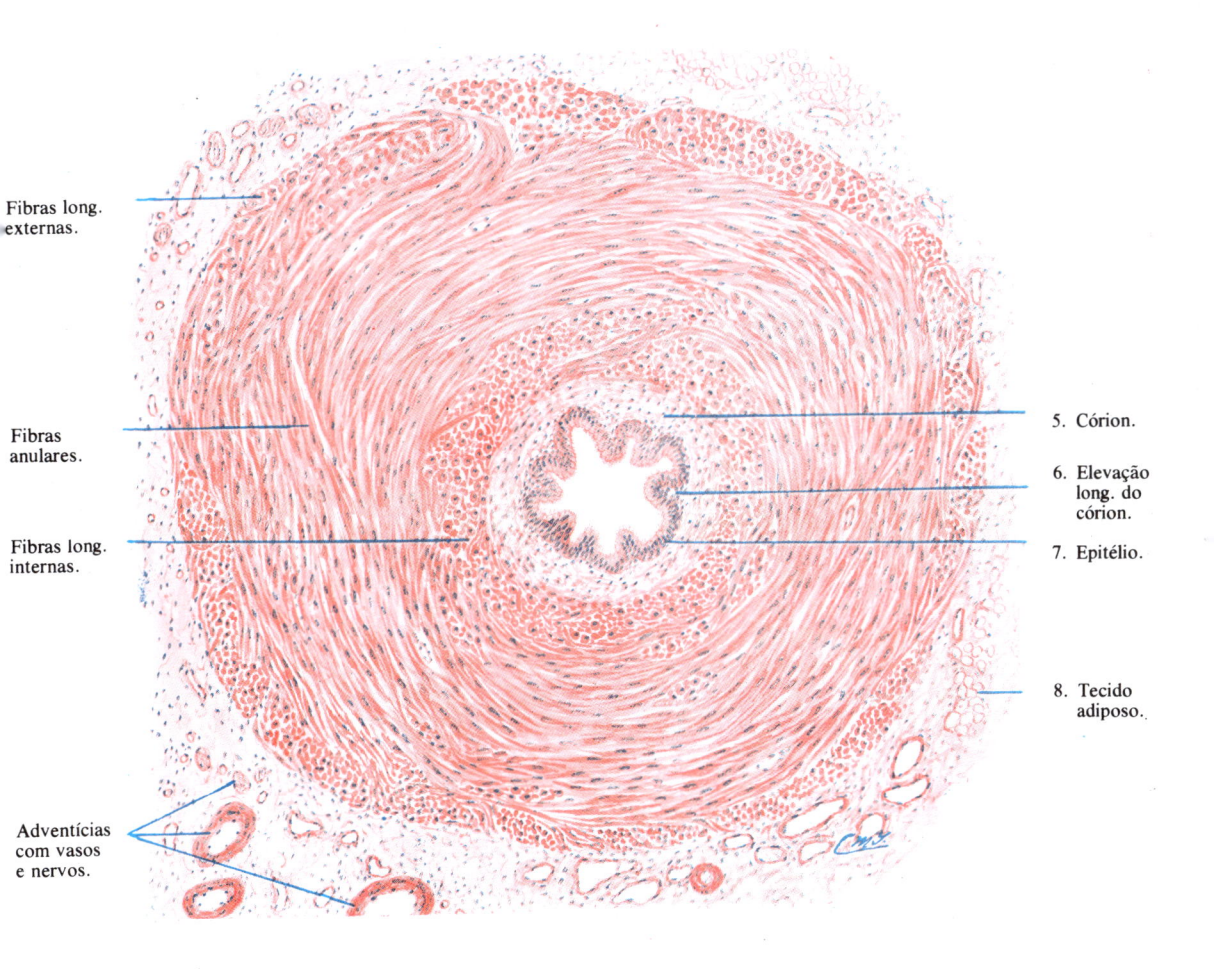

Fibras long. externas.

Fibras anulares.

Fibras long. internas.

Adventícias com vasos e nervos.

5. Córion.

6. Elevação long. do córion.

7. Epitélio.

8. Tecido adiposo.

Coloração: hematoxilina-eosina. 40 ×.

LÂMINA 81

Figura 1. Vesícula seminal

Representamos nesta lâmina a porção de um órgão oco, no qual podemos distinguir três túnicas: mucosa (*1, 4, 5* e *6*), muscular (*2*) e adventícia (*3*).

A mucosa deste órgão apresenta grande número de pregas (*5*), que podem ser diferenciadas em primárias e secundárias. Como estas freqüentemente se anastomosam, daí resulta uma superfície anfractuosa, na qual são abundantes as criptas e cavidades (*1*). O epitélio de revestimento é pseudo-estratificado, com algumas células basais arredondadas e as restantes cilíndricas, que são as que limitam a luz do órgão. Estas células cilíndricas são secretoras e não possuem cílios, porém acumulam gotículas de gordura e contêm vacúolos com grânulos de secreção, que se deposita na luz do órgão; esta secreção é viscosa e amarelada, e contribui para a formação do líquido seminal (juntamente com a secreção prostática).

A túnica muscular (*2*) é formada por fibras que se dirigem em todas as direções, predominando as anulares nas camadas profundas e as longitudinais nas superficiais.

Por fora da muscular existe tecido conjuntivo frouxo, com poucos vasos de pequeno calibre (*3*).

Ao sintetizar a presença de todas as estruturas observadas podemos firmar o diagnóstico do órgão.

Figura 2. Próstata

Nesta figura observamos numerosos alvéolos glandulares (*2*), revestidos com um epitélio cúbico ou cilíndrico baixo, simples (*4*), com algumas células redondas. Na luz de muitos alvéolos encontram-se concreções, formadas por camadas concêntricas de uma substância amilácea, freqüentemente calcificadas (*1*) e denominadas calcoforitos, cujo número aumenta com a idade. Também existem alguns canais excretores (*3*), reconhecíveis pelo epitélio um tanto mais escuro que o dos alvéolos secretores. Quando examinados em cortes seriados, podemos demonstrar que se trata, na realidade, de tubulalvéolos.

No tecido conjuntivo existente entre os alvéolos glandulares acham-se numerosas fibras musculares lisas, que aparecem cortadas em sentido transversal e longitudinal (*5*).

Recapitulando o que foi observado, podemos dizer que estamos diante do corte histológico de uma glândula alveolar (pela amplitude da luz de cada adenômero) que apresenta duas características importantes, do ponto de vista diagnóstico: a existência de fibras musculares no estroma interalveolar e a presença de alguns calcoforitos na luz dos alvéolos, o que permite firmar para este órgão o diagnóstico de próstata.

Sua secreção, que, juntamente com a das vesículas seminais, contribui para a formação do líquido espermático, apresenta reação ligeiramente alcalina e neutraliza a acidez do meio vaginal, estimulando com isso a locomoção dos espermatozóides.

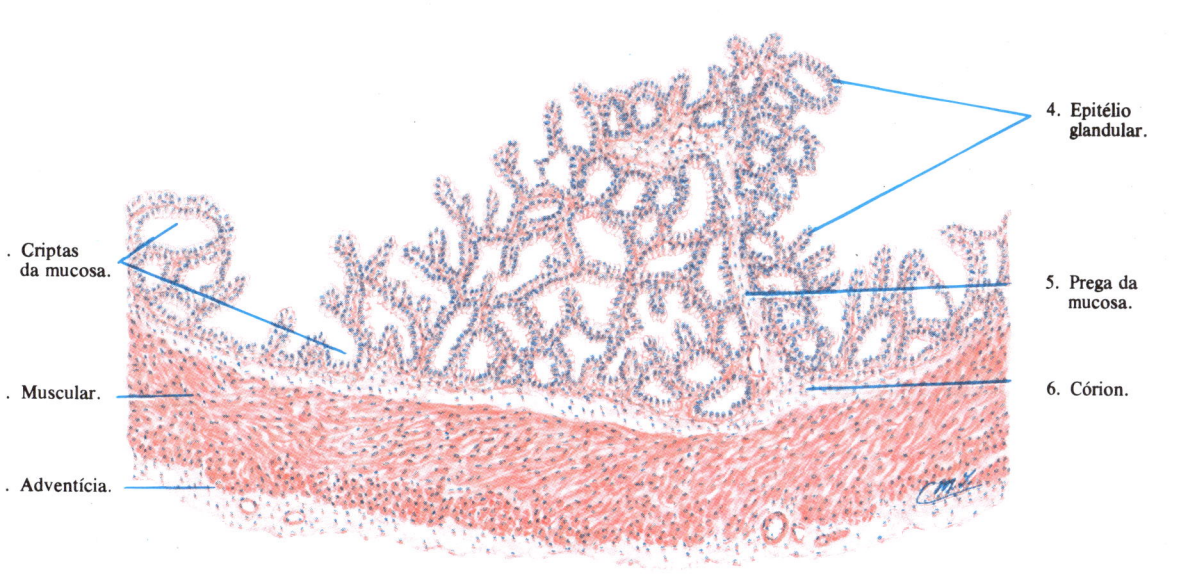

. Criptas
da mucosa.

. Muscular.

. Adventícia.

4. Epitélio
glandular.

5. Prega da
mucosa.

6. Córion.

Fig. 1. — Coloração: hematoxilina-eosina. 60 ×.

Próstata. *Parte de uma secção*

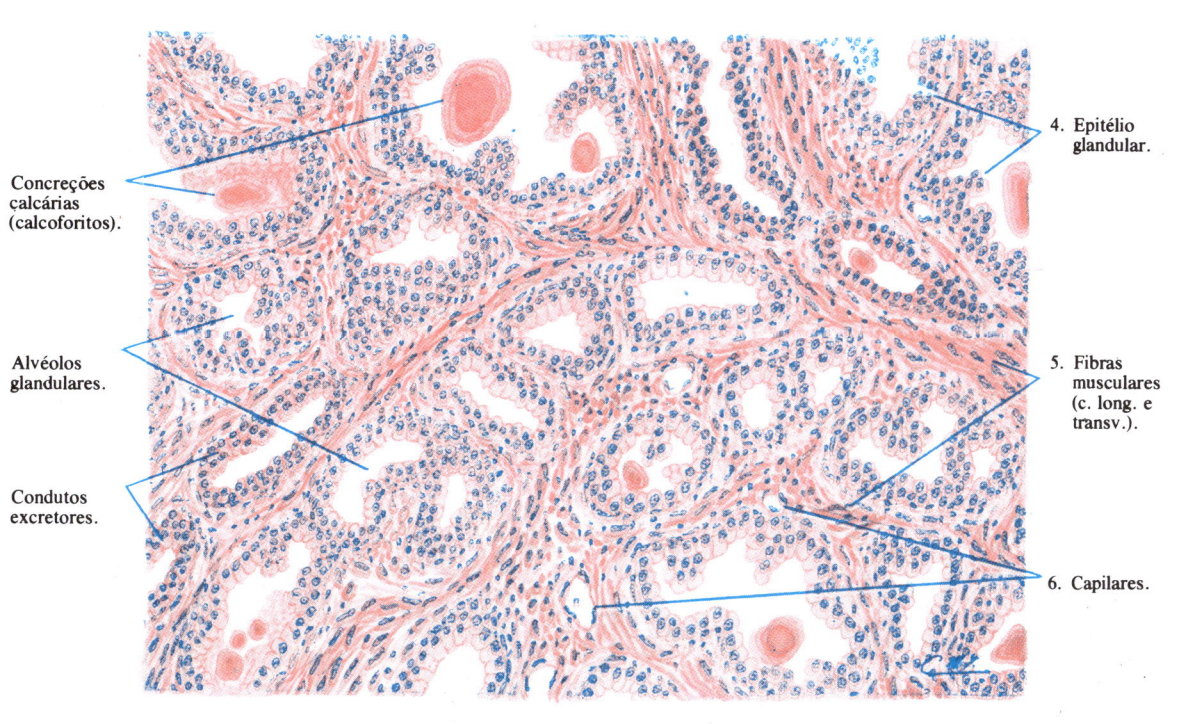

Concreções
calcárias
(calcoforitos).

Alvéolos
glandulares.

Condutos
excretores.

4. Epitélio
glandular.

5. Fibras
musculares
(c. long. e
transv.).

6. Capilares.

Fig. 2. — Coloração: hematoxilina-eosina. 180 ×.

LÂMINA 82

PRÓSTATA

Figura 1. "Verumontanum"

O corte de próstata representado nesta lâmina passa pelo colículo seminal ou *verumontanum*. Observa-se, em meio a numerosos alvéolos glandulares prostáticos (*2*), o corte da uretra prostática (*1*) — cuja luz apresenta, nesse ponto, a forma de um U invertido — com seu característico epitélio cilíndrico simples, claro, circundado por um estroma conjuntivo muscular (*3*). O epitélio de revestimento, no caso, é cilíndrico-estratificado, mas em outros locais pode ser de transição, similar ao da bexiga. E rodeado por uma parede formada por tecido conjuntivo com fibras musculares, que apresenta numerosos divertículos (*5*).

No centro da figura vê-se o corte de outro canal, de direção vertical, cuja parede apresenta numerosas pregas; é o utrículo prostático (*uterus masculinus* dos embriologistas) (*6*) que apresenta uma dilatação terminal (*4*) próximo à sua desembocadura na uretra. De cada lado do utrículo prostático, próximo à sua extremidade oposta e seguindo uma direção paralela a esta, acham-se os cortes de dois outros canais de paredes onduladas e com numerosos divertículos: são os canais ejaculadores (*7*), atingidos pelo corte em sua porção intraprostática, antes de desembocarem na uretra prostática, ao nível do *verumontanum*, de ambos os lados da desembocadura do utrículo prostático.

Figura 2. Pênis

Corte verticotransversal

Esta lâmina reproduz o corte verticotransversal do pênis, observado com pequeno aumento. Vamos nos limitar a descrever sucintamente os componentes de sua constituição, sem mencionar pormenores estruturais.

Destacam-se nesta preparação, em sua porção central, os corpos cavernosos, com aréolas características de tecido erétil (*9*) e envoltos pela albugínea cavernosa (*5*); estão incompletamente separados entre si, na linha média, pelo septo pectiniforme, ou *septum penis* (*10*). As artérias cavernosas que os percorrem longitudinalmente aparecem cortadas no sentido transversal (*11*). Por sua vez, o corpo esponjoso (*14*) está envolto pela albugínea esponjosa (*6*) e contém a porção da uretra denominada uretra esponjosa (*13*). Uma fáscia elástica comum (*4*) envolve as três formações eréteis.

O envoltório cutâneo possui uma epiderme delgada (*1*) e um derma (*2*) provido de fibras musculares lisas que constituem o dartos (*3*), de glândulas sebáceas (*7*) e de numerosos vasos sangüíneos (*12*).

Se recordarmos que em toda extensão da glande a fenda uretral apresenta direção vertical e que, na porção posterior do pênis, o *septum penis* é compacto ou tem poucas aberturas, podemos concluir que o corte examinado corresponde à região anterior do pênis, por trás da glande, pelo fato de a fenda uretral apresentar direção horizontal e o *septum penis* ser incompleto, ou fenestrado.

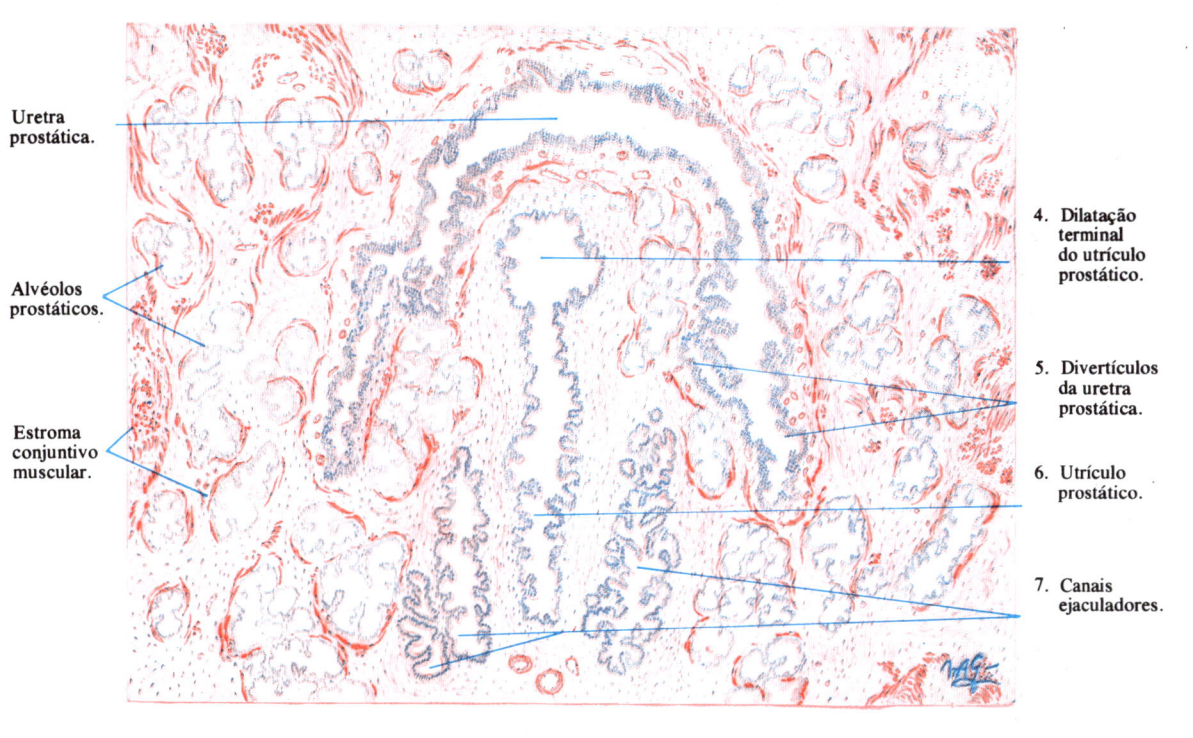

Uretra prostática.

Alvéolos prostáticos.

Estroma conjuntivo muscular.

4. Dilatação terminal do utrículo prostático.

5. Divertículos da uretra prostática.

6. Utrículo prostático.

7. Canais ejaculadores.

Fig. 1. — *Próstata: verumontanum.*
(Coloração: hematoxilina-eosina, 80 ×.

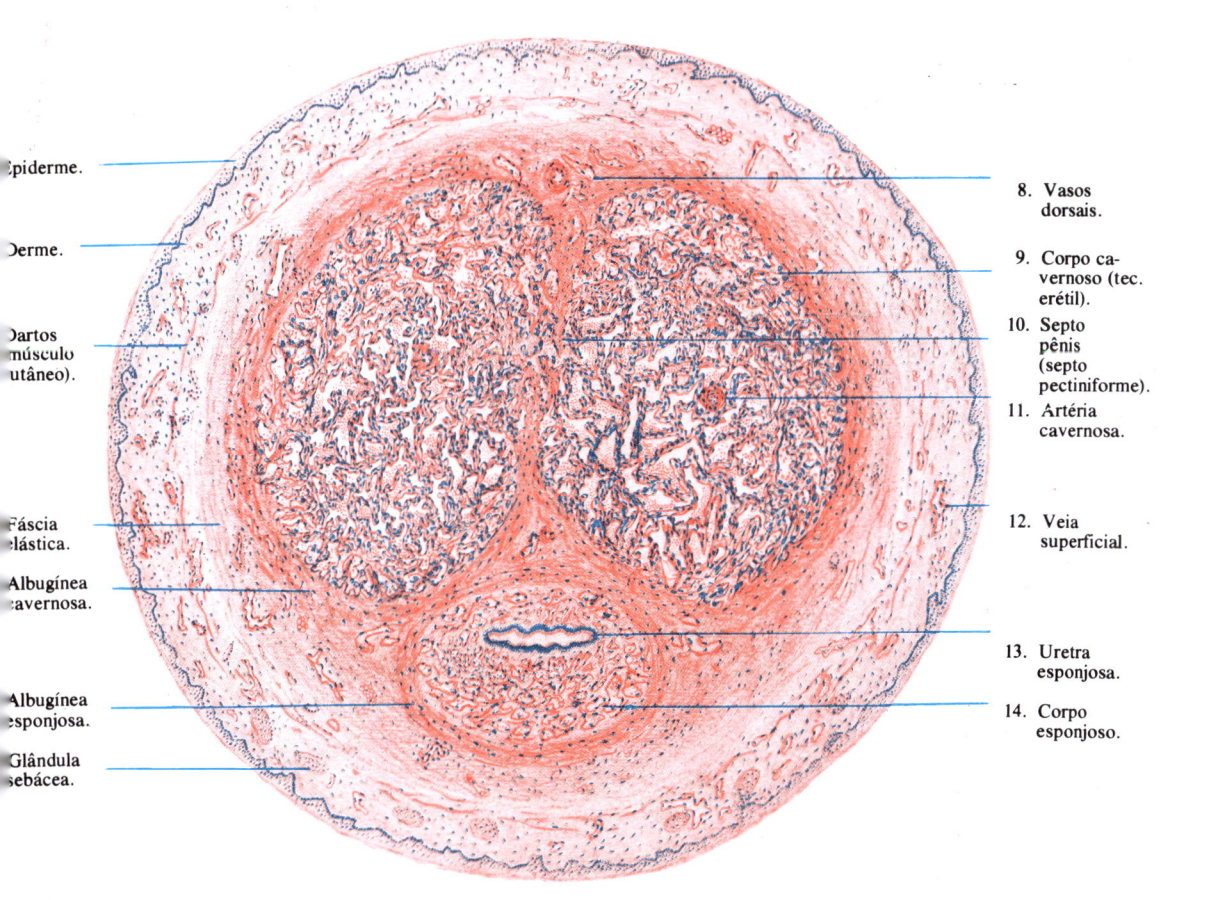

Epiderme.

Derme.

Dartos (músculo cutâneo).

Fáscia elástica.

Albugínea cavernosa.

Albugínea esponjosa.

Glândula sebácea.

8. Vasos dorsais.

9. Corpo cavernoso (tec. erétil).

10. Septo pênis (septo pectiniforme).

11. Artéria cavernosa.

12. Veia superficial.

13. Uretra esponjosa.

14. Corpo esponjoso.

Fig. 2. — *Pênis: corte verticotransversal.*
(Coloração: hematoxilina-eosina. 12 ×.)

LÂMINA 83

OVÁRIO

Corte longitudinal

O corte aqui reproduzido, de forma ovóide, apresenta uma zona central estreita e muito vascularizada, que forma a medular do órgão, recoberta por uma zona periférica ou cortical, muito mais ampla; esta inclui estruturas esféricas de diversos tamanhos, predominando, na região superficial do órgão, as menores. O órgão está revestido por um epitélio cúbico ou baixo, que é substituído bruscamente, ao nível do pedículo ou meso, por um epitélio plano ou mesotélio, próprio do peritônio.

Se observarmos detidamente as estruturas esféricas mencionadas, veremos em todas elas uma célula proeminente, de contorno circular, com núcleo bem visível igualmente esferoidal, que vai aumentando de volume conforme aumentam o tamanho e a complexidade da composição dessas formações. Estas células são ovócitos I na etapa de prófase da primeira divisão meiótica, incluídas nos denominados folículos ováricos, motivo pelo qual concluímos que a preparação observada corresponde a um corte de ovário.

Mencionaremos a seguir os diversos componentes observados somente descrevendo-os com minúcias quando forem observados com maior aumento (lâmina 84).

Muitos folículos, em diferentes graus de desenvolvimento (3, 4, 7, 9, 16, 21 e 24), acham-se incluídos no estroma do órgão. Os mais numerosos são os folículos primários (3 e 24), que ocupam a zona superficial da cortical e são, ao mesmo tempo, os menores e de constituição mais simples. Intervém em sua formação um ovócito I rodeado por uma camada simples de células achatadas, chamadas células foliculares. Todas as outras situadas mais profundamente distinguem-se por seu maior diâmetro, para o qual concorrem: o aumento de tamanho do gameta feminino ou ovogônia — filha, que evolui até o estado de ovócito I, próximo ao final de seu processo meiótico; e o aumento das células foliculares, de início em altura, seguindo-se sua disposição, por proliferação, em múltiplas camadas ao redor do ovócito, até que chegam a constituir a denominada granulosa do folículo, de apreciável espessura (4 e 21).

Dentre os folículos que encontramos, há um que se destaca por seu volume e por possuir uma grande cavidade rodeada por células da granulosa e ocupada por um líquido acidófilo; é um folículo de De Graaf em via de maturação (16). Os de tamanho intermediário são folículos em estado de crescimento, entre os quais diferenciam-se alguns pequenos e sem cavidade folicular (4 e 18) e outros maiores, nos quais a cavidade folicular (7 e 9) aparece em diferente grau de desenvolvimento. Estes ocupam a região profunda da cortical e acham-se delimitados do estroma circundante (8) por membranas envolventes, denominadas tecas foliculares (6). Estes folículos vesiculosos em crescimento são também chamados folículos de De Graaf. Em quase todos os folículos se distingue o ovócito, ou célula sexual feminina, em evolução (23), pequeno no folículo primário e tornando-se progressivamente mais volumoso nos folículos de De Graaf. Existem alguns folículos ovarianos que apresentam um aspecto atípico (11, 14, 15, 17, 22 e 25): são os folículos atrésicos, em diferentes graus de involução.

A superfície do ovário está revestida pelo epitélio ovariano cúbico simples (1), que repousa sobre uma delgada camada de tecido conjuntivo denso chamada albugínea ovariana, ou falsa albugínea (2).

Na zona medular do órgão (20) são abundantes os vasos sangüíneos (10); o tecido conjuntivo que a compõe prolonga-se no mesovário (13), revestido em parte pelo epitélio ovariano (12) e no restante pelo mesotélio peritoneal (14).

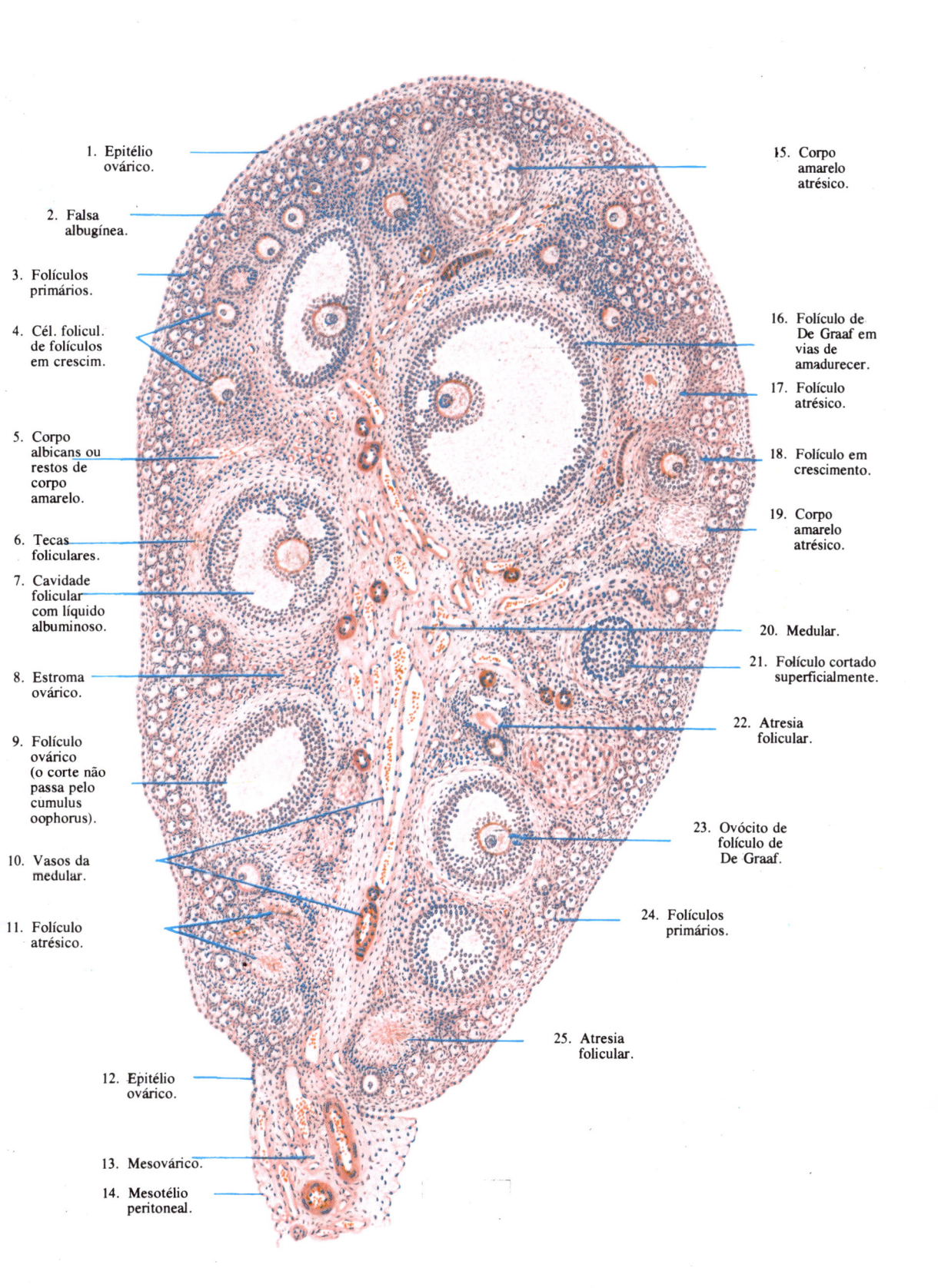

1. Epitélio ovárico.
2. Falsa albugínea.
3. Folículos primários.
4. Cél. folicul. de folículos em crescim.
5. Corpo albicans ou restos de corpo amarelo.
6. Tecas foliculares.
7. Cavidade folicular com líquido albuminoso.
8. Estroma ovárico.
9. Folículo ovárico (o corte não passa pelo cumulus oophorus).
10. Vasos da medular.
11. Folículo atrésico.
12. Epitélio ovárico.
13. Mesovárico.
14. Mesotélio peritoneal.

15. Corpo amarelo atrésico.
16. Folículo de De Graaf em vias de amadurecer.
17. Folículo atrésico.
18. Folículo em crescimento.
19. Corpo amarelo atrésico.
20. Medular.
21. Folículo cortado superficialmente.
22. Atresia folicular.
23. Ovócito de folículo de De Graaf.
24. Folículos primários.
25. Atresia folicular.

Coloração: hematoxilina-eosina. 60 ×.

LÂMINA 84

OVÁRIO

Figura 1. Região cortical: Folículos primários e folículos em crescimento

Nesta lâmina reproduzimos um campo da preparação anterior, visto com maior aumento. Vemos como os folículos primários — formados pela ovogônia-filha ou ovócito I antes de crescer (5) — e uma camada simples e plana de células foliculares (7) ocupam a zona superficial do estroma ovariano, situando-se imediatamente por dentro da albugínea (2), cuja natureza conjuntiva densa é bem visível. Acham-se também neste campo microscópico: um folículo no início de seu período de crescimento (7) e outro em fase posterior de evolução (4). No primeiro, as células foliculares são cúbicas, dispondo-se em uma só camada envolvendo o ovócito I, que iniciou seu período de crescimento que o converterá em ovócito I maduro, de maior tamanho. No segundo, as células foliculares são cilíndricas e muito numerosas (por multiplicação das precedentes), dispondo-se em múltiplas camadas superpostas que constituem a granulosa (10), a qual está envolta pelas tecas foliculares (9). Uma das células da granulosa apresenta-se em divisão mitótica (3). A membrana pelúcida (12), presente nos ovócitos dos folículos em crescimento, aparece aqui bem desenvolvida. O núcleo ou vesícula germinativa (11) também se tornou mais volumoso, apresentando, como em todos os ovócitos, o nucléolo ou mancha germinativa.

Um folículo atrésico (14), com restos de um ovócito apenas reconhecível, acha-se no ângulo inferior direito da lâmina e, entre este e o folículo em crescimento, corre uma arteríola que o corte atingiu tangencialmente (13), notando-se sua luz unicamente nas extremidades, quando o vaso muda de direção.

Figura 2. Porção de um folículo de De Graaf maduro

Representa-se aqui um folículo vesicular, ou folículo de De Graaf, que atingiu completo desenvolvimento (pré-deiscência folicular ou postura ovular, momento em que o gameta sofrerá a primeira divisão de maturação, com a eliminação do primeiro glóbulo polar). Podemos observar que as células mais superficiais da granulosa dispõem-se perpendicularmente ao redor do ovócito carregado de vitelo (11) formando a coroa radiada (9), que repousa diretamente sobre a membrana pelúcida ou oolema (10), muito desenvolvida. Entre as células foliculares da granulosa que formam o disco prolígero (12) e por essa circundados, há espaços arredondados e muito corados denominados vacúolos de Call-Exner (3 e 7). O líquido folicular (8), corado em róseo claro, ocupa a grande cavidade do folículo e também alguns espaços intercelulares mais ou menos amplos da granulosa (14). Este líquido, rico em estrogênio, é produzido pelas células da granulosa e da teca interna.

As tecas foliculares acham-se diferenciadas em teca externa fibrosa (2) e teca interna celular (5), ricamente vascularizada.

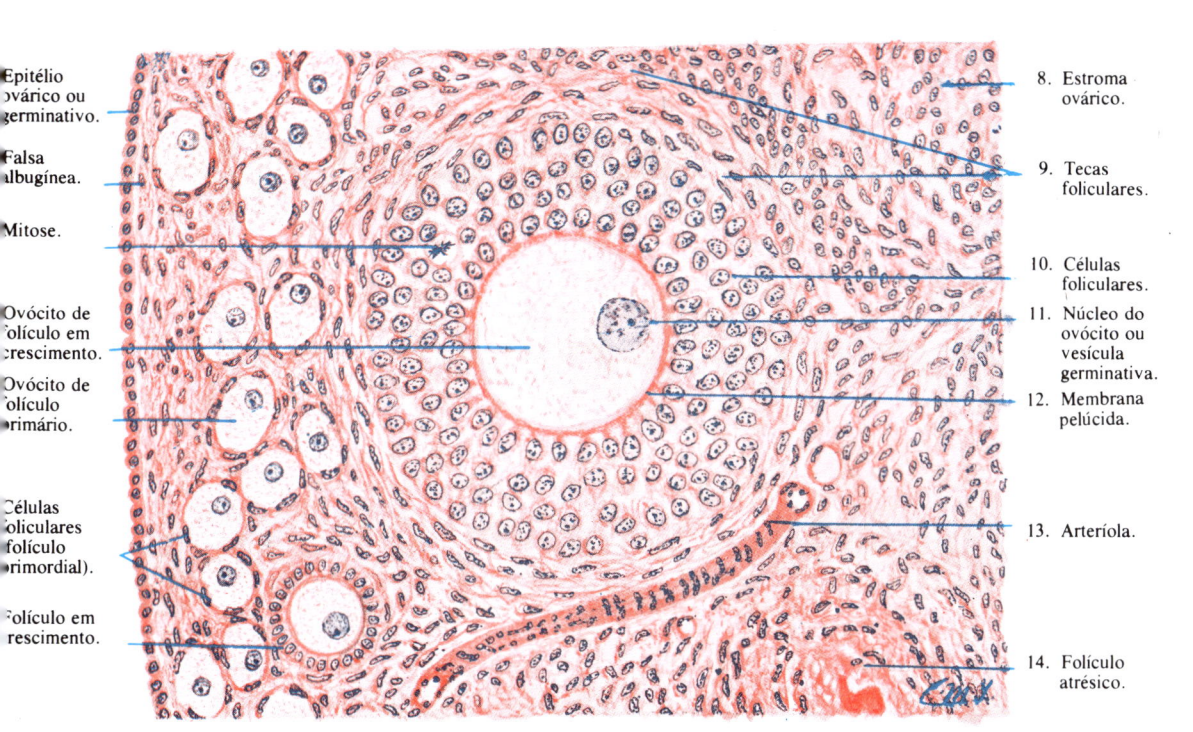

Epitélio
ovárico ou
germinativo.

Falsa
albugínea.

Mitose.

Ovócito de
folículo em
crescimento.

Ovócito de
folículo
primário.

Células
foliculares
(folículo
primordial).

Folículo em
crescimento.

8. Estroma
ovárico.

9. Tecas
foliculares.

10. Células
foliculares.

11. Núcleo do
ovócito ou
vesícula
germinativa.

12. Membrana
pelúcida.

13. Arteríola.

14. Folículo
atrésico.

Fig. 1. — *Zona cortical.*
Coloração: hematoxilina-eosina. 320 ×.

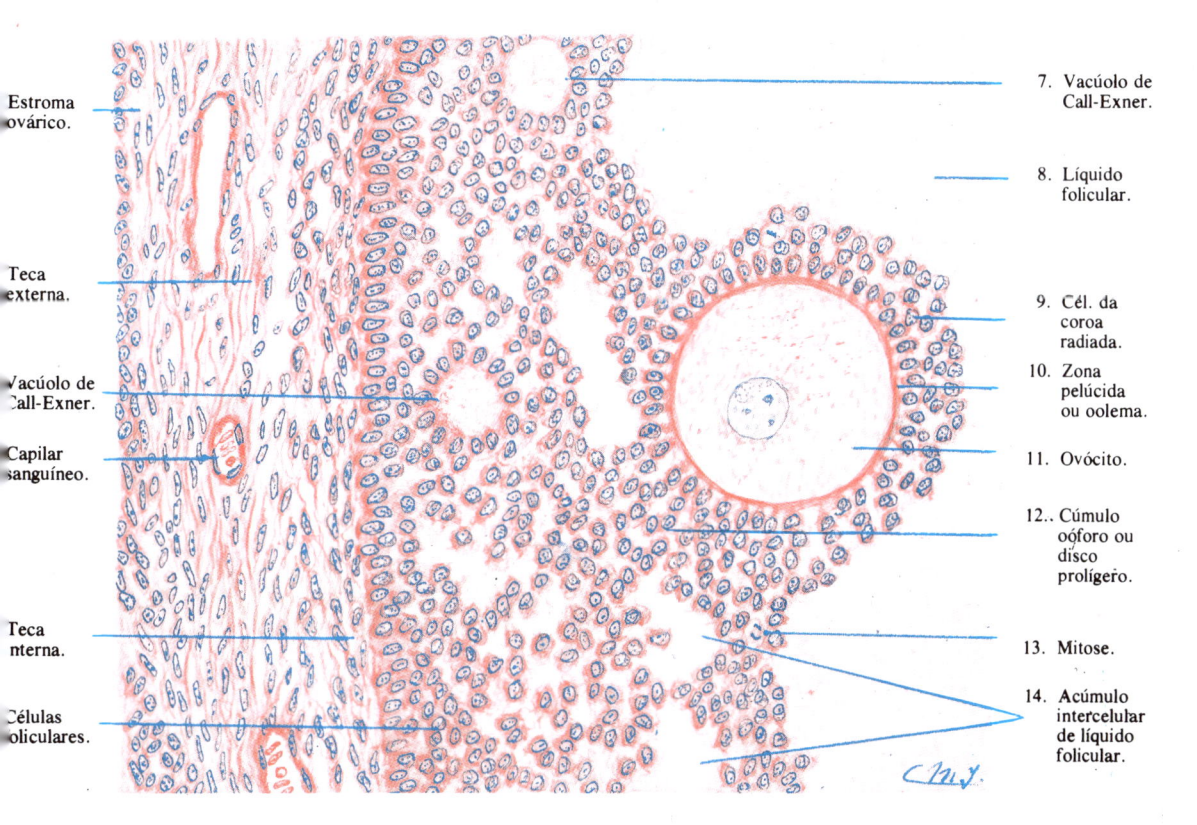

Estroma
ovárico.

Teca
externa.

Vacúolo de
Call-Exner.

Capilar
sanguíneo.

Teca
interna.

Células
foliculares.

7. Vacúolo de
Call-Exner.

8. Líquido
folicular.

9. Cél. da
coroa
radiada.

10. Zona
pelúcida
ou oolema.

11. Ovócito.

12.. Cúmulo
oóforo ou
disco
prolígero.

13. Mitose.

14. Acúmulo
intercelular
de líquido
folicular.

Fig. 2. — *Porção de um folículo maduro.*
Coloração: hematoxilina-eosina. 320 ×.

LÂMINA 85

CORPO AMARELO

Figura 1. Visão de conjunto

A formação cujo corte vamos observar agora encontra-se no ovário periodicamente, de forma transitória. Origina-se a partir de um folículo ovariano, depois da ovulação ou deiscência folicular deste. Intervêm em sua formação as células da granulosa e da teca interna, as quais proliferam, hipertrofiam-se e carregam-se de luteína, uma substância amarelada à qual deve seu nome e sua cor (corpo amarelo ou lúteo). Produz o hormônio denominado progesterona, que provoca a segunda fase de crescimento da mucosa uterina (endométrio) e estimula sua secreção, condicionando-a para a nidação do ovo.

Se observarmos com pequeno aumento um corte deste órgão de caráter transitório quando chegou a seu completo desenvolvimento, e o percorrermos em toda extensão, veremos que está rodeado por uma membrana fibrosa (*1*) que o separa do estroma ovariano (*4*), sendo toda esta formação constituída por uma franja ampla de epitélio glandular (*3*) de percurso ondulado, cujas células secretoras dispõem-se em cordões ou trabéculas anastomosadas entre si. A porção central está ocupada por tecido conjuntivo frouxo (*7*), que engloba um pequeno coágulo sangüíneo (*8*), em parte invadido pelo tecido conjuntivo.

Da membrana envolvente (*1*) partem septos (*2* e *6*) de direção radial, que não chegam à região profunda do epitélio glandular. Numerosos vasos sangüíneos (*5*) acham-se no tecido conjuntivo pertencente ao estroma ovariano.

Figura 2. Porção do corpo amarelo vista com maior aumento

Neste corte vê-se bem a disposição trabecular do tecido e a existência de capilares sangüíneos (*8*) entre os cordões celulares. Imediatamente por baixo do envoltório fibroso (*5*) encontram-se as células tecoluteínicas (*2*), que enviam cordões à região profunda da glândula e, mais internamente, as células granulosoluteínicas (*7*), que constituem a maior parte do epitélio glandular. Estas são mais volumosas e um tanto mais claras do que as anteriores. Vasos sangüíneos de diversos calibres (*1, 3* e *4*) localizam-se no tecido conjuntivo que circunda a glândula (*5*).

Pelas características estruturais observadas podemos concluir que examinamos o corte de uma formação glandular (incluída no ovário) de tipo endocrinorreticular, a qual, pela cor que apresenta, devido aos grânulos de luteína de cor amarela presentes no citoplasma das células secretoras, denomina-se corpo amarelo ou lúteo. Devemos acrescentar que se trata de uma glândula de duração transitória — de permanência mais curta entre os períodos menstruais (cinco ou seis dias apenas: corpo amarelo periódico ou da menstruação) e mais prolongada durante a gravidez (cinco a seis meses: corpo amarelo da gestação) — que se origina a partir de um folículo de De Graaf depois da deiscência deste.

Uma vez atingido seu completo desenvolvimento e transcorrido um período variável como vimos, começa sua regressão: suas células atrofiam-se e degeneram; o tecido circundante prolifera e o invade, até transformá-lo em uma massa de tecido escleroso e branco: é o corpo albicans, de maior volume e duradouro quando decorrente da gestação.

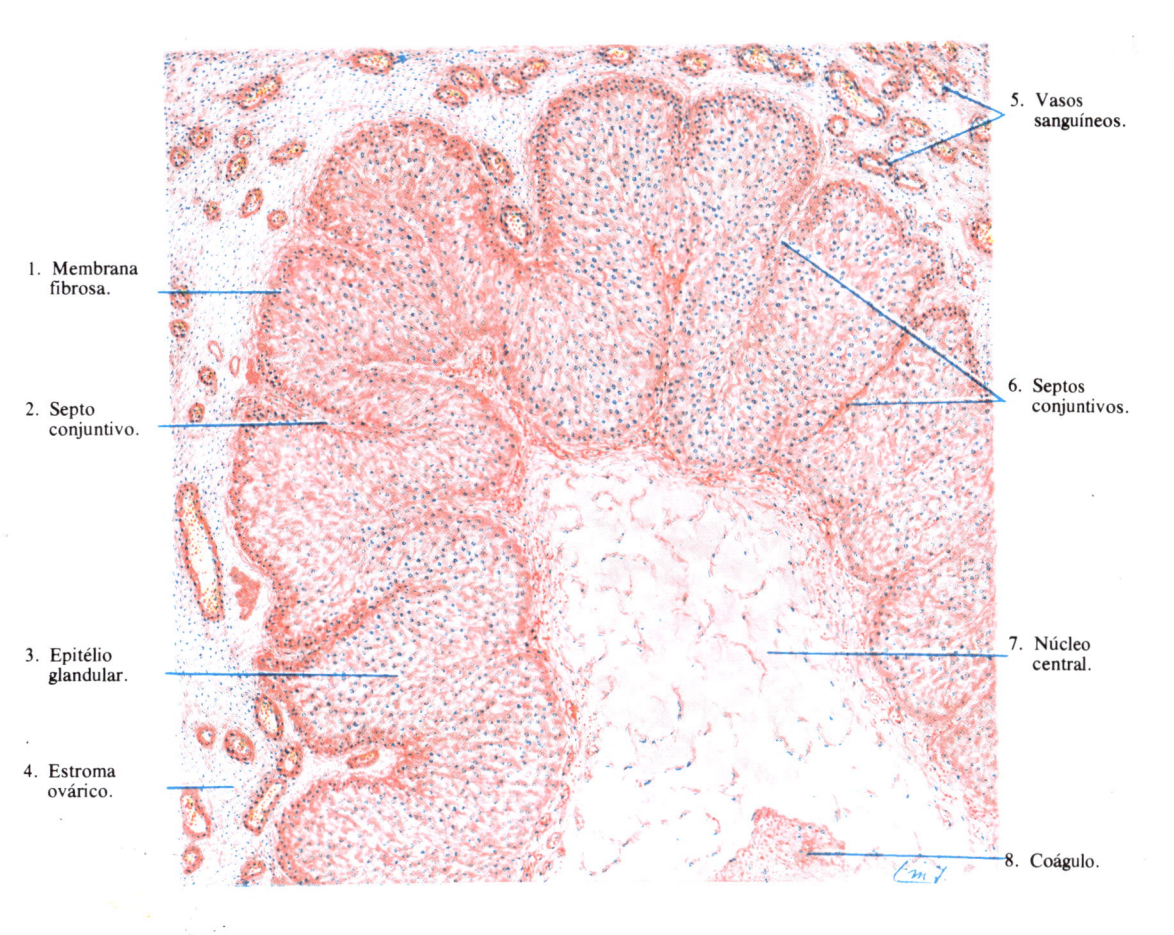

1. Membrana fibrosa.
2. Septo conjuntivo.
3. Epitélio glandular.
4. Estroma ovárico.
5. Vasos sanguíneos.
6. Septos conjuntivos.
7. Núcleo central.
8. Coágulo.

Fig. 1. — Coloração: hematoxilina-eosina. 80 x.

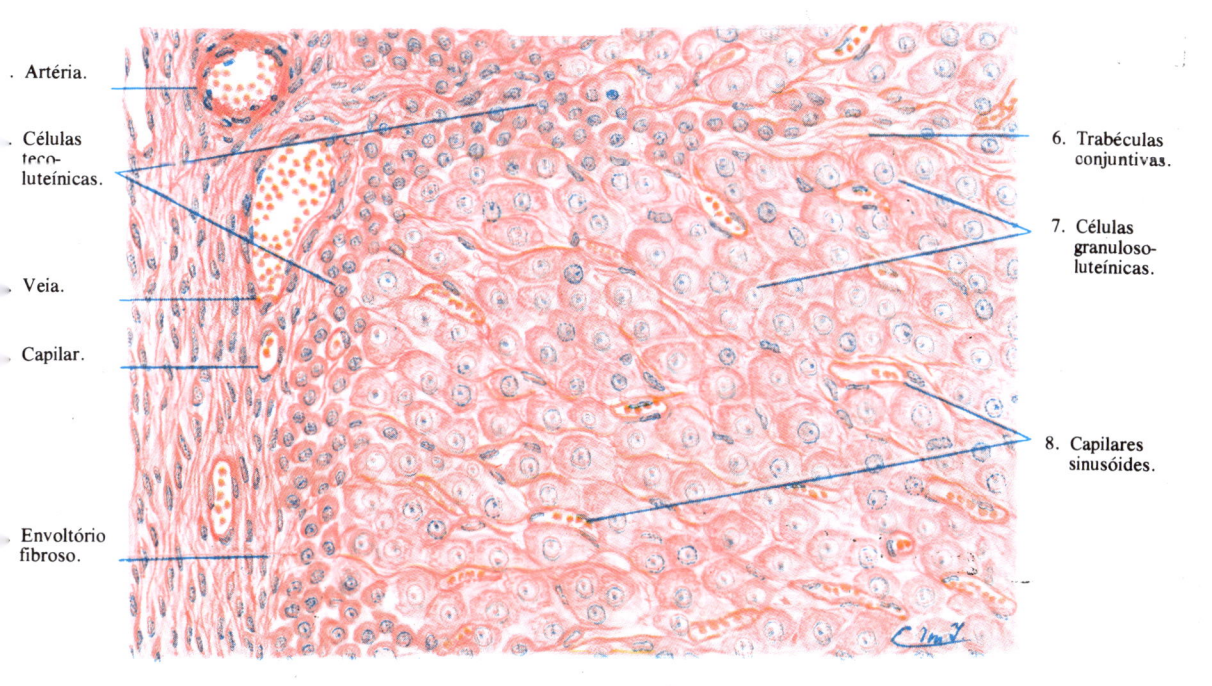

. Artéria.
. Células teco-luteínicas.
. Veia.
. Capilar.
. Envoltório fibroso.
6. Trabéculas conjuntivas.
7. Células granuloso-luteínicas.
8. Capilares sinusóides.

Fig. 2. — *Detalhes de um setor.*
Coloração: hematoxilina-eosina. 250 ×.

LÂMINA 86

OVÁRIO HUMANO

No corte de ovário aqui representado observamos o revestimento epitelial (*1*) e o estroma ovariano (*2*), encerrando numerosas formações de diferentes estruturas. Uma delas, a de maior extensão, é um corpo amarelo recente (*3*), bem desenvolvido, no qual se distinguem: a cápsula conjuntiva que o envolve (*4*), as células luteínicas (*5*), que são seus componentes essenciais, e o tecido conjuntivo frouxo (*6*) que forma sua porção central. Na extremidade inferior esquerda, acha-se um outro corpo amarelo, pequeno (*13*), em moderado processo de regressão. Observamos que muitos núcleos de suas células luteínicas são picnóticos, destacando-se porque sua cromatina aparece como um grumo compacto fortemente corado pela hematoxilina. Mais acima, próximo à zona central da figura, encontramos outro corpo amarelo em regressão avançada (*29*); a cavidade central está ocupada por tecido conjuntivo organizado (*30*), que invade a camada de células luteínicas (*31*). Um pouco mais acima encontramos um corpo albicans (*27*), espécie de cicatriz residual constituída por tecido conjuntivo hialinizado que contém núcleos picnóticos.

Na extremidade inferior direita acha-se um folículo de De Graaf normal, com sua teca externa bem diferenciada (*32*), a granulosa (*33*), o cúmulo prolífero ou oóforo (*35*) com o ovócito (*36*), e a cavidade folicular cheia de líquido folicular (*34*). Existem outros folículos, mas estes se encontram em vários graus de atresia: o representado em (*21*) é um folículo em atresia incipiente ou muito precoce. Observa-se o ovócito degenerado (*24*) com restos da membrana pelúcida que o rodeia (*23*), a granulosa dissociada (*25*) e uma teca externa hipertrófica (*26*). Em (*16*) temos um folículo ovariano com um processo de atresia mais avançado: a granulosa foi invadida pelo tecido conjuntivo (*18*) e uma membrana vítrea bem visível (*19*) a separa da teca interna hipertrofiada (*20*). Em (*9*) representamos um folículo cuja atresia está ainda mais avançada. Observa-se o estroma que substitui as células tecais (*10*) e o que preenche a cavidade folicular (*11*), assim como o desenvolvimento notável alcançado pela membrana vítrea (*12*) que separa ambos os elementos. Em (*14*) observa-se um resto de folículo atrésico, representado unicamente pela membrana vítrea hipertrófica, que representa o último elemento do folículo que persiste por certo tempo.

Folículos ovarianos primários e em crescimento, normais, podem ser observados em diferentes zonas do córtex ovariano (*8, 15* e *28*). A região medular do ovário destaca-se por sua riqueza em vasos sangüíneos (*7*).

Ovário humano
Vista de conjunto

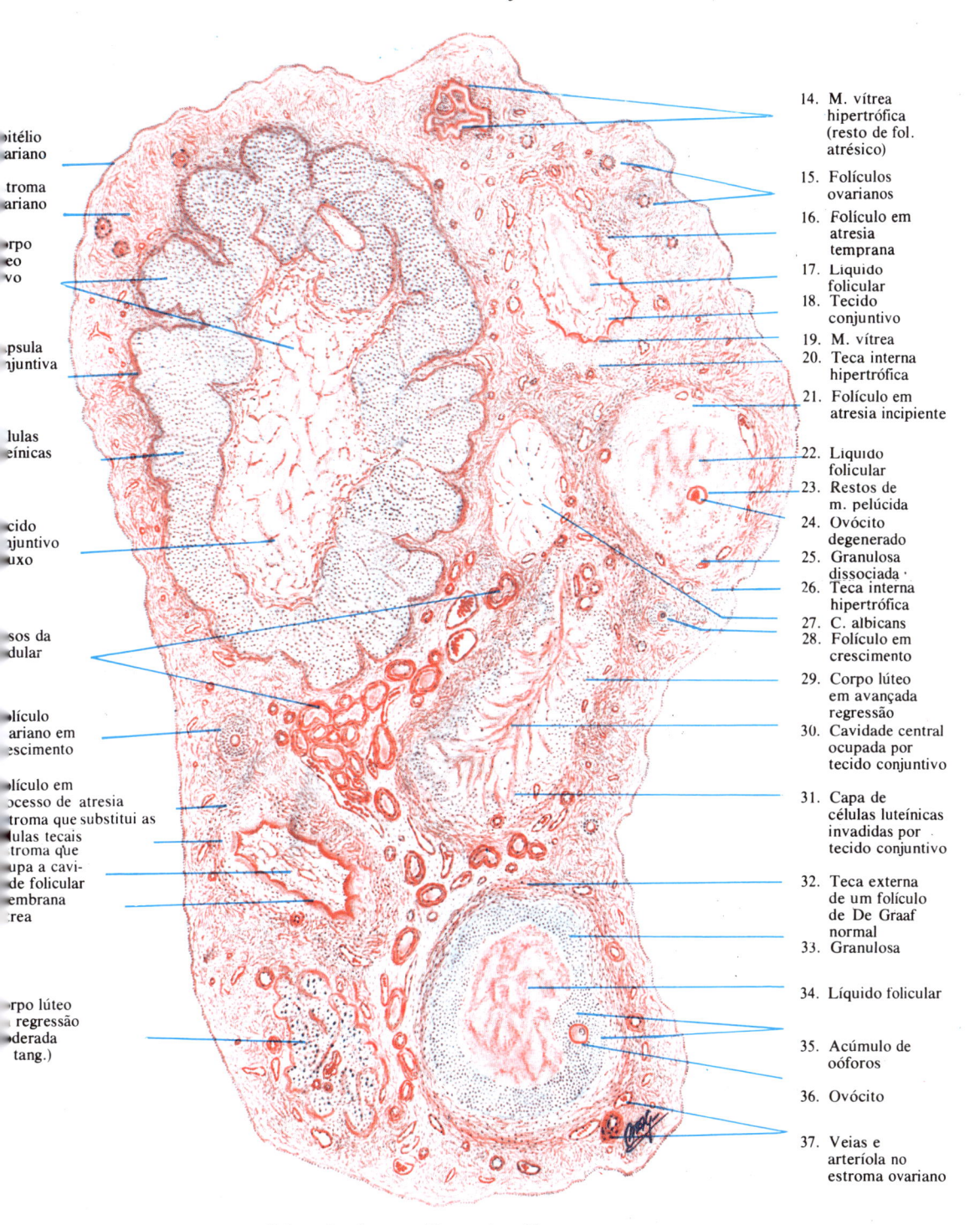

Coloração: hematoxilina-eosina. 80 ×.

Legendas (margem esquerda):

- pitélio ariano
- troma ariano
- rpo eo vo
- psula njuntiva
- lulas eínicas
- cido njuntivo uxo
- sos da dular
- lículo ariano em escimento
- lículo em ocesso de atresia troma que substitui as lulas tecais troma que upa a cavi- de folicular embrana rea
- rpo lúteo regressão derada tang.)

Legendas (margem direita):

14. M. vítrea hipertrófica (resto de fol. atrésico)
15. Folículos ovarianos
16. Folículo em atresia temprana
17. Liquido folicular
18. Tecido conjuntivo
19. M. vítrea
20. Teca interna hipertrófica
21. Folículo em atresia incipiente
22. Liquido folicular
23. Restos de m. pelúcida
24. Ovócito degenerado
25. Granulosa dissociada
26. Teca interna hipertrófica
27. C. albicans
28. Folículo em crescimento
29. Corpo lúteo em avançada regressão
30. Cavidade central ocupada por tecido conjuntivo
31. Capa de células luteínicas invadidas por tecido conjuntivo
32. Teca externa de um folículo de De Graaf normal
33. Granulosa
34. Líquido folicular
35. Acúmulo de oóforos
36. Ovócito
37. Veias e arteríola no estroma ovariano

LÂMINA 87

TROMPA UTERINA

Figura 1. Corte transversal

A luz anfractuosa deste órgão está limitada por uma mucosa (8) que forma grandes pregas ramificadas (9). O epitélio de revestimento é cilíndrico simples (10) e repousa sobre um córion ou lâmina própria que se une diretamente à túnica muscular. Esta apresenta fibras musculares lisas dispostas em várias direções; na camada interna predominam as fibras circulares (1) e, na externa, as longitudinais (6). No tecido conjuntivo interfascicular (2) são abundantes os vasos sangüíneos de pequeno calibre (3, 4 e 5). Uma túnica serosa, revestida com mesotélio (7), recobre o órgão, com interposição de uma camada conjuntiva frouxa bem desenvolvida e rica em vasos sangüíneos.

Os pormenores de organização observados — entre os quais se destaca a estreiteza de sua luz irregular, de numerosos braços dendríticos formados pelas grandes pregas ramificadas de sua mucosa — nos permitem dizer que o corte examinado corresponde à trompa uterina ou oviduto.

Figura 2. Túnica mucosa

Foram focalizadas, com maior aumento, algumas pregas da mucosa do órgão da preparação anterior.

O córion (2 e 5) acha-se revestido pelo epitélio tubárico (1), onde se pode observar, com este aumento, as células cilíndricas ciliadas (3), que se alternam com grupos irregulares de células secretoras mucosas, desprovidas de cílios (4). No córion existem numerosos capilares (6) e células conjuntivas ou fibroblastos (5) bem visíveis, que participam de sua constituição.

Podemos recordar aqui que o movimento ciliar impele o líquido tubárico em direção ao útero e, com ele, o óvulo, se o contiver. Como sabemos que os espermatozóides têm um movimento próprio, com tendência a remontar a corrente, esse movimento ciliar propiciaria também o encontro dos dois gametas que, quando ocorre, geralmente tem lugar ao nível do terço médio da trompa. Ao que parece, facilitam muito esta progressão as contrações musculares da trompa, ou tuba. Diga-se, ainda, que o epitélio tubárico sofre modificações periódicas, relacionadas com o ciclo ovariano (flutuações hormonais).

Trompa uterina.
(Corte transversal)

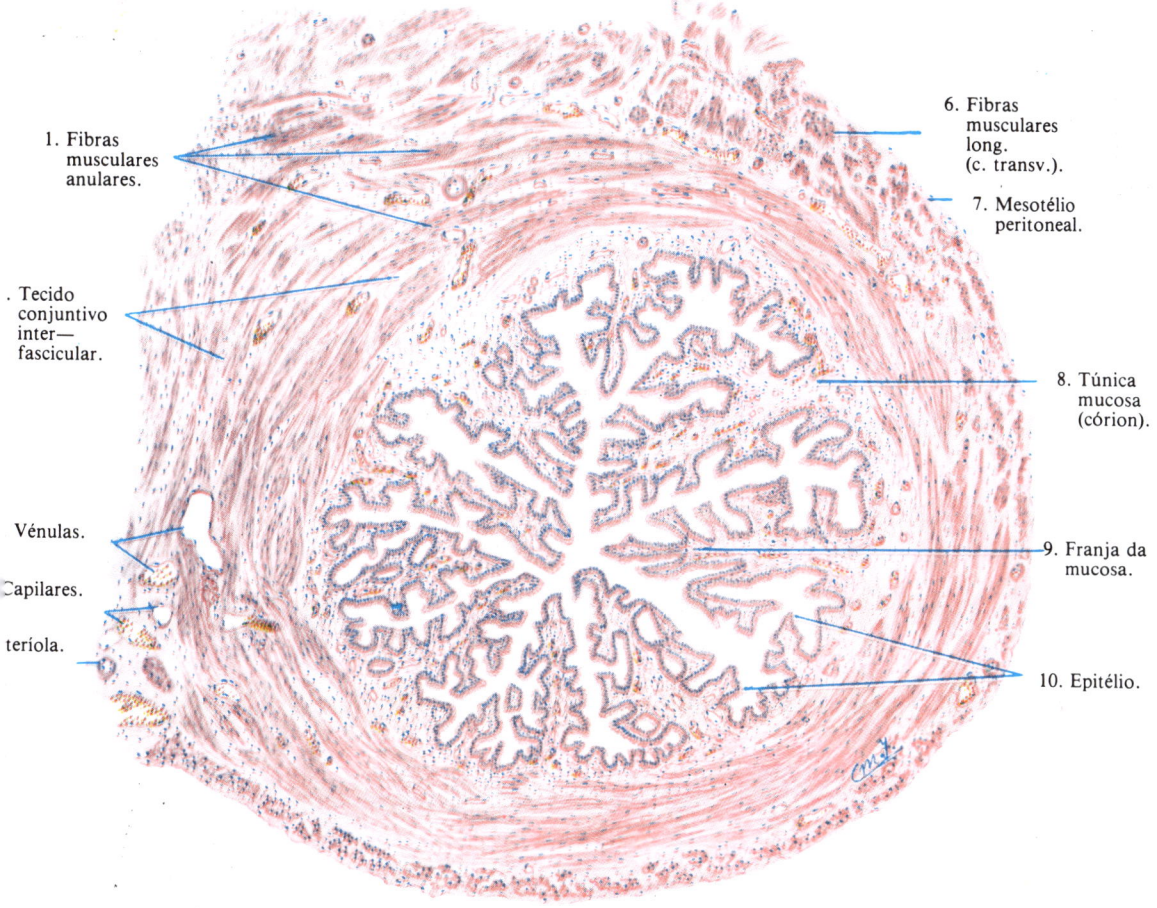

1. Fibras musculares anulares.

. Tecido conjuntivo inter— fascicular.

Vénulas.

Capilares.

teríola.

6. Fibras musculares long. (c. transv.).

7. Mesotélio peritoneal.

8. Túnica mucosa (córion).

9. Franja da mucosa.

10. Epitélio.

Fig. 1. — *Vista de conjunto.*
Coloração: hematoxilina-eosina. 40 ×.

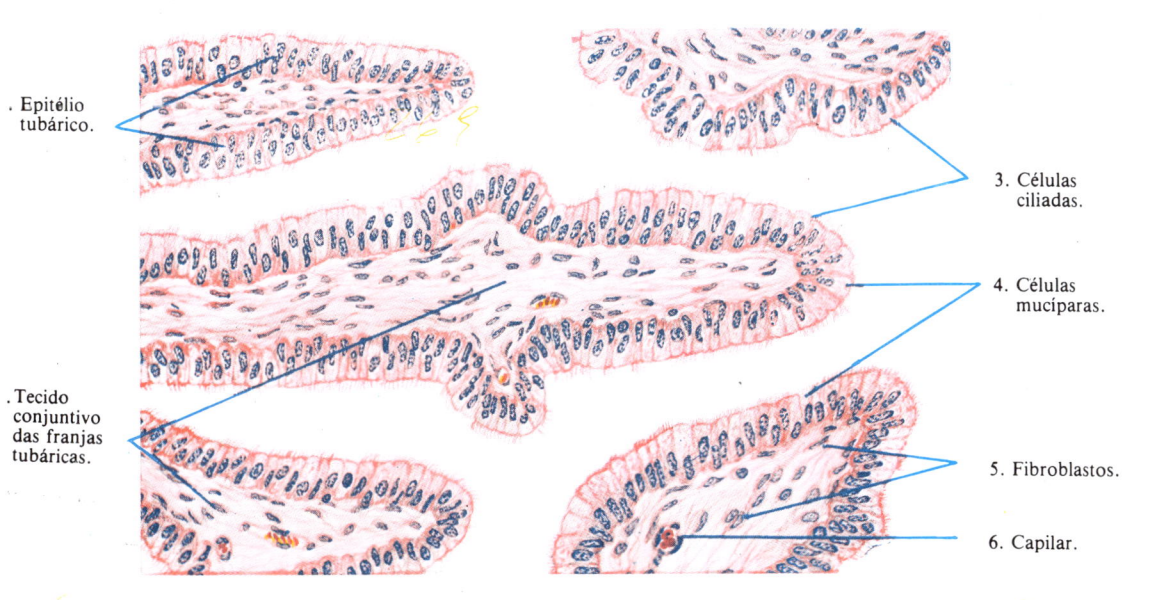

. Epitélio tubárico.

. Tecido conjuntivo das franjas tubáricas.

3. Células ciliadas.

4. Células mucíparas.

5. Fibroblastos.

6. Capilar.

Fig. 2. — *Franjas da mucosa.*
Coloração: hematoxilina-eosina. 320 ×.

LÂMINA 88

CORPO DO ÚTERO

Período de proliferação. Fase estrogênica

A túnica muscular deste órgão é muito espessa e constituída por fibras lisas dispostas em todas as direções, que aparecem cortadas no sentido transversal (*6*), longitudinal (*5*) e oblíquo (*12*). Entre elas encontram-se tecido conjuntivo (*11*) e numerosos vasos sangüíneos (*7*). A túnica mucosa também é ampla; o epitélio é cilíndrico simples (*1*) e, no córion (*2, 3* e *4*) encontram-se algumas criptas ou glândulas tubulosas, de trajeto retilíneo ou ligeiramente ondulado (*8*), que se encurvam ao aproximarem-se da camada muscular, entre cujas fibras penetram alguns fundos glandulares (*9*). O córion interglandular (*3*) é abundante, e o tecido conjuntivo que o constitui predomina amplamente sobre o tecido epitelial que forma as glândulas uterinas, por serem estas relativamente escassas.

O corte de órgão observado é caracterizado por: espessa parede muscular, com múltiplas camadas de fibras musculares lisas dispostas em diversas direções, e por possuir uma mucosa que repousa diretamente sobre a parede muscular. Esta mucosa é formada por um epitélio cilíndrico, com grupos de células ciliadas, e por um córion no qual se acham glândulas tubulosas simples, isoladas, que se prolongam até a camada muscular e caracterizam-se por serem constituídas por um epitélio do mesmo tipo do epitélio de revestimento da luz do órgão (razão pela qual alguns as consideram simples criptas). Estas características permitem-nos dizer que se trata do corte de uma porção do corpo uterino.

Convém recordar aqui que, durante a vida genital da mulher, a mucosa uterina ou endométrio sofre variações periódicas, induzidas pelos hormônios produzidos durante o ciclo ovariano. O que se vê na figura corresponde ao período denominado estrogênico, que ocorre durante o crescimento dos folículos ovarianos por ação da foliculina ou estradiol, hormônio por eles produzido que provoca a reconstrução e o primeiro período de crescimento da mucosa, depois que ocorreu sua desintegração durante a menstruação.

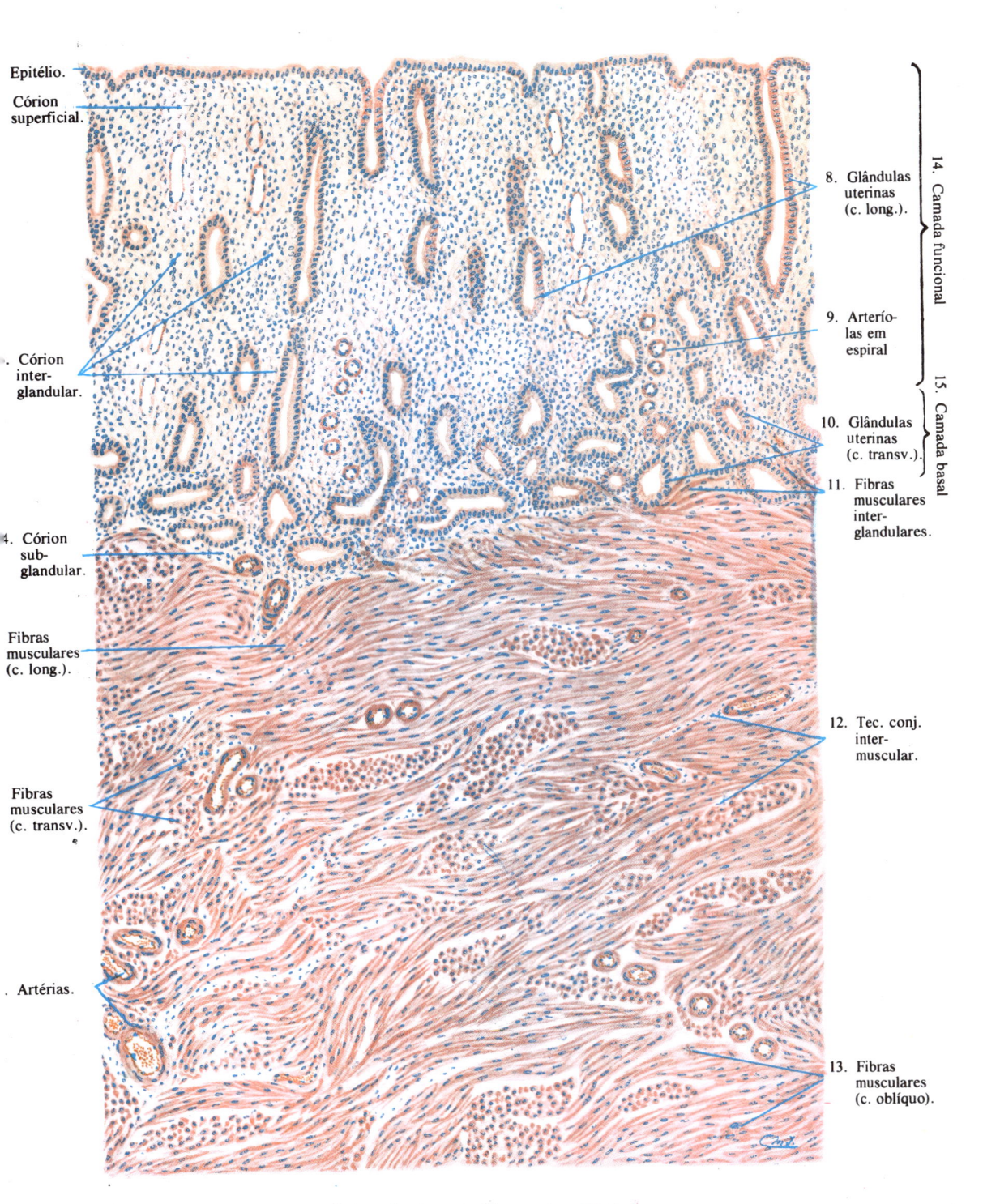

Epitélio.

Córion superficial.

Córion interglandular.

4. Córion subglandular.

Fibras musculares (c. long.).

Fibras musculares (c. transv.).

. Artérias.

8. Glândulas uterinas (c. long.).

9. Arteríolas em espiral

10. Glândulas uterinas (c. transv.).

11. Fibras musculares interglandulares.

14. Camada funcional

15. Camada basal

12. Tec. conj. intermuscular.

13. Fibras musculares (c. oblíquo).

Coloração: hematoxilina-eosina. 45 ×.

LÂMINA 89

MUCOSA UTERINA

Período de secreção. Fase progestacional

Nesta lâmina foi reproduzida uma porção da mucosa uterina, ou endométrio, com o aspecto que apresenta depois da ovulação ou deiscência folicular, período este de predominante atuação da progesterona produzida pelo corpo amarelo então originado.

Vemos que a túnica mucosa está, neste caso, mais espessa do que no corte anterior, sendo as criptas ou "glândulas uterinas" (2, 4, 8 e 9) em maior número e sinuosas. Em conseqüência, o córion interglandular (7) é menos abundante, porém a mucosa está mais espessa, em virtude de um edema intersticial. Em quase todas as glândulas as paredes se apresentam sinuosas, com a forma de "borda de serrilha" (3). Este aspecto é característico da mucosa uterina na segunda fase de crescimento, e coincide com a formação do corpo amarelo a partir do folículo ovariano recentemente ovulado (fase luteínica).

Alguns fundos glandulares estão dilatados, sendo ocupados por uma secreção serosa, corada em róseo claro (4 e 9). O tecido conjuntivo do córion é rico em células e vasos sangüíneos (6).

A secreção destas glândulas hipertrofiadas, alongadas, de aspecto sinuoso e em muitos trechos dilatadas, origina-se nas células glandulares, as quais, a princípio, vão acumulando glicogênio em sua porção basal e logo produzem grãos de lipóides e muco, que eliminam e constitui o produto que ocupa sua luz. Por isto, neste estado se diz que o endométrio está em fase de secreção, também denominada fase progestacional ou pré-gravídica, porque apresenta condições de aninhar o ovo ou óvulo fecundado. Caso não ocorra a fecundação do óvulo, começa a regressão do corpo amarelo e, com isto, a diminuição da produção de progesterona. Finalmente, o endométrio se retrai, perde água devido à isquemia produzida pela contração mantida dos vasos da região, e pouco depois ocorre a desintegração da mucosa uterina. Veremos a representação deste estado na lâmina seguinte.

Mucosa uterina.
Segunda fase de crescimento ou fase luteínica

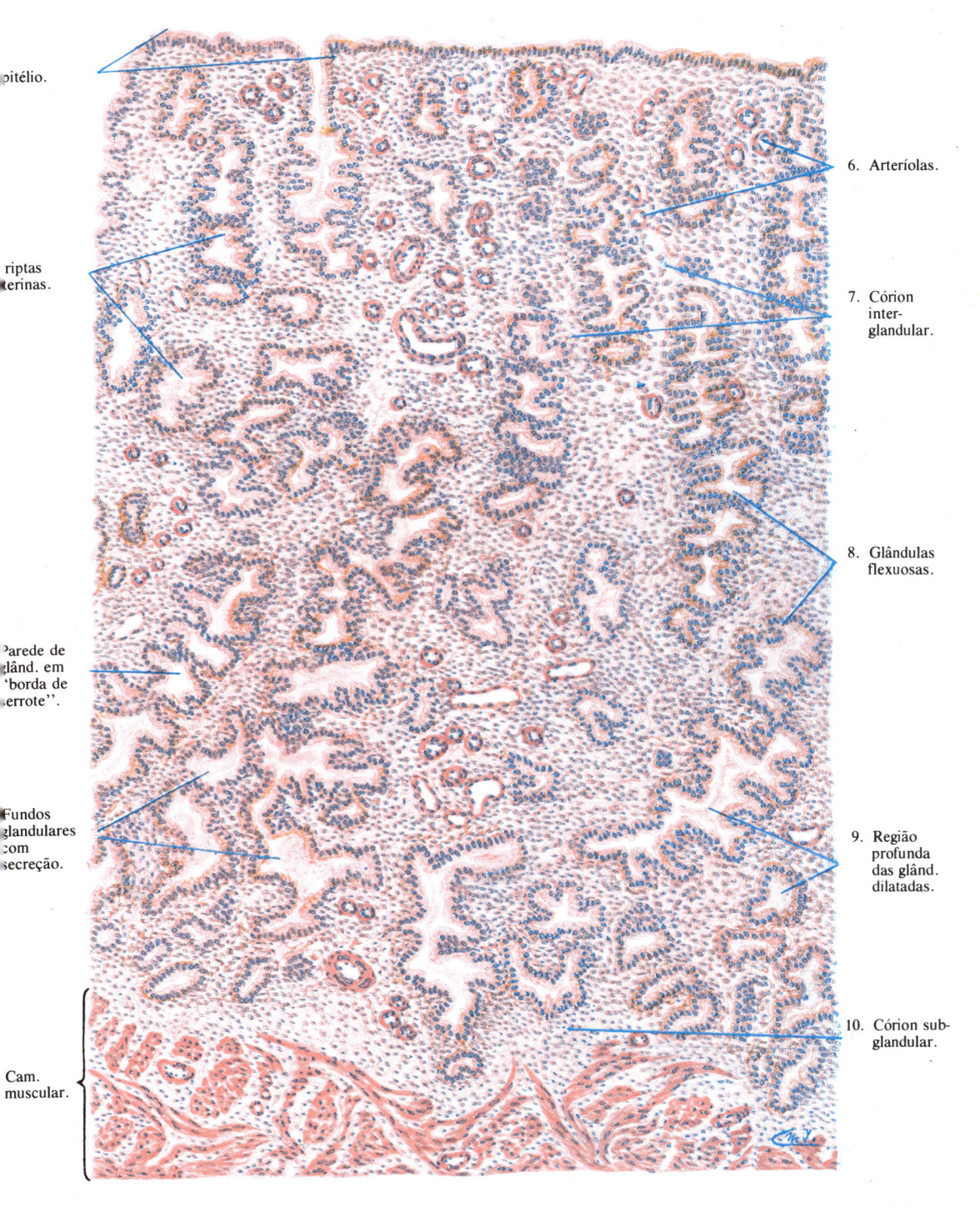

pitélio.

riptas
terinas.

Parede de
glând. em
"borda de
serrote".

Fundos
glandulares
com
secreção.

Cam.
muscular.

6. Arteríolas.

7. Córion
inter-
glandular.

8. Glândulas
flexuosas.

9. Região
profunda
das glând.
dilatadas.

10. Córion sub-
glandular.

Coloração: hematoxilina-eosina. 45 ×.

LÂMINA 90

MUCOSA DO CORPO DO ÚTERO

Período menstrual. Fase de desintegração

Reproduzimos aqui uma porção da região interna do corpo do útero, onde se vê a camada superficial do miométrio e o aspecto que apresenta o endométrio durante o estado menstrual.

A região superficial da mucosa (*1*), desprovida de epitélio, em alguns pontos está coberta de coágulos sangüíneos (*7*), entre os quais encontram-se fragmentos de mucosa desintegrada (*6*) e restos de glândulas. Persistem nesta região a porção profunda de algumas glândulas, cuja luz aparece, eventualmente, ocupada por sangue extravasado (*2*), enquanto as situadas profundamente conservam-se intactas (*8*).

O próprio córion contém hemácias extravasadas e é sede de discreta infiltração leucocitária (linfócitos e polimorfonucleares). Mais abaixo acham-se fibras musculares lisas (*5*), pertencentes à túnica muscular do órgão. O tecido conjuntivo interfascicular prolonga-se diretamente no conjuntivo do córion.

Como foi assinalado na lâmina 88 (*14* e *15*), no endométrio podem ser consideradas duas zonas: uma superficial, mais extensa, denominada camada funcional (*14*), e outra profunda, de pequena extensão, denominada camada basal (*15*). É importante lembrar aqui que a grande desintegração de endométrio que ocorre durante a menstruação localiza-se na primeira das camadas mencionadas (daí sua denominação de funcional), enquanto a camada basal permanece praticamente intacta. É a partir desta, por proliferação dos fundos das glândulas ali localizadas e do tecido conjuntivo circunvizinho, que tem lugar a reparação do endométrio (primeiro período de crescimento), condicionada pela produção de estradiol procedente da evolução ou crescimento de outros folículos ovarianos.

Quando ocorre a fecundação do óvulo (formação do ovo) e este se implanta, a mucosa uterina não se desintegra (por persistência do corpo amarelo), antes sofre uma série de modificações, que se iniciam próximo ao ponto de nidação para estender-se logo a toda a mucosa, vindo também a contribuir para a formação da placenta (placenta materna ou decídua basal). Alguns dos aspectos desta encontram-se na lâmina seguinte.

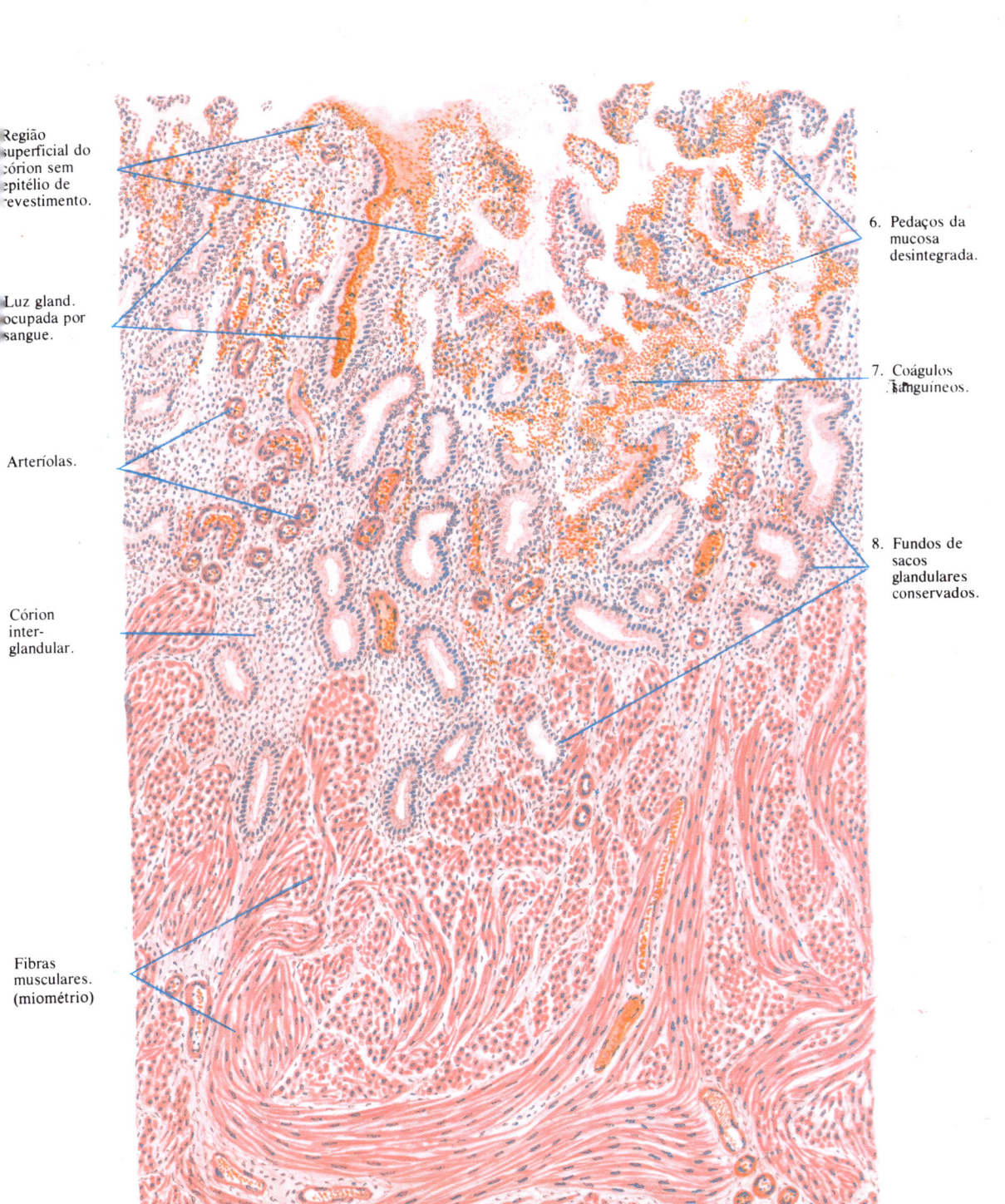

Região superficial do córion sem epitélio de revestimento.

Luz gland. ocupada por sangue.

Arteríolas.

Córion inter-glandular.

Fibras musculares. (miométrio)

6. Pedaços da mucosa desintegrada.

7. Coágulos sanguíneos.

8. Fundos de sacos glandulares conservados.

Coloração: hematoxilina-eosina. 45 ×.

LÂMINA 91

PLACENTA HUMANA

Figura 1. Gravidez de cinco meses. Visão de conjunto

A região superior da lâmina corresponde à porção fetal da placenta (ou placenta fetal; *A*) e a região inferior à placenta materna (ou decídua basal; *B*). Na primeira encontramos o âmnio (*10*), com seu epitélio de revestimento — epitélio amniótico (*1*) — que recobre externamente a placa coriônica (*11*), fundida agora com ela por meio de tecido conjuntivo (mesoderma) comum a ambos (*2*). Sua face profunda apresenta mesoderma revestido por epitélio especializado, ou epitélio trofoblástico (*3*), que origina numerosas vilosidades placentárias, ou coriônicas (*4* e *5*), que aparecem cortadas em diferentes planos. Entre elas distinguem-se: vilosidades livres (*5*), que flutuam em um grande seio sangüíneo ocupado pelo sangue materno (espaço interviloso, *6*), e vilosidades de fixação, ou de união (*7*), que aderem à decídua basal. Seu conjunto forma o córion frondoso (*12*).

A porção inferior da lâmina corresponde à mucosa uterina na zona de implantação do ovo. Esta zona constitui a decídua basal, ou serotina, e representa, como dissemos, a porção materna da placenta (*B*). Nela é possível reconhecer-se as glândulas uterinas em diferentes graus de achatamento (*15* e *16*), a existência de grandes células no córion interglandular (células deciduais, *8*) e a presença de vasos sangüíneos, que se abrem nos espaços intervilosos (*14*). Em um plano mais profundo encontramos fibras musculares pertencentes ao miométrio (*18*) e cortes das arteríolas em espiral (*17*). Sobre a superfície das vilosidades e da decídua basal é possível observar-se a presença de depósitos de material fibrinóide (*13*).

Figura 2. Vilosidades coriônicas. Placenta de 5 meses

A lâmina reproduz algumas vilosidades da preparação anterior, vistas com maior aumento. Constata-se assim que o epitélio trofoblástico é constituído, aqui, por uma camada externa de massa citoplasmática gemada de núcleos (o sinciciotrofoblasto, *1*) e outra camada profunda de células bem delimitadas, o citotrofoblasto, ou camada de Langhans (*2*). No córion da vilosidade, constituído por tecido conjuntivo pouco diferenciado (*3*), acham-se alguns vasos sangüíneos de pequeno calibre que contêm glóbulos vermelhos embrionários, nucleados (*5*). As típicas hemácias anucleadas existentes nos espaços intervilosos provêm do sangue materno (*4*). Uma das vilosidades representadas é de fixação, observando-se na zona de aderência (*6*) a existência de volumosas células deciduais (*7*) (do endométrio subjacente).

Figura 3. Vilosidades coriônicas. Placenta a termo

Ao contrário dos anteriores, o epitélio coriônico está representado unicamente pelo sinciciotrofoblasto (*1*), que forma um revestimento fortemente corado; o tecido conjuntivo está mais diferenciado (*2*) e os vasos contêm hemácias do feto, anucleadas (*3*). Entre as células do tecido conjuntivo distinguem-se algumas que, pelo seu maior volume, forma esferoidal e citoplasma muitas vezes vacuolado, são denominadas células de Hofbauer (*4*), sendo consideradas por muitos como macrófagos.

Placenta humana:
Gravidez de cinco meses (Vista panorâmica)

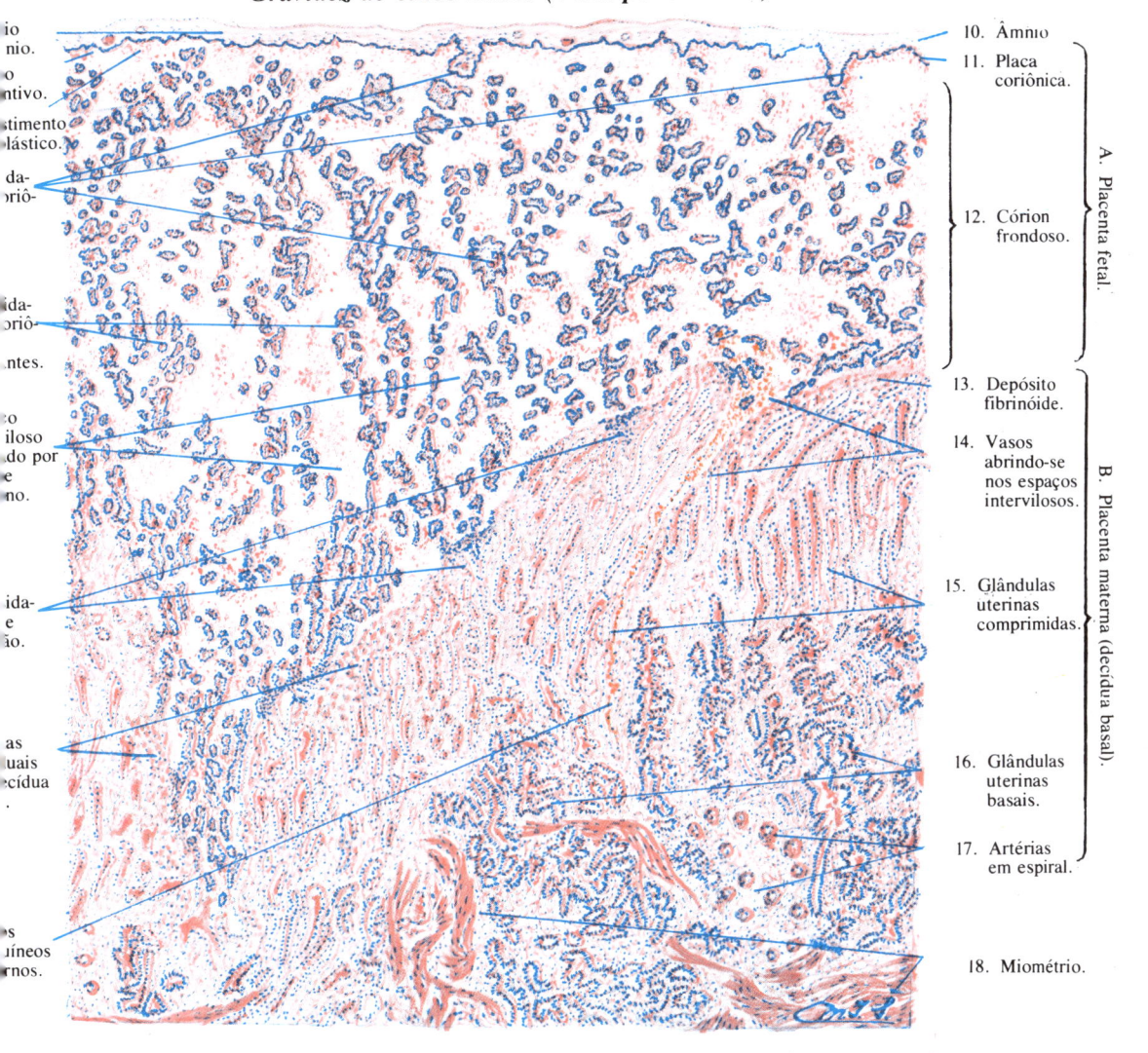

io
nio.
o
ntivo.

stimento
lástico.

da-
riõ-

ida-
riõ-

ntes.

o
iloso
do por
e
no.

ida-
e
ão.

as
uais
ecídua
.

s
uíneos
rnos.

10. Âmnio
11. Placa coriônica.
12. Córion frondoso.

A. Placenta fetal.

13. Depósito fibrinóide.
14. Vasos abrindo-se nos espaços intervilosos.
15. Glândulas uterinas comprimidas.
16. Glândulas uterinas basais.
17. Artérias em espiral.
18. Miométrio.

B. Placenta materna (decídua basal).

Fig. 1. — Coloração: hematoxilina-eosina. 10 ×.

Vilosidades coriônicas

Placenta de cinco meses.   *Placenta de fim de gravidez.*

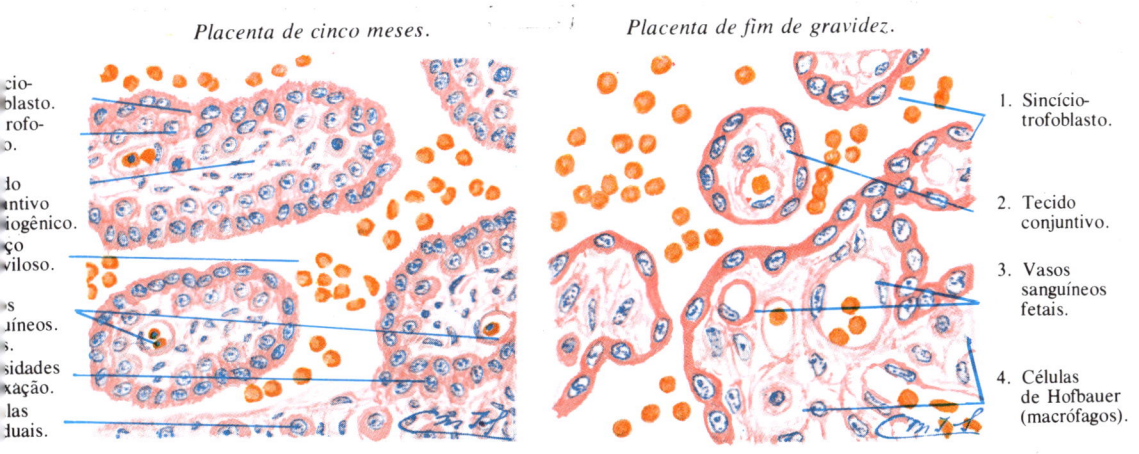

cio-
blasto.
rofo-
o.

do
ntivo
iogênico.
ço
viloso.

s
uíneos.
s.
sidades
xação.
las
duais.

1. Sincício-trofoblasto.
2. Tecido conjuntivo.
3. Vasos sanguíneos fetais.
4. Células de Hofbauer (macrófagos).

Fig. 2.   **Fig. 3.**

Coloração: hematoxilina-eosina. 350 ×.

LÂMINA 92

COLO UTERINO

Corte longitudinal

Neste corte, cuja massa central é de natureza conjuntiva e muscular, chama a atenção o fato da mucosa que a reveste apresentar um aspecto muito diferente em cada uma de suas faces, tanto em relação ao epitélio quanto às formações que integram o córion. Estes fatos, acrescentados às características estruturais que estudaremos em seguida, permitem-nos dizer que a lâmina corresponde a um corte longitudinal de colo uterino. Descreveremos a seguir o campo aqui reproduzido.

O epitélio que reveste a zona à direita do corte e sua extremidade inferior é pavimentoso, estratificado (7), correspondendo à superfície externa ou exocervical do colo uterino; por outro lado, o epitélio à esquerda, que pertence ao canal cervical, ou endocérvix, é cilíndrico simples (1). As células epiteliais são muito altas e claras, com núcleos basais, sendo mucossecretoras. Entre elas, algumas são ciliadas, e algumas são caliciformes. Como é fácil compreender, estes pormenores podem ser precisados quando se observa a zona com maior aumento. Em sua superfície desembocam numerosas glândulas tubuloalveolares, de trajeto e luz irregular, denominadas glândulas cervicais (3). Sua secreção é mucosa. As células destas glândulas são similares às do revestimento da endocérvix, razão pela qual, mais do que verdadeiras glândulas, são consideradas criptas. Sua secreção sofre variações relacionadas com o ciclo ovariano, sendo em maior quantidade quando se aproxima a menstruação.

O córion subjacente ao epitélio estratificado carece de glândulas; é papilífero (8) e, conseqüentemente, as células basais desenham, em conjunto, uma linha sinuosa.

Feixes de fibras musculares lisas, esparsas no tecido conjuntivo da região, aparecem cortados transversalmente (3 e 9).

Também se podem ver cortes de vasos sangüíneos de calibre regular (4), e outros de menor calibre (10) na região superficial.

No fórnix (6), o epitélio que recobre a superfície externa do colo uterino prolonga-se diretamente no epitélio de revestimento da vagina.

No ângulo inferior esquerdo do corte observa-se a mudança brusca do epitélio externo do colo do útero para o da cérvix; corresponde ao orifício do colo uterino (5).

(Corte longitudinal)

Epitélio do
endocérvice.

Glândulas
cervicais.

Feixes
musculares.

Veias.

6. Fundo de
   saco
   vaginal
   (fórnice).

7. Epitélio
   vaginal.

8. Córion
   papilífero.

9. Feixes
   musculares.

10. Veias e
    capilares.

. Orifício do
  colo uterino.

11. Acúmulo
    linfático.

12. Epitélio
    do exocérvice.

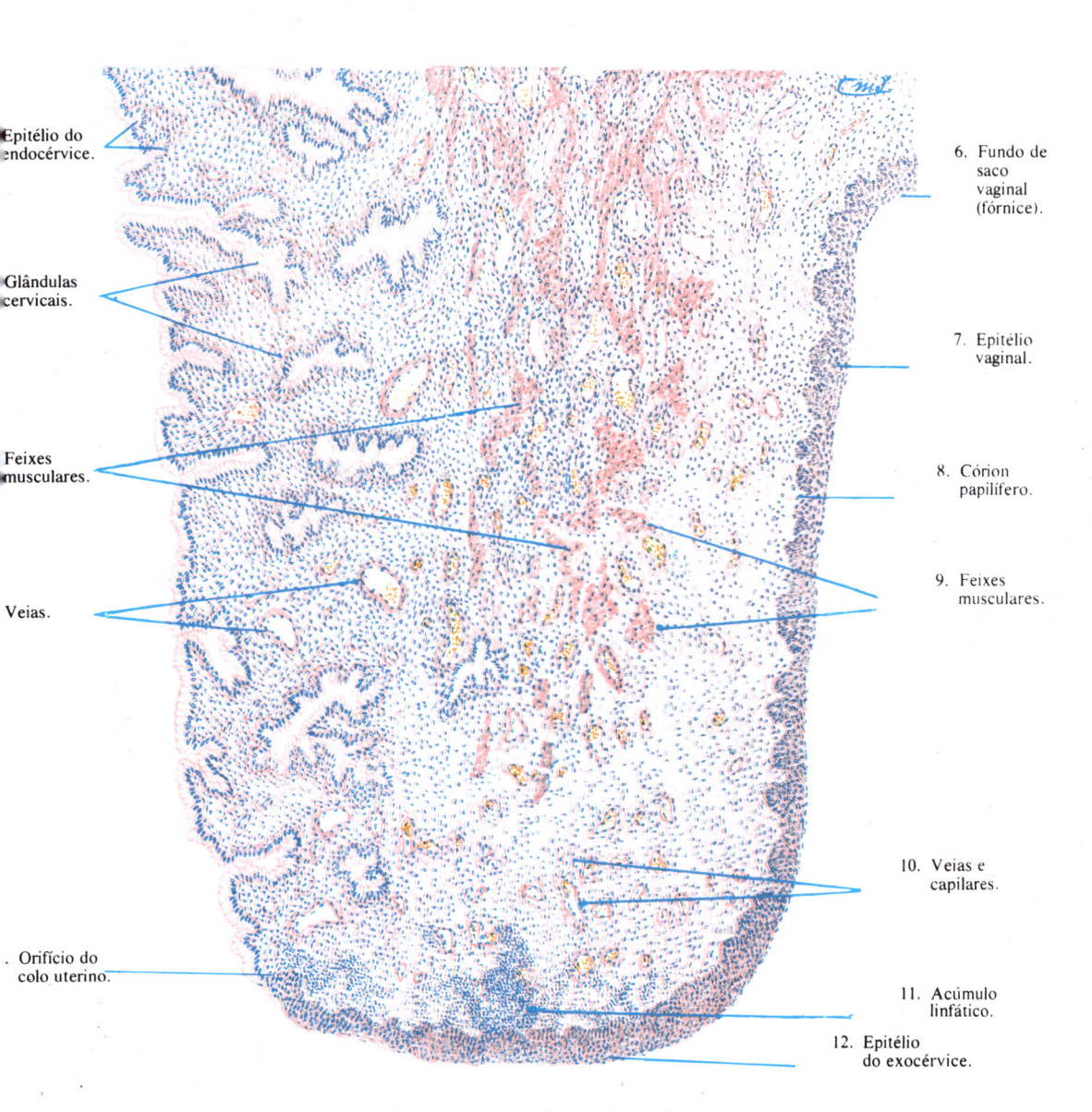

Coloração: hematoxilina-eosina. 20 ×.

LÂMINA 93

VAGINA

Figura 1. Corte longitudinal

Reproduzimos nesta lâmina o corte de um canal cuja parede é constituída por três túnicas: mucosa (*1, 2, 4* e *5*), muscular (*6, 8* e *10*) e adventícia (*7*), apenas parcialmente representada.

A mucosa apresenta numerosas pregas (*5*); seu córion é amplo, denso e papilífero em sua região superficial (*2*). Na região profunda, ao contrário, a mucosa é muito frouxa e considerada, por alguns autores, como uma submucosa: é ela que permite o deslocamento da mucosa sobre o plano muscular e a formação de pregas (*5*). Nela há grande quantidade de vasos de pequeno calibre (*4*). O epitélio de revestimento é pavimentoso estratificado, encontrando-se freqüentemente células superficiais em descamação. Esta descamação se realiza de acordo com um ciclo induzido pelos hormônios elaborados pelo ovário em dependência da evolução dos folículos. Esta relação é de natureza tal que o estudo do esfregaço vaginal permite estabelecer com suficiente exatidão a fase ou dia em que se encontra o ciclo ovariano no momento da colheita da amostra. Também dá informações úteis sobre a evolução da gravidez ou o período da menopausa (lâmina 94).

Na túnica de músculo liso predominam as fibras longitudinais (*6*) e oblíquas (*8*). As fibras circulares ou anulares, em menor número, ocupam de preferência a região interna (*10*).

A adventícia (*7*), parcialmente ilustrada, contém numerosas veias (*9*), cujo conjunto forma um rico plexo vascular.

Disseminados no córion encontram-se alguns nódulos linfáticos (*3*).

Recapitulando: acabamos de observar o corte longitudinal de um canal de parede muscular lisa, provido de ampla mucosa com pregas, que é revestida de epitélio estratificado pavimentoso, com inúmeros vasos e algumas formações linfáticas, sendo desprovida de glândulas. Estes pormenores estruturais nos permitem concluir que se trata de um corte de vagina.

Figura 2. Glicogênio no epitélio vaginal humano

Os métodos histológicos que preservam o glicogênio permitem demonstrar que este é um componente normal das células do epitélio vaginal (com exceção das camadas profundas) e que sua quantidade varia no decorrer do ciclo menstrual, chegando ao máximo no momento da ovulação.

Em *a* está representado um corte do epitélio vaginal correspondente ao período interfolicular, ou de repouso folicular, que foi fixado em uma mistura de partes iguais de formol puro e álcool absoluto e tratado, em seguida, com vaselina líquida iodada. O glicogênio, que aparece como grânulos acastanhados, só está presente em pequena quantidade nas células superficiais e em algumas da camada média.

Em *b*, o corte foi feito durante a fase estrogênica, pouco antes da ovulação; o glicogênio aumentou e, excetuando as células basais, todas as células das outras camadas o contêm em abundância.

Em *c* se reproduz um corte de procedência similar ao anterior, mas o material foi fixado pelo método de Altmann-Gersh (ar líquido e dessecação a vácuo). Neste caso, o glicogênio, também abundante, aparece difuso no citoplasma, e não sob a forma de grânulos como nas separações anteriores.

Epitélio pa-
vimentoso
estratificado.

Papilas da
camada
superficial
do córion.

Nódulo
linfático.

Córion (zona
profunda
com vasos).

Pregas da
mucosa.

6. Feixes
   musculares
   longitu-
   dinais.

7. Adventícia.

8. Feixes
   oblíquos.

9. Veias.

10. Feixes
    musculares
    trans-
    versais.

Fig. 1. — Coloração: hematoxilina-eosina. 30 ×.

Glicogênio em epitélio vaginal humano

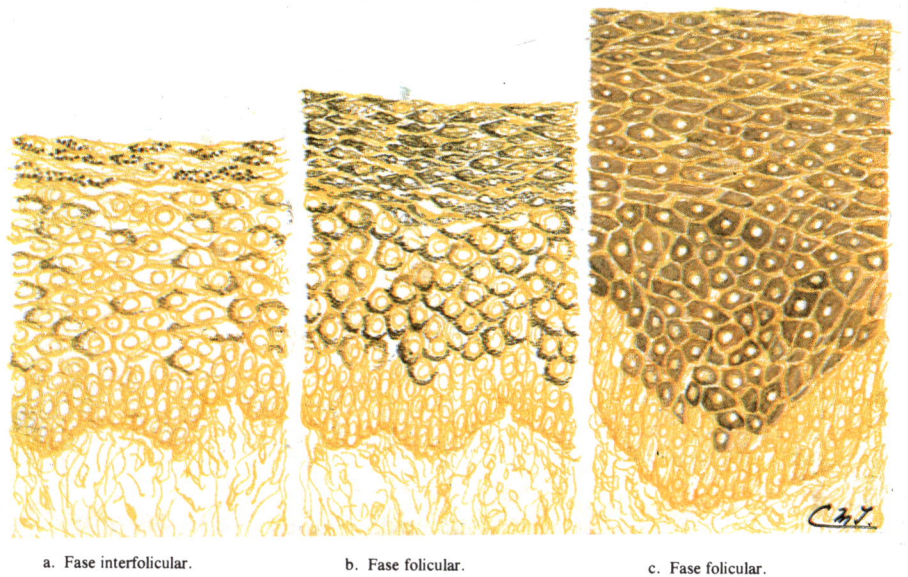

a. Fase interfolicular.   b. Fase folicular.   c. Fase folicular.

Fig. 2. — Coloração: vaselina iodada, técnica de Mancini.

LÂMINA 94

VAGINA

Citologia esfoliativa

Esta lâmina mostra esfregaços de material obtido por aspiração vaginal em diferentes dias do ciclo menstrual de uma mulher normal, fixados em álcool-éter e corados pelo método tricrômico de Shorr (coloração nuclear com hematoxilina de Harris e citoplasmática com a mistura Biebrich scarlet-Orange G e Fast green), que facilita o reconhecimento dos diferentes tipos de células existentes. Também temos esfregaços obtidos durante os primeiros meses de gestação e no decorrer da menopausa. Finalmente, são apresentados isoladamente os diversos tipos de células encontradas, todas pertencentes ao epitélio vaginal e à exocérvix.

É conveniente começar com a descrição destas últimas.

FIGURA 7. *a*, Corresponde a uma célula superficial, acidófila, pavimentosa, de 35 a 60 μ de diâmetro. O citoplasma se cora de alaranjado e o núcleo é pequeno, picnótico (*célula cariopicnótica ou superficial acidófila*). Em *b* também temos uma célula superficial cariopicnótica, mas o citoplasma é basófilo: cora-se de azul-esverdeado (*célula superficial basófila ou cianófila*). Em *c* vemos uma célula do estrato intermediário do epitélio vaginal (*célula intermediária*); um pouco menor que as anteriores (20 a 40 μ), possui citoplasma basófilo (azul-esverdeado) e um núcleo mais amplo, com delicada rede cromática. As células em *d* também são células intermediárias, porém um pouco mais alongadas, com núcleo e bordas pregueados; são denominadas *células naviculares de Papanicolaou*. As que se vêem em *e* são células das camadas profundas ou *células basais;* arredondadas ou ovóides (12 a 15 μ), são basófilas em sua maior parte, e possuem um núcleo relativamente grande com rede cromatínica frouxa. As *basais acidófilas* podem ser reconhecidas por seu citoplasma alaranjado. As de maior tamanho são consideradas as mais superficiais e denominadas *células parabasais*.

FIGURA 1. Mostra o esfregaço vaginal recolhido durante o quinto dia do ciclo menstrual (fase pós-menstrual). Caracteriza-se pelo predomínio das células intermediárias (*1*), em geral bem estendidas, e pela existência de poucas células superficiais, cariopicnóticas, acidófilas ou eosinófilas e basófilas ou cianófilas (*2*), além de alguns leucócitos.

FIGURA 2. Corresponde a um esfregaço recolhido durante o décimo-quarto dia do ciclo (fase ovulatória).

Caracteriza-se pelo elevado número de células superficiais acidófilas (*8*) e pela escassez das células de outro tipo (superficiais basófilas e intermediárias, *9*); os leucócitos estão ausentes (esfregaço limpo). É a expressão do alto nível estrogênico atingido no momento da ovulação, razão pela qual é chamado esfregaço folicular. Este mesmo tipo ou padrão pode ser obtido em uma paciente menopáusica, quando submetida a intenso tratamento estrogênico.

FIGURA 3. Neste momento do ciclo, o corpo amarelo está em plena atividade (fase luteínica, ou progestacional) e a progesterona por ele produzida, juntamente com a diminuição dos estrógenos existentes, condiciona as mudanças que podemos observar nos esfregaços vaginais; predomínio de células intermediárias, que costumam apresentar-se agrupadas e com suas bordas pregueadas (*3*), e reduzido número de células superficiais acidófilas (*4*), poucas basófilas (*5*) e raros leucócitos.

FIGURA 4. É o tipo de esfregaço que se observa pouco antes da menstruação (vigésimo-oitavo dia do ciclo; fase pré-menstrual). Caracteriza-se pelo grande predomínio de células intermediárias agrupadas e de bordas pregueadas (*13* e *14*), assim como pela abundância de muco e pelo aumento do número de leucócitos (*12*), que dão um aspecto "sujo" a tais preparações ("esfregaço sujo"). As células superficiais são muito poucas (*11*).

FIGURA 5. Corresponde a um esfregaço realizado durante o terceiro mês da gestação: as células predominantes são as intermediárias, que se apresentam com suas bordas pregueadas (*6*), adquirindo, muitas delas, o tipo denominado *célula navicular*. É comum observar que estas células se agrupam formando típicos conglomerados (*7*). As células superficiais acidófilas e os leucócitos quase não são observados.

FIGURA 6. Neste esfregaço, muito diferente de todos os anteriores, predominam as células basais (*17*), arredondadas ou ovais, de vários diâmetros. Acham-se poucas células intermediárias (*15*) e grande número de leucócitos (*16*). É o esfregaço que, com certa freqüência, se apresenta durante a menopausa, e que se denomina *esfregaço atrófico*. (Durante a menopausa podem-se encontrar também esfregaços nos quais predominam as células intermediárias ou as superficiais, e constituem então os *esfregaços menopáusicos tipo intermediário e tipo estrogênico*.)

Citologia exfoliativa: Epitélio vaginal

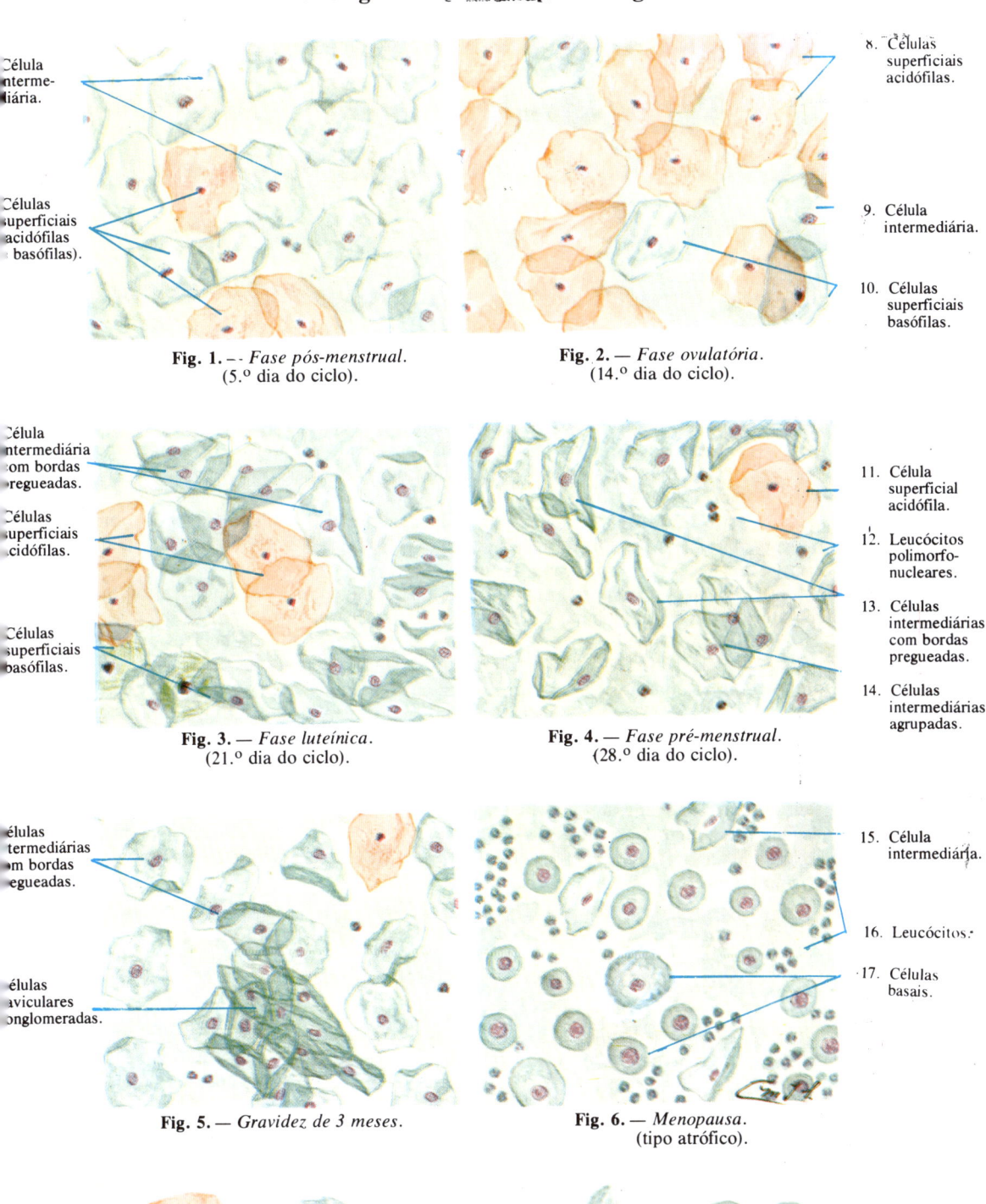

Célula intermediária.

Células superficiais acidófilas (e basófilas).

Fig. 1. — *Fase pós-menstrual.*
(5.º dia do ciclo).

8. Células superficiais acidófilas.

9. Célula intermediária.

10. Células superficiais basófilas.

Fig. 2. — *Fase ovulatória.*
(14.º dia do ciclo).

Célula intermediária com bordas pregueadas.

Células superficiais acidófilas.

Células superficiais basófilas.

Fig. 3. — *Fase luteínica.*
(21.º dia do ciclo).

11. Célula superficial acidófila.

12. Leucócitos polimorfonucleares.

13. Células intermediárias com bordas pregueadas.

14. Células intermediárias agrupadas.

Fig. 4. — *Fase pré-menstrual.*
(28.º dia do ciclo).

Células intermediárias com bordas pregueadas.

Células naviculares conglomeradas.

Fig. 5. — *Gravidez de 3 meses.*

15. Célula intermediária.

16. Leucócitos.

17. Células basais.

Fig. 6. — *Menopausa.*
(tipo atrófico).

a. Célula superficial acidófila.

b. Célula superficial basófila.

c. Célula intermediária.

d. Células naviculares.

e. Células basais basófilas e acidófilas.

Fig. 7. — *Tipos de células vaginais encontradas nos esfregaços vaginais normais.*
Coloração: método tricrômico de Shorr. 250 e 450 ×.

LÂMINA 95

GLÂNDULA MAMÁRIA

Figura 1. Em repouso

Percorrendo a preparação aqui representada parcialmente, veremos que, em toda a sua extensão, repete-se a presença de formações similares que, reunidas por tecido conjuntivo, formam grupos separados uns dos outros, igualmente constituídos por tecido conjuntivo que os circunda, rico em células adiposas e vasos. Cada um destes grupos primários forma um lóbulo e a reunião destes um lobo, o qual se acha separado de outro semelhante também por tecido conjuntivo. O conjunto de lobos forma o órgão glandular. Como se compreende, o corte não abrange todo o órgão, sendo suficiente o exame histológico de um setor para se conhecer a constituição do todo.

Nesta figura, na região central, representou-se um lóbulo glandular quase completo, no qual vêem-se o tecido conjuntivo frouxo intralobular (4) e o corte de numerosos tubos, que se diferenciam muito pouco entre si: possuem luz ampla e um epitélio de revestimento cúbico, com núcleos ovóides e relativamente grandes. Correspondem a tubos excretores (5 e 7) e tubos secretores em repouso (3 e 9) que, por sua constituição semelhante, tornam às vezes difícil sua diferenciação. Alguns tubos excretores são de maior calibre e luz mais ampla (7), podendo ser identificados mais facilmente. Em todos estes tubos, além das células cúbicas mencionadas, entre estas e a membrana basal, acham-se células mioepiteliais (semelhantes às células em cestas de Boll das glândulas salivares), não visíveis com este aumento.

Observa-se, circundando o lóbulo, um tecido conjuntivo rico em fibras colágenas e, em algumas zonas, em células adiposas aglomeradas (10), que constitui o tecido conjuntivo interlobular (2).

Diante do que observamos, podemos concluir que se trata de um corte de uma glândula mamária inativa, em período de repouso. Esta glândula apresenta variações em sua atividade durante a gestação e a lactância, como veremos nas próximas preparações.

Figura 2. Durante a primeira metade da gestação

Reproduzimos aqui uma porção similar à da preparação anterior, mas que corresponde ao corte de uma glândula mamária durante a primeira metade da gestação.

Nesta figura, os lóbulos glandulares (1) contêm maior número de formações secretoras (6), em virtude da proliferação das preexistentes, e o tecido conjuntivo intralobular (7) é proporcionalmente mais reduzido, enquanto o interlobular (3) se mostra mais compacto. Alguns alvéolos glandulares contêm produtos de secreção (5), e outros aparecem desprovidos de luz (2), por terem sido cortados tangencialmente ou porque são maciços (alvéolos em formação). Existem canais excretores intralobulares (9) e extralobulares (4). Estes são, em geral, de maior diâmetro. Outros, ainda mais volumosos, são canais galactóforos (8). Estes reúnem todos os canais excretores de um lóbulo e conduzem sua secreção até o mamilo da glândula, desembocando no exterior. Entre os canais excretores, os de maior diâmetro são constituídos por um epitélio disposto em duas camadas, e os canais galactóforos apresentam um epitélio estratificado próximo à sua desembocadura.

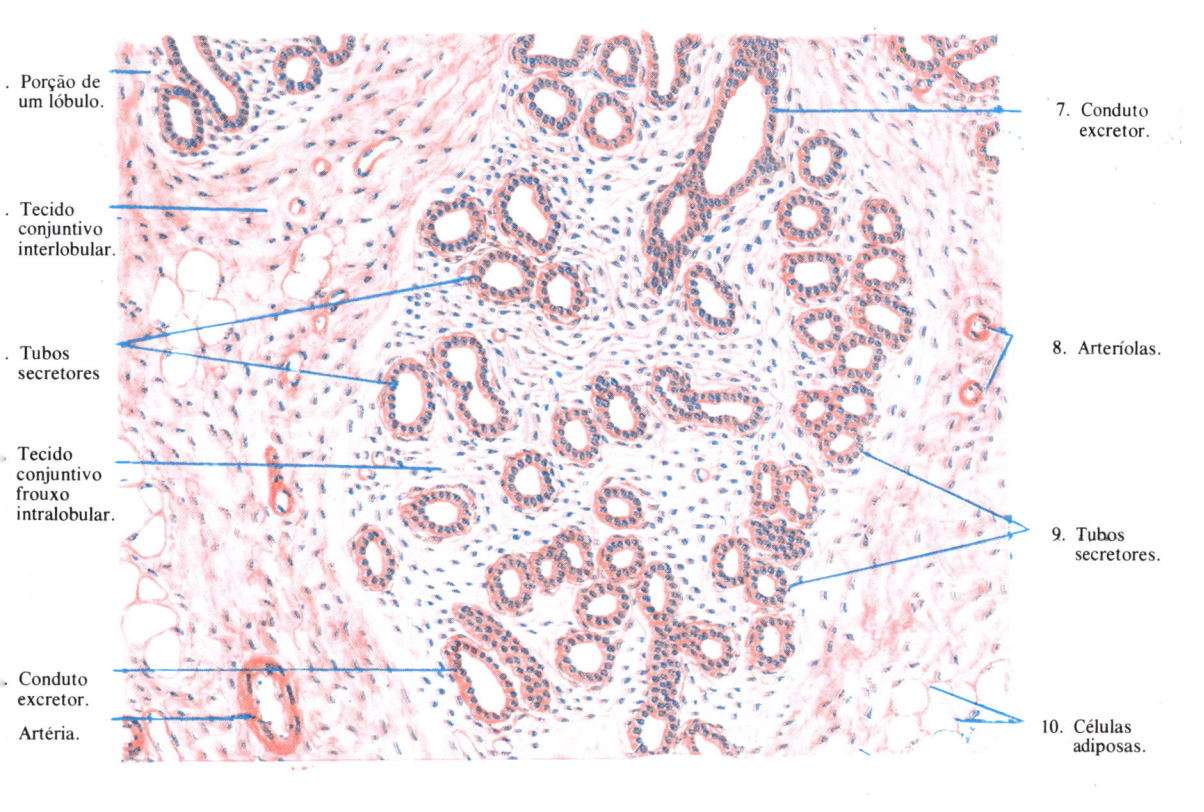

. Porção de um lóbulo.

. Tecido conjuntivo interlobular.

. Tubos secretores

Tecido conjuntivo frouxo intralobular.

Conduto excretor.

Artéria.

7. Conduto excretor.

8. Arteríolas.

9. Tubos secretores.

10. Células adiposas.

Fig. 1. — *Glândula mamária em repouso.*
Coloração: hematoxilina-eosina. 90 ×

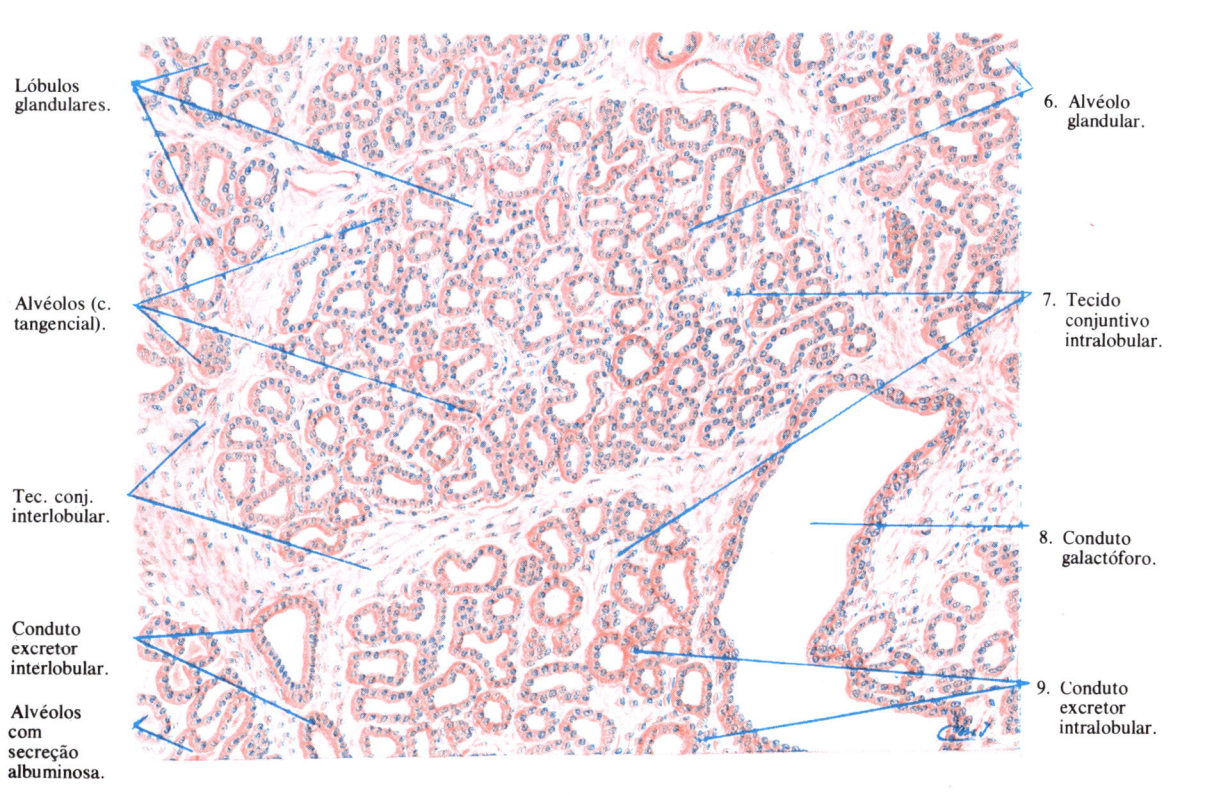

Lóbulos glandulares.

Alvéolos (c. tangencial).

Tec. conj. interlobular.

Conduto excretor interlobular.

Alvéolos com secreção albuminosa.

6. Alvéolo glandular.

7. Tecido conjuntivo intralobular.

8. Conduto galactóforo.

9. Conduto excretor intralobular.

Fig. 2. — *Glândula mamária durante a primeira metade da gestação.*
Coloração: hematoxilina-eosina. 90 ×.

LÂMINA 96

GLÂNDULA MAMÁRIA

Figura 1. Durante o sétimo mês de gravidez

Neste corte de glândula mamária observa-se uma estrutura semelhante à da preparação anterior. Também aqui existem tecido conjuntivo interlobular escasso *(4)*, canais excretores interlobulares *(2)*, canal galactóforo *(5)* e alvéolos secretores *(1 e 6)*, muitos deles com secreção serosa em sua luz *(6)*, indicando o início de atividade funcional da glândula. Parte desse produto de elaboração já é transportado pelo canal galactóforo *(5)*.

Figura 2. Durante a lactação

A preparação corresponde a um corte de glândula mamária no período de lactação. Observamos todos os elementos da preparação anterior: canais interlobular e galactóforo *(2);* tecido conjuntivo intraglandular *(4)* e alvéolos secretores *(1)*. Observa-se neste caso o predomínio de alvéolos carregados com produtos de secreção, índice de sua alta atividade funcional, e a riqueza, nesta região, de células adiposas no tecido conjuntivo interlobular *(3 e 4, ramo superior)*.

No detalhe reproduzido no ângulo inferior direito, ao examinarmos os alvéolos glandulares com maior aumento, observa-se nos que estão repletos de produtos de secreção que as células são baixas (células em repouso) *(5)*, enquanto aqueles que contêm pouca ou nenhuma secreção apresentam células mais altas, repletas de gotas mais ou menos volumosas, que constituem o produto de sua elaboração, que logo passará para a luz alveolar *(6)*.

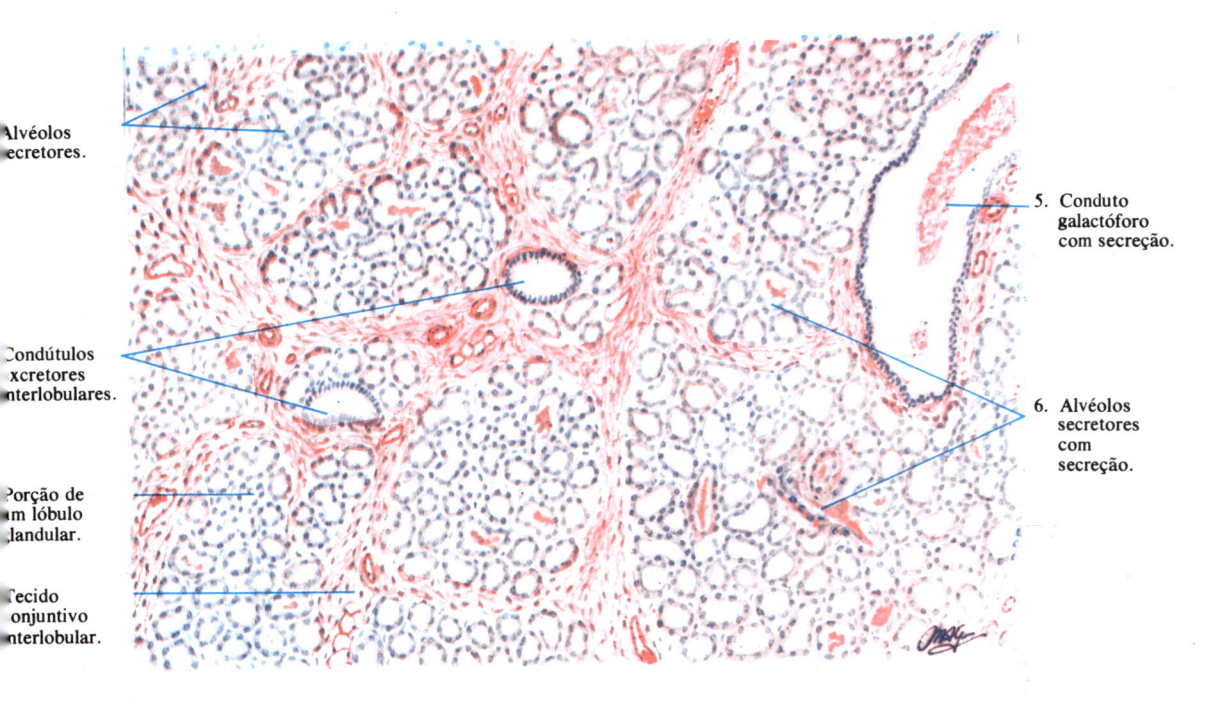

Alvéolos
secretores.

5. Conduto
galactóforo
com secreção.

Condútulos
excretores
interlobulares.

6. Alvéolos
secretores
com
secreção.

Porção de
um lóbulo
glandular.

Tecido
conjuntivo
interlobular.

Fig. 1. — *Glândula mamária durante o sétimo mês de gravidez.*
(Coloração: hematoxilina-eosina. 90 ×.)

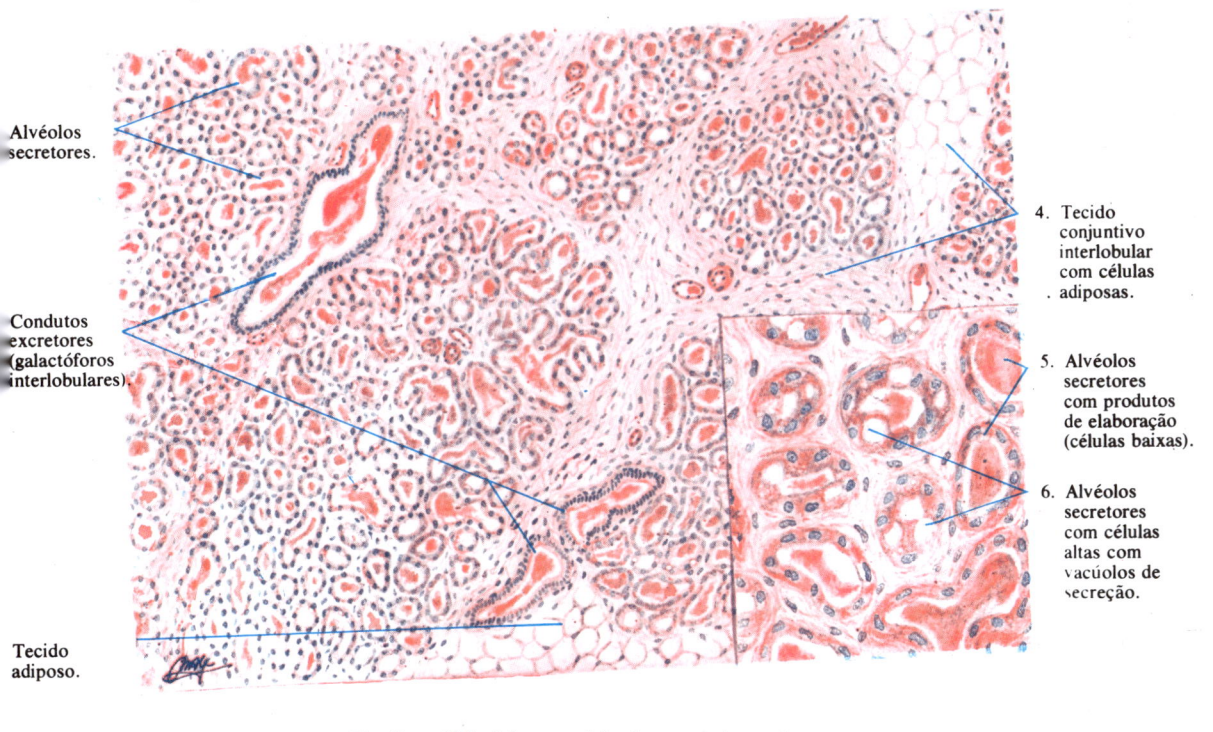

Alvéolos
secretores.

4. Tecido
conjuntivo
interlobular
com células
adiposas.

Condutos
excretores
(galactóforos
interlobulares).

5. Alvéolos
secretores
com produtos
de elaboração
(células baixas).

6. Alvéolos
secretores
com células
altas com
vacúolos de
secreção.

Tecido
adiposo.

Fig. 2. — *Glândula mamária durante a lactação.*
(Coloração: hematoxilina-eosina. 90 ×.)

LÂMINA 97

PELE

Figura 1. Pele da superfície geral do corpo

Visão de conjunto

O corte de pele aqui reproduzido foi corado pelo método tricrômico de Cajal. Neste caso, tanto a coloração nuclear quanto a citoplasmática e a intercelular obtêm-se utilizando cores de anilina: solução de fucsina básica para os núcleos, que se coram de vermelho vivo, e uma mistura de ácido pícrico e índigo-carmim para o citoplasma, que se cora de amarelo róseo, em tonalidades variadas; as fibras colágenas adquirem uma cor azul intensa.

Distinguem-se nitidamente as duas camadas principais da pele: a epiderme (1) — formada por tecido epitelial pavimentoso estratificado, no qual só se diferenciam o estrato córneo (5) e o estrato germinativo (6) — e a derme — na qual se distinguem uma zona superficial denominada camada papilar (2), que dá origem às papilas dérmicas (7), e uma zona profunda ou camada reticular (3), formada por tecido conjuntivo denso. Nesta camada encontram-se formações correspondentes a anexos da pele: folículos pilosos (8) — com seu músculo eretor (9) e uma glândula sebácea que desemboca na luz folicular (10) — e, nos folículos, que o corte atingiu em sua região profunda, vemos o bulbo e a papila do folículo (12). Nesta zona acham-se também cortes transversais de tubos secretores (a) e de canais excretores (b) de glândulas sudoríparas (11). Mais profundamente, vê-se uma pequena zona que pertence à hipoderme, ou camada subcutânea (4), a qual se destaca por sua riqueza em células adiposas (panículo adiposo). E possível que cheguem até ali alguns folículos pilosos (13).

Figura 2. Região superficial de pele espessa

Pelo fato deste corte corresponder à palma da mão, o estrato córneo aparece bastante desenvolvido (1), e, além disso, o estrato lúcido (2) é bem evidente, impregnado de eleidina, a que deve seu aspecto homogêneo. Abaixo deste acha-se o estrato granuloso (3), cujas células apresentam numerosas granulações de cerato-hialina, substância basófila que a hematoxilina cora de violeta, e que são melhor observadas com maior aumento (7). O mesmo ocorre com as células do estrato subjacente, denominado espinhoso, ou de Malpighi (4 e 8); distinguem-se perfeitamente as numerosas pontes intercelulares, destacando-se as tonofibrilas (9), unidas aos desmossomas. O estrato mais profundo é constituído por uma só camada de células cilíndricas basais (5) que aparecem, em geral, perpendicularmente situadas sobre a membrana basal na qual se implantam. Algumas figuras de mitose (12) são encontradas nestes dois últimos estratos, muitas vezes reunidos sob a designação geral de estrato germinativo. Na zona de epitélio amplo compreendida entre duas papilas dérmicas (6 e 14) aparecem vários orifícios circulares, rodeados por células epiteliais da região onde se acha incluído o estrato córneo: correspondem aos cortes de um canal excretor de uma glândula sudorípara, cujo trajeto, em espiral, não possui paredes próprias em seu segmento intra-epidérmico (11). A epiderme carece de vasos, nutrindo-se por embebição; por outro lado, acha-se ricamente inervada.

Alojado em uma papila dérmica vê-se um corpúsculo sensitivo de Meissner (13); em sua base há um filete nervoso, logo abaixo interrompido pelo corte.

Como vimos, o corte da pele espessa diferencia-se do corte de pele delgada não apenas pela grande espessura que apresenta sua camada córnea, mas também pela existência dessas duas camadas bem diferenciadas que formam o estrato granuloso e o lúcido, que falta totalmente na pele delgada (estrato lúcido) ou que só está representado por células disseminadas ou que formam uma camada muito delgada (estrato granuloso).

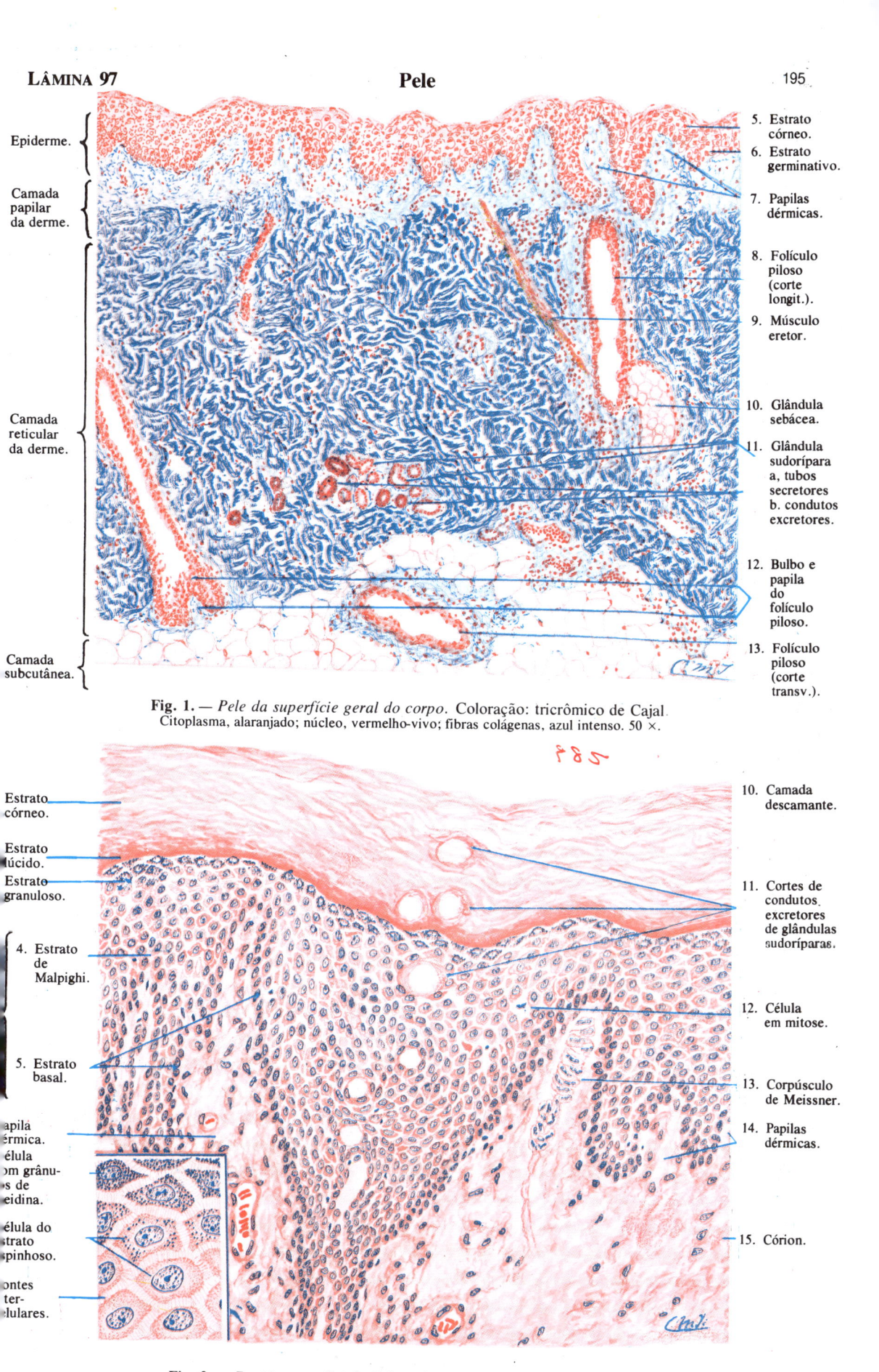

Epiderme.

Camada
papilar
da derme.

Camada
reticular
da derme.

Camada
subcutânea.

5. Estrato
córneo.

6. Estrato
germinativo.

7. Papilas
dérmicas.

8. Folículo
piloso
(corte
longit.).

9. Músculo
eretor.

10. Glândula
sebácea.

11. Glândula
sudorípara
a, tubos
secretores
b. condutos
excretores.

12. Bulbo e
papila
do
folículo
piloso.

13. Folículo
piloso
(corte
transv.).

Fig. 1. — *Pele da superfície geral do corpo.* Coloração: tricrômico de Cajal.
Citoplasma, alaranjado; núcleo, vermelho-vivo; fibras colágenas, azul intenso. 50 ×.

Estrato
córneo.

Estrato
lúcido.

Estrato
granuloso.

4. Estrato
de
Malpighi.

5. Estrato
basal.

apila
érmica.

élula
om grânu-
s de
eidina.

élula do
strato
spinhoso.

ontes
ter-
lulares.

10. Camada
descamante.

11. Cortes de
condutos
excretores
de glândulas
sudoríparas.

12. Célula
em mitose.

13. Corpúsculo
de Meissner.

14. Papilas
dérmicas.

15. Córion.

Fig. 2. — *Região superficial.* Coloração: hematoxilina-eosina. 200 ×.

LÂMINA 98

PELE

Figura 1. Couro cabeludo

Na região superior vê-se a epiderme, constituída por um epitélio pavimentoso estratificado *(2)* com células superficiais córneas que descamam constantemente *(1)*. A derme é ampla; na porção superficial apresenta numerosas papilas *(3)*, que elevam a camada de células basais da epiderme, e na porção profunda contém, em parte, os · numerosos folículos pilosos *(5, 8, 18 e 20)*, além de glândulas sebáceas *(6 e 15)* e sudoríparas *(9, 12 e 16)*. Existem, também, vasos sangüíneos, filetes nervosos e fibras musculares lisas. Estas inserem-se, por uma extremidade, na parede lateral de um folículo piloso e, pela outra, na zona superficial da derme: constituem os músculos eretores do pêlo *(7)*. Na região inferior (hipoderme), além dos folículos pilosos e glândulas sudoríparas, há numerosas células adiposas *(22)* e alguns corpúsculos de Paccini *(21)*, fáceis de reconhecer por sua constituição laminar típica (escamas de bulbos e cebolas) e pela pálida cor rósea com que aparecem corados nas preparações. Feixes de fibras musculares estriadas *(13)* formam o limite inferior deste corte.

Nos folículos pilosos distinguem-se: o saco fibroso *(19)*, as bainhas epiteliais *(18 e 20)*, o bulbo piloso *(10)*, a papila do folículo *(11)* e a raiz do pêlo *(17)*. As glândulas sebáceas anexas *(6 e 15)* aparecem como aglomerados sacciformes formados por células claras; os canais excretores destas glândulas desembocam no colo dos folículos pilosos.

As glândulas sudoríparas (cada uma sendo um tubo cuja base é enovelada) apresentam cortes das porções excretoras *(9)* e secretoras *(12)* dos tubos. Na região superior, os canais excretores costumam aparecer cortados longitudinalmente *(16)*, mostrando um trajeto ascendente mais ou menos retilíneo.

O diagnóstico de couro cabeludo é feito mediante a observação, neste corte de pele delgada, da existência de grande número de folículos pilosos, tendo em anexo suas glândulas sebáceas e músculos eretores bem desenvolvidos.

Figura 2. Glândula sebácea e região do colo de um folículo piloso

Na glândula sebácea, que o corte atingiu em sua região central, vêem-se as células marginais *(5)* — bem diferenciadas, com núcleo achatado — e as células secretoras poliédricas com núcleo esférico *(4)*, em diferentes períodos do processo de secreção holócrino *(3)*. O canal excretor *(2)* é de trajeto curto e desemboca na região do colo do folículo piloso. O tecido conjuntivo ambiente se condensa ao redor da glândula, ficando separado do epitélio secretor pela interposição da membrana basal.

No folículo piloso vêem-se as diferentes camadas que participam da sua constituição: o saco fibroso *(7)*, que forma sua túnica externa; a camada de células cilíndricas da bainha externa *(8)* (continuação direta da camada de células basais da epiderme), duplicada por um ou dois estratos de células poliédricas; as camadas de Henle e de Huxley, que compõem a bainha epitelial interna *(9)* e, mais para dentro, a cutícula desta bainha, que se põe em contato direto com a cutícula do pêlo que delimita externamente sua substância cortical *(10)*.

Um feixe de fibras musculares lisas atravessa obliquamente o ângulo inferior esquerdo da preparação: corresponde ao músculo eretor do pêlo.

Figura 3. Região inferior de um folículo piloso e glândulas sudoríparas

Limitada exteriormente pelo saco fibroso *(7)*, aparece nesta preparação a região do bulbo de um folículo piloso, com as diversas camadas que o compõem. Vê-se como a bainha epitelial externa está aqui representada apenas por uma camada de células *(1)* que, inicialmente cilíndricas, vão gradualmente se achatando e terminam confundindo-se com as células da matriz do folículo *(12)*. Aqui confluem também as camadas componentes da bainha interna *(2 e 3)* e da raiz do pêlo *(4, 5 e 6)* cujos elementos se confundem com os que revestem a papila do folículo *(11)*. Nesta região são freqüentes as mitoses *(10)*.

No meio do tecido conjuntivo envolvente do bulbo do folículo acham-se cortes de porções excretoras *(8)* e secretoras *(9)* de glândulas sudoríparas. A porção glandular se distingue por seu maior tamanho e por serem suas células mais claras do que as da porção excretora.

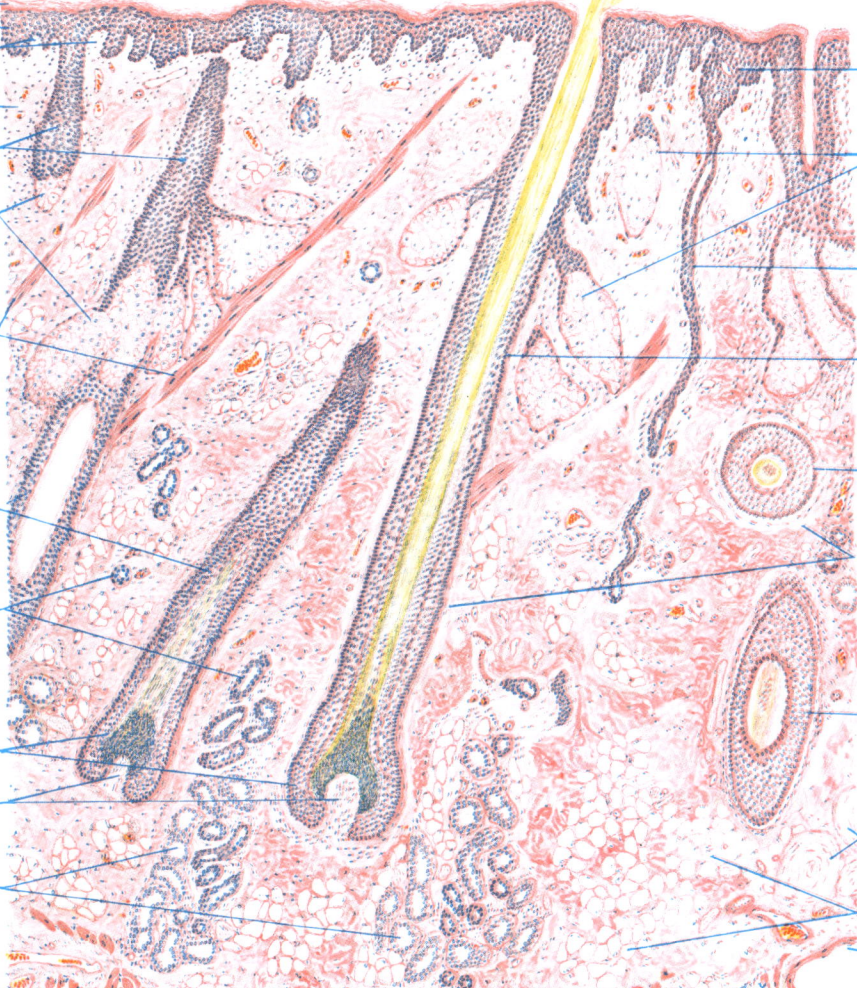

Camada
córnea.
Camada de
Malpighi.
Papilas
dérmicas.

Derme.

Folículos
pilosos (c.
tangencial).

Glândulas
sebáceas.

Músculo
eretor do
pêlo.

Folículo
piloso
(c. long.).

Cond.
excretores
de glând.
sudoríparas.

Bulbos
pilosos.

Papilas dos
folículos.

Cond.
secretores
de glând.
sudoríparas.

Tecido
musculoso.

14. Epiderme
    atravessada
    por cond.
    excretores
    de glând.
    sudoríparas.
15. Glândulas
    sebáceas.

16. Tubo
    excretor
    de glând.
    sudoríparas
    (c. long.).

17. Pêlo
    (região
    da raiz).

18. Folículo
    piloso
    (c. transv.).

19. Saco
    fibroso.

20. Folículo
    piloso (c.
    oblíquo).

21. Corpúsc.
    nervoso
    de Vater-
    Pacini.

22. Tecido
    adiposo.

23. Veia.

24. Arteríola.

Fig. 1. — *Couro cabeludo.*
Coloração: hematoxilina-eosina. 50 ×.

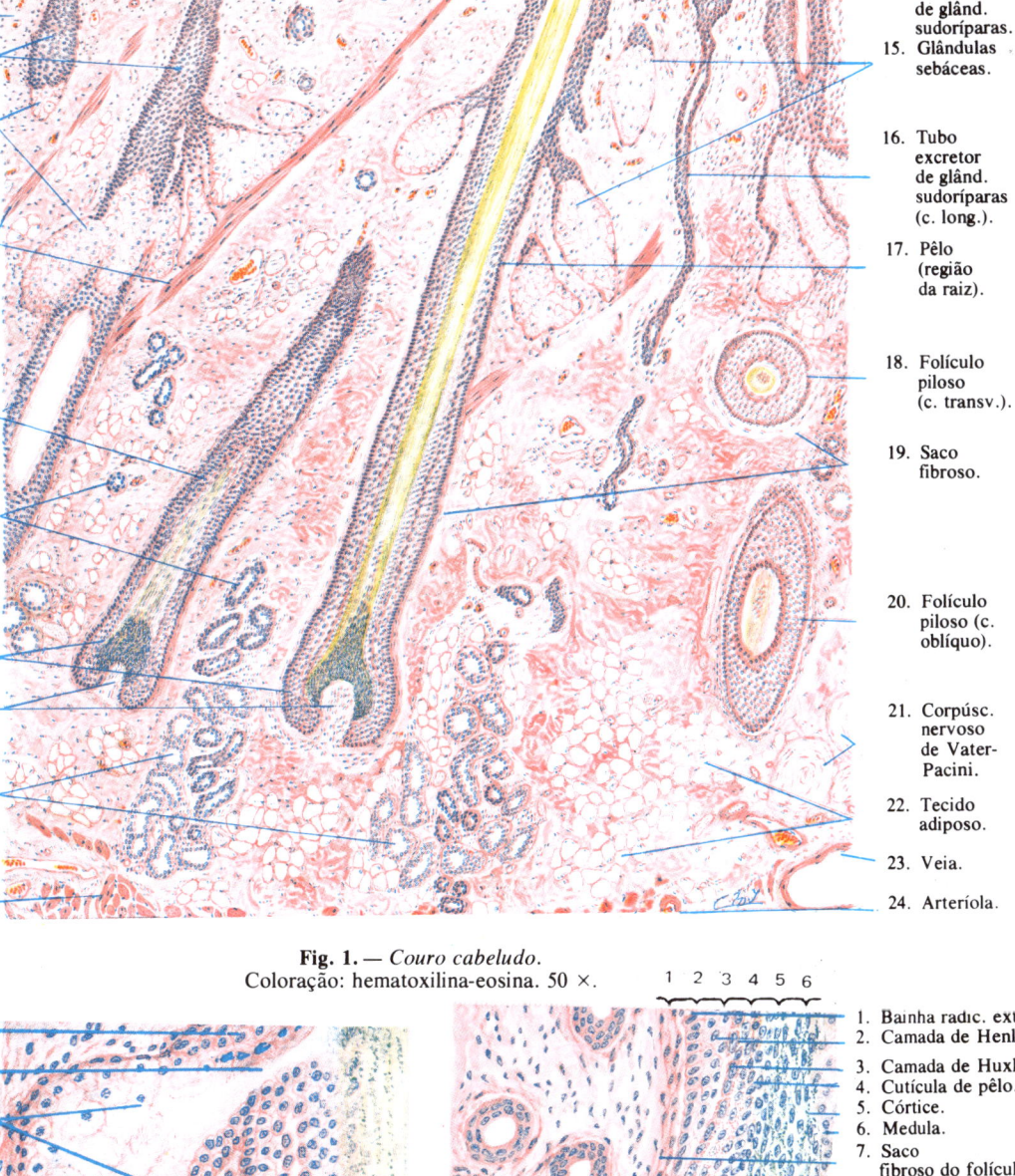

Bainha ex
terna (es
tratificada)
Conduto
excretor
Citólise de
células
secretoras.
Núcleo de
células
secretoras.

Cél. basais.
Adenômero
de glând.
sebácea.
Saco
fibroso.
Bainha
externa.
Vainha int.
C. de Huxley
C. de Henle
Raiz do pê-
lo (cortical).

1 2 3 4 5 6

1. Bainha radíc. ext.
2. Camada de Henle.
3. Camada de Huxley.
4. Cutícula de pêlo.
5. Córtice.
6. Medula.
7. Saco
   fibroso do folículo.
8. Conduto
   excret. de
   glândula
   sudorípara.
9. Adenômero
   de glând.
   sudorípara.
10. Mitose.

11. Papila do
    folículo
12. Matriz.

Fig. 2. — *Glândula sebácea e região
do colo de um folículo piloso.*

Fig. 3 — *Folículo piloso (região inferior) e glândula sudorípara.*

Coloração: hematoxilina-eosina. 200 ×.

LÂMINA 99

GLÂNDULA SUDORÍPARA
Esquema

Na porção central desta lâmina vê-se a reconstrução de uma glândula sudorípara cujo canal excretor atravessa a epiderme, percorrendo um trajeto em espiral, enquanto a porção secretora (representada em róseo claro) se enovela (glomérulo) na região profunda e, em parte, próximo ao canal excretor.

As projeções *A*, *B* e *C* mostram os aspectos e relações recíprocas que apresenta o tubo nos cortes, o que explica a promiscuidade do mesmo quando correspondendo a uma única glândula.

GLANDULA SUDORIPARA
(Esquema)

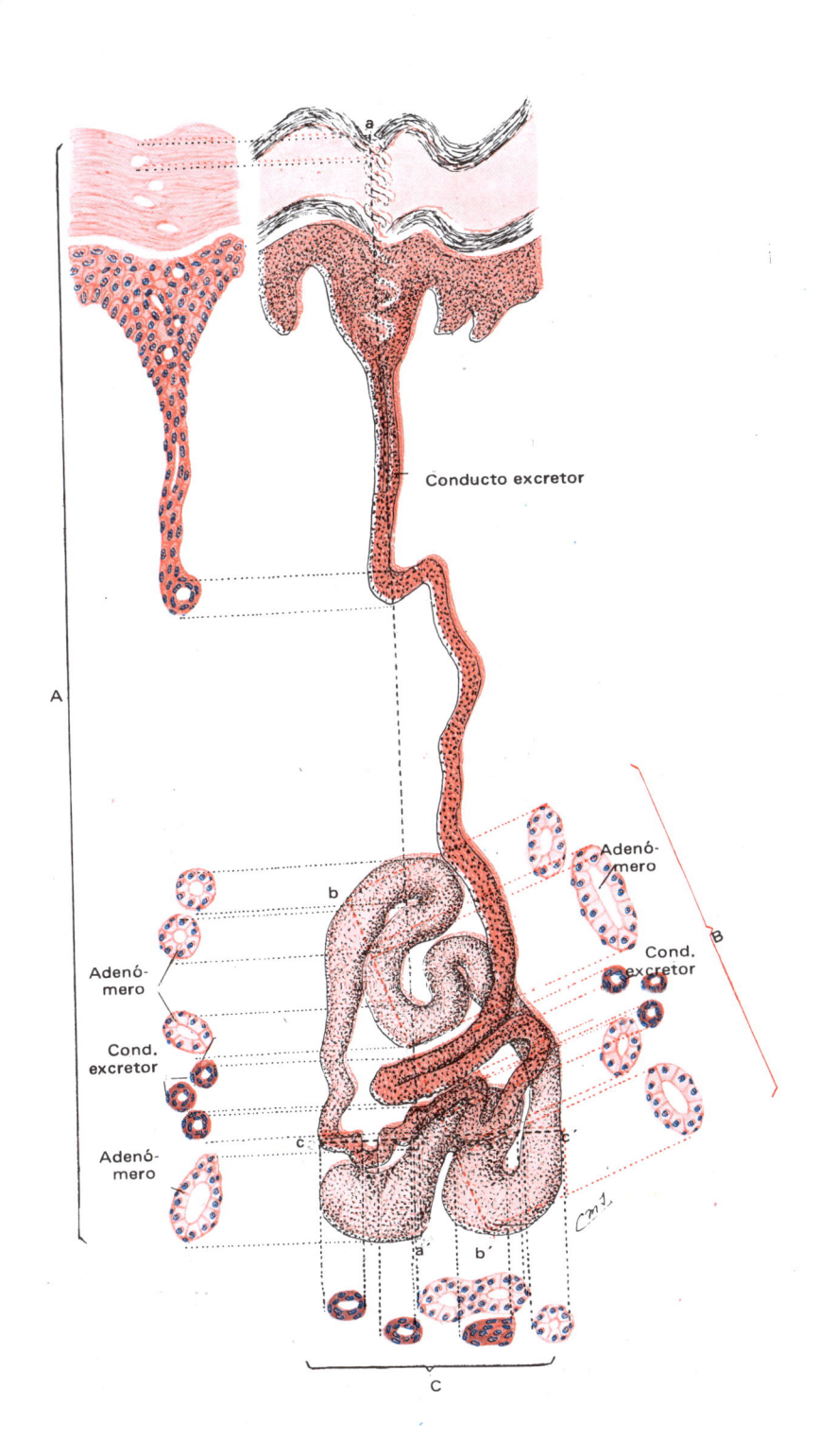

LÂMINA 100

HIPÓFISE

Figura 1. Visão de conjunto; corte sagital

Representamos nesta lâmina uma visão de conjunto de um corte sagital de hipófise, com a haste hipofisária que a une ao assoalho do terceiro ventrículo (hipotálamo). Maciça em toda sua extensão, pode-se nela distinguir duas regiões: uma, a mais extensa, é formada por aglomerados celulares com diferentes afinidades tintoriais, separados uns dos outros por escasso tecido conjuntivo ricamente vascularizado; a outra, com a metade do volume da anterior, apresenta constituição predominantemente fibrilar e de coloração geral muito mais clara. Digamos desde já que a zona mencionada primeiramente forma o lóbulo anterior da hipófise (ou adeno-hipófise), de natureza glandular (glândula de secreção interna ou endócrina), que se origina em um divertículo ectodérmico (ou bolsa de Rathke) da boca primitiva, enquanto a outra zona forma o lóbulo posterior da hipófise (ou neuro-hipófise), que também tem origem ectodérmica, porém a partir de um broto do assoalho do terceiro ventrículo (hipotálamo).

Estabelecidas estas características gerais, passaremos a mencionar pormenores estruturais.

O lóbulo anterior ou *pars distalis (5)* da adeno-hipófise compõe-se de aglomerados de células cromófobas (1) e cromófilas *(3 e 4)*, que se distinguem facilmente por serem as primeiras claras, pouco coradas, enquanto as outras aparecem bem coradas, seja de vermelho (acidófilas, *3*) ou de violeta (basófilas, *4*). Entre esses grupos celulares acham-se reduzida quantidade de tecido conjuntivo e numerosos capilares sangüíneos *(5)*.

A *pars nervosa (12)* do lóbulo posterior destaca-se pela palidez da sua coloração e pela predominância da constituição fibrilar. Numerosos septos conjuntivos *(13)* que partem da cápsula do órgão aprofundam-se em seu seio.

Entre a *pars distalis (5)* e a *pars nervosa (12)* acha-se a *pars intermedia (11)* da adeno-hipófise, incluída anatomicamente no lóbulo posterior e caracterizada pela presença de vesículas repletas de colóide. Também predominam aqui os aglomerados de células basófilas. Na haste hipofisária *(8)* distinguem-se uma porção principal — que se prolonga diretamente com a *pars nervosa* e constitui o pedículo infundibular *(9)* — e a *pars tuberalis (10)* da adeno-hipófise, da qual se projeta, envolvendo a haste e formando em torno desta um manguito, mais alto na região anterior do que na posterior.

Incluídos no tecido conjuntivo que forma a cápsula do órgão *(2)* acham-se numerosos vasos sangüíneos *(7)* e, externamente, pequena quantidade de tecido conjuntivo mais frouxo, que o une à parede da sela turca em que se aloja a glândula.

Figura 2. Porção central

Examinando com maior aumento um campo limítrofe dos dois lóbulos da preparação anterior podemos precisar outros pormenores estruturais.

Nos grupamentos celulares distinguem-se muito bem as células acidófilas, ou alfa *(3)*, e as basófilas, ou beta *(5)*, pelas granulações que contêm, bem visíveis com este aumento. As células cromófobas *(4)* distinguem-se por seu aspecto homogêneo e pela coloração pálida que assumem nestas preparações. Parecem não ter granulações, embora isto possa ser um estado transitório. Os numerosos capilares *(6)* existentes nesta zona aparecem cheios de hemácias, podendo-se também distinguir os núcleos do endotélio vascular *(1)*. Se reunirmos a estas características o fato de não haver canal excretor, concluímos que estamos diante de uma glândula de secreção interna.

As vesículas cheias de colóide *(7)*, pertencentes à *pars intermedia*, mostram um epitélio cilíndrico baixo que forma sua parede, com células carregadas de granulações basófilas ou sem elas. Em sua proximidade acham-se grupamentos celulares basófilos *(8)* pertencentes a esta mesma porção.

À direita destas estruturas acha-se a *pars nervosa*, que se reconhece pelas fibras nervosas que participam de sua constituição *(9)*, entre as quais há numerosos núcleos de células do tipo neuroglial *(10)* ou pituícitos.

Em síntese, observamos um órgão que apresenta dois lóbulos de estrutura facilmente diferenciada: um francamente glandular e o outro predominantemente nervoso, constituição própria da hipófise (também chamada glândula pituitária), unida ao hipotálamo por meio da haste hipofisária. A glândula está alojada na sela turca do osso esfenóide.

Ao descrever a próxima lâmina, onde é reproduzida uma porção da adeno-hipófise em que foi usado outro método de coloração, teremos oportunidade de acrescentar outros pormenores de sua estrutura e funções.

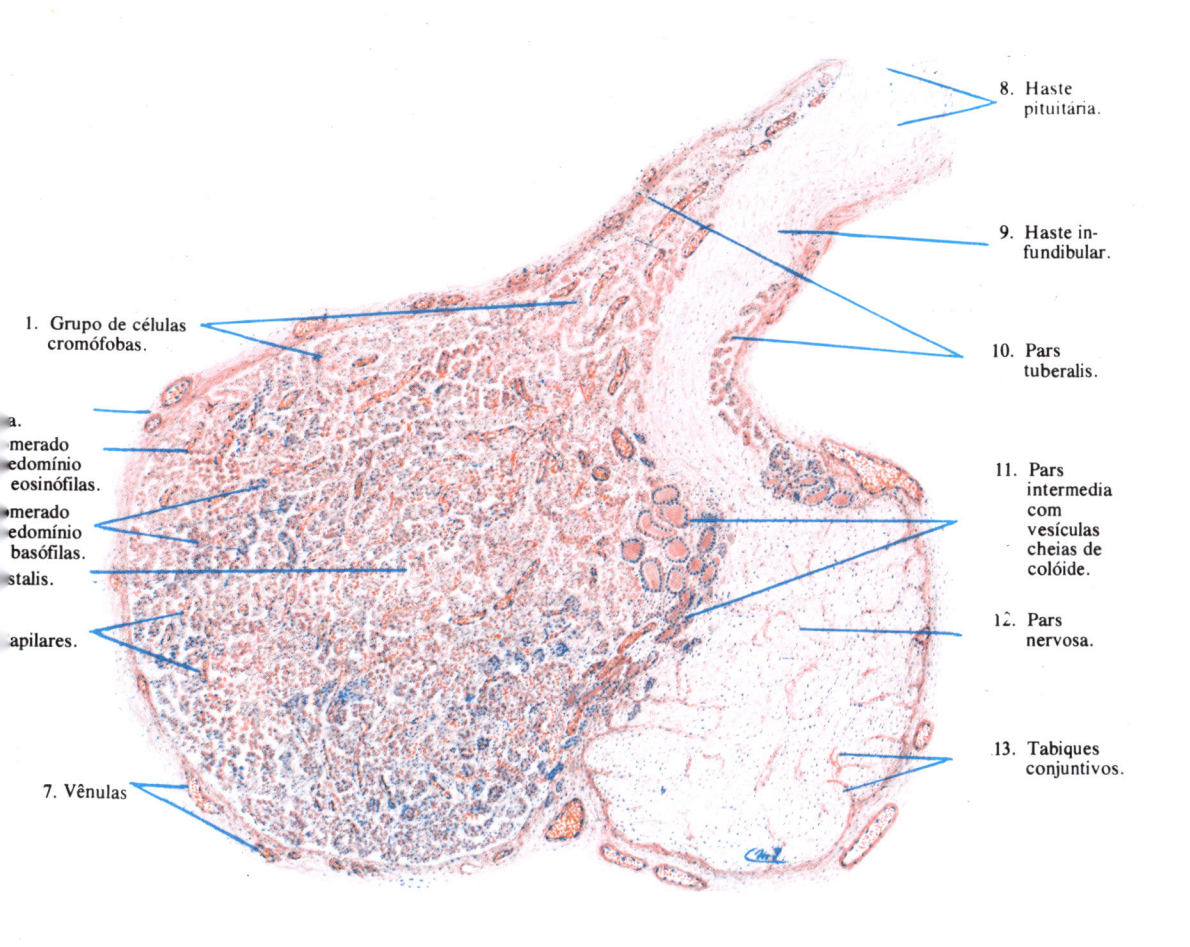

1. Grupo de células cromófobas.

...a.

...merado ...edomínio eosinófilas.

...merado ...edomínio basófilas.

...stalis.

...apilares.

7. Vênulas

8. Haste pituitária.

9. Haste in-fundibular.

10. Pars tuberalis.

11. Pars intermedia com vesículas cheias de colóide.

12. Pars nervosa.

13. Tabiques conjuntivos.

Fig. 1. — *Vista de conjunto (corte sagital).*
Coloração: hematoxilina-eosina. 22 ×.

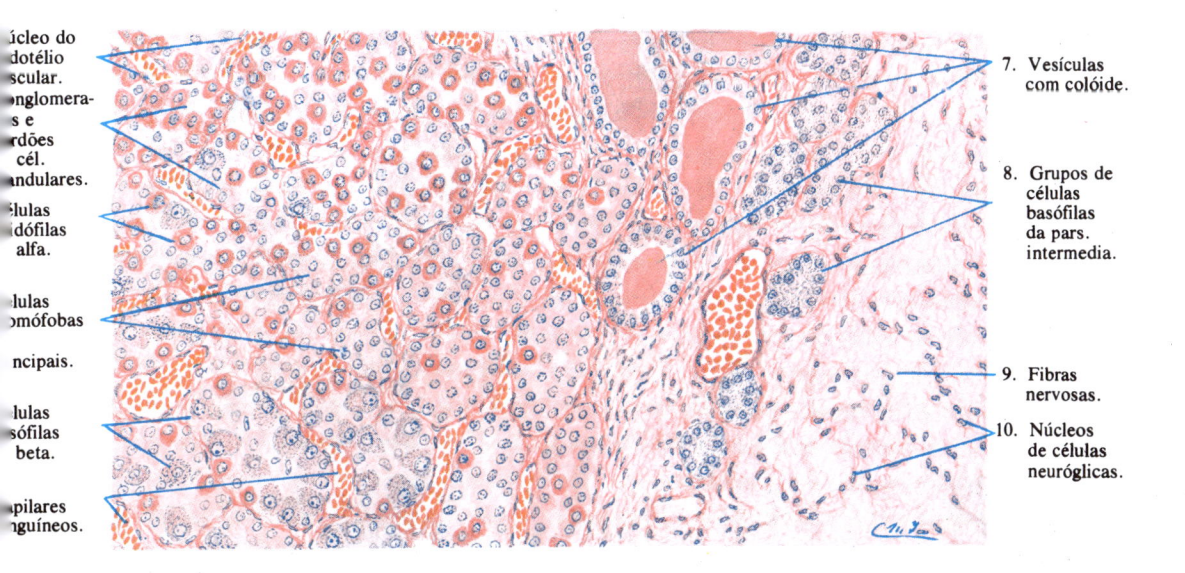

...úcleo do ...dotélio ...scular.

...onglomera-...s e ...rdões ...cél. ...ndulares.

...lulas ...dófilas alfa.

...lulas ...omófobas

...ncipais.

...lulas ...sófilas beta.

...pilares ...nguíneos.

7. Vesículas com colóide.

8. Grupos de células basófilas da pars. intermedia.

9. Fibras nervosas.

10. Núcleos de células neuróglicas.

Fig. 2. — *Detalhes da porção central.*
Coloração: hematoxilina-eosina. 200 ×.

LÂMINA 101

HIPÓFISE

Figura 1. **Pars distalis**

A preparação representada nesta lâmina corresponde a uma zona de lobo anterior da hipófise; foi obtida depois de fixar-se a glândula com uma mistura contendo bicloreto de mercúrio e corá-la pela técnica de Mallory-Azán (coloração com azocarmim, diferenciação com óleo de anilina e descoloração do tecido conjuntivo com ácido túngstico, e coloração posterior com azul de anilina e orange G). Os núcleos coram-se de alaranjado; as fibras colágenas e reticulares, de azul; as hemácias, de vermelho vivo; o sangue hemolisado, de amarelo intenso; os grânulos citoplasmáticos coram-se de vermelho, alaranjado ou azul, de acordo com suas respectivas afinidades.

Quando se emprega esta técnica, os diferentes tipos celulares da *pars distalis* da hipófise podem ser facilmente identificados. As células cromófobas *(3)* coram-se palidamente, ou não se coram, tendo seus limites celulares mal definidos; é comum encontrá-las formando grupos irregulares. Os dois tipos de células acidófilas podem ser reconhecidos por duas diferentes afinidades tintoriais; as carminófilas ou acidófilas alfa de Romeis *(1)* têm seus grânulos corados com azocarmim, e as "orangeófilas" (laranjófilas ou acidófilas épsilon, 6) têm seus grânulos corados com orange G. As células basófilas (células beta) podem ser reconhecidas facilmente pela cor azul dos grânulos *(2 e 5)*, diferenciando-se as células entre si pela densidade de seus grânulos e pela intensidade de sua coloração (sabemos que a cada tipo celular se atribui a produção de determinado hormônio).

Entre as células hipofisárias encontram-se fibras reticulares e capilares sinusóides *(4)*.

Figura 2. *Grupos celulares*

Esta figura reproduz grupos de células hipofisárias vistas com maior aumento, permitindo observar melhor as características próprias de cada tipo celular.

As células cromófobas *(a)*, mal delimitadas e sem granulações citoplasmáticas reveladas pela técnica usada (podem corresponder a um estado transitório, para logo acumular granulações); as acidófilas alfa *(b)*, segundo a classificação de Romeis, com abundantes granulações carminófilas bem coradas de vermelho; as células basófilas *(c)*, de tamanho um pouco maior, com granulações coradas de azul, um tanto mais dispersas. Costumam distinguir-se — embora, nestas preparações, não seja possível reconhecê-las — células basófilas, beta, gama e delta, baseando-se nas características de suas granulações, em pormenores de sua estrutura ultramicroscópica e nos produtos de sua elaboração. Em *d* estão representadas células da neuro-hipófise, denominadas pituícitos. O núcleo destes apresenta diferentes formas e tamanhos; o citoplasma, corado de amarelo, é pouco extenso e apresenta alguns prolongamentos. Entre as células encontram-se fibras nervosas pouco coradas.

Recordemos que os diversos hormônios produzidos pela hipófise constituem o produto da elaboração das diferentes células que formam sua estrutura, embora esta seja um tanto variável, de acordo com a espécie animal considerada. Admite-se, geralmente, que o hormônio de crescimento ou somatotrófico é produzido pelas células acidófilas alfa; o hormônio lactogênico ou prolactina, pelas acidófilas épsilon; os hormônios gonadotróficos (folículo-estimulante, luteinizante e estimulante das células intersticiais) pelas células basófilas delta; o hormônio tireotrófico ou tireotrofina, pelas células basófilas beta, e o hormônio adrenocorticotrófico ou ACTH pelas células basófilas (possivelmente basófilas delta).

Através da neuro-hipófise passam também para a circulação geral dois hormônios produzidos, ao que parece, no hipotálamo: a vasopressina, que aumenta a pressão arterial e possui ação antidiurética, e a oxitocina, que estimula a contração do útero e do intestino delgado e grosso (os pituícitos não intervêm na secreção hormonal).

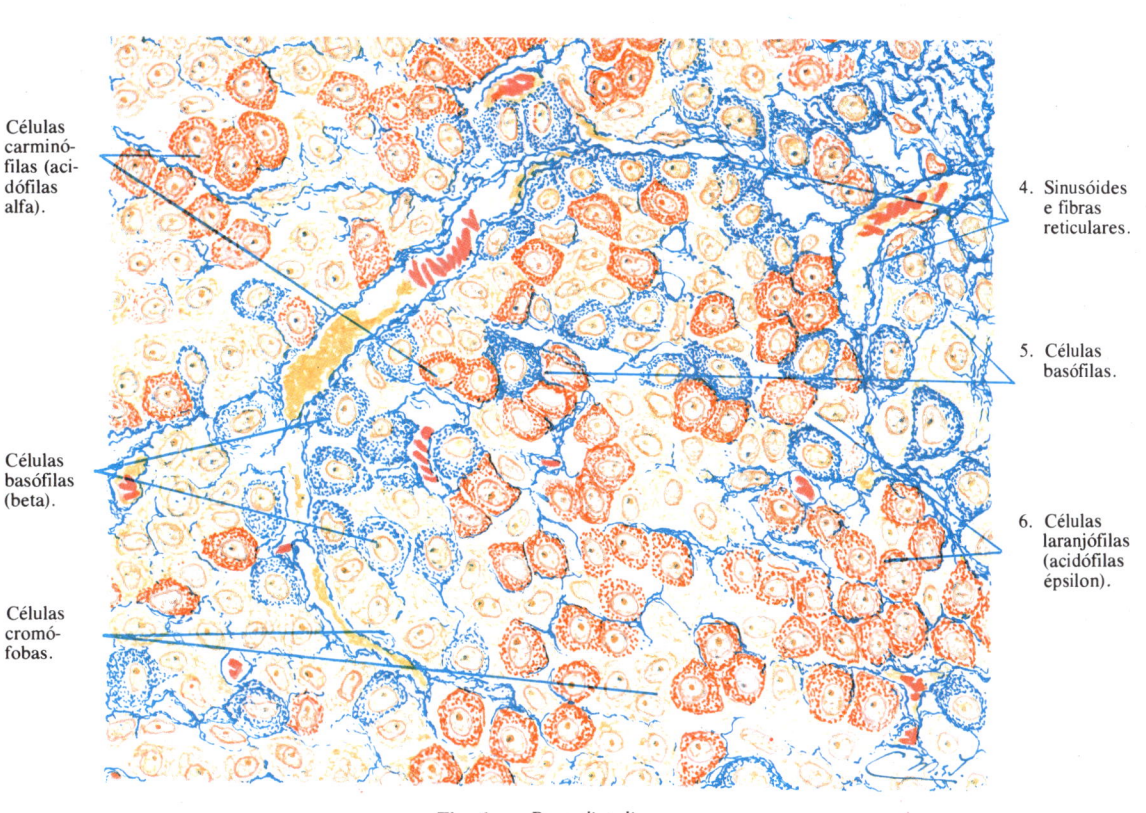

Células carminófilas (acidófilas alfa).

4. Sinusóides e fibras reticulares.

5. Células basófilas.

Células basófilas (beta).

6. Células laranjófilas (acidófilas épsilon).

Células cromófobas.

Fig. 1. — *Pars distalis.*

Núcleos, alaranjado; grânulos citoplasmáticos de células alfa, vermelho ou alaranjado; grânulos citoplasmáticos de células beta, azul intenso; fibras colágenas e reticulares, azul; eritrócitos, vermelho-vivo; sangue hemolisado, amarelo intenso.
Coloração: Mallory-Azán. 500 ×.

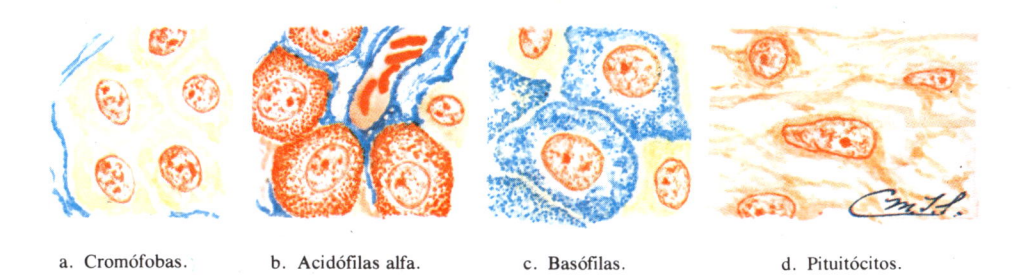

a. Cromófobas.   b. Acidófilas alfa.   c. Basófilas.   d. Pituitócitos.

Fig. 2. — *Grupos celulares.*
Coloração: Mallory-Azán. 800 ×.

LÂMINA 102

GLÂNDULA TIREÓIDE

Figura 1. Visão de conjunto

Reproduzimos nesta lâmina uma porção de um corte da glândula ou corpo tireóide, caracterizada histologicamente pelas amplas vesículas de diversos tamanhos que participam de sua constituição, todas elas formadas por uma parede epitelial simples, que contém material homogêneo e francamente eosinófilo preenchendo sua luz. Digamos desde já que este elemento é constituído pelo material decorrente da atividade secretora da glândula e representa o chamado colóide tireóideo, rico em iodo.

Ao descrever esta preparação diremos que estamos diante de numerosas vesículas glandulares (3), também chamadas folículos da tireóide, com vários tamanhos e formas, revestidos por um epitélio cilíndrico baixo ou cúbico de núcleos esferoidais (3), que contêm um colóide que a eosina cora uniformemente de vermelho intenso e que, em muitos casos, aparece retraído pela ação dos reagentes utilizados (1). Septos conjuntivos amplos (5), dependências das cápsulas do órgão, separam grupos de folículos, entre os quais há numerosos capilares sangüíneos (2) e muito pouco tecido conjuntivo interfolicular rico em capilares sangüíneos (2). Esta rica irrigação e ausência de canais excretores nos indicam que estamos observando uma glândula de secreção interna.

Alguns folículos da tireóide foram cortados tangencialmente (4), razão pela qual parecem ser de estruturas maciças.

Figura 2. Pormenores de um setor

Uma área do campo anterior observada com maior aumento permite-nos precisar pormenores estruturais não apreciáveis com o aumento antes utilizado.

Os folículos glandulares apresentam um epitélio de diferente altura segundo o caso: alguns possuem epitélio baixo com núcleo ovóide disposto horizontalmente; outros (a maioria), epitélio cúbico e outros, ainda, epitélio alto com núcleos arredondados (2). Além destas células ligeiramente eosinófilas, existem outras claras, não assinaladas no desenho, às quais se atribui a produção de um hormônio denominado calcitonina (daí o nome de células C com o qual também são designadas) que diminui a calcemia, ou seja, o teor de cálcio no sangue.

O colóide (4) ocupa a cavidade folicular, aplicando-se diretamente sobre o epitélio de revestimento, ou aparece mais ou menos retraído ou vacuolizado (6). O aglomerado celular que se observa entre alguns folículos (7) corresponde à parede de um deles, que foi cortada tangencialmente.

O tecido conjuntivo fibrilar (5) e os capilares sangüíneos (3) existentes entre diferentes vesículas tireóideas são bem visíveis com o presente aumento.

As células secretoras (providas de microvilosidades em sua região apical) retomam, por pinocitose, o material colóide acumulado na luz dos folículos, vertendo-o na corrente circulatória pelo seu pólo oposto.

É conveniente estabelecer aqui que o colóide tireóideo, que nesta preparação se mostra acidófilo por corar-se com a eosina, cora-se também com agentes básicos como o azul de metileno, motivo pelo qual é denominado anfólito. Por conter o hormônio tireoglobulina, que é uma glicoproteína produzida pelas células tireóideas, é APS-positivo.

Da tireoglobulina isolaram-se dois aminoácidos iodados: a tireoxina e a tri-iodotironina. Estes hormônios atuam estimulando o metabolismo oxidativo dos tecidos e o processo de maturação (desenvolvimento do cérebro, processo de ossificação etc.). A insuficiência desses hormônios produz a síndrome de hipotireoidismo que, em sua forma mais intensa e congênita, conduz ao cretinismo. Sua hiperfunção é a causa do hipertireoidismo, que pode chegar a produzir o bócio exoftálmico, nome que se refere a dois de seus sintomas: aumento do volume da glândula e protrusão ocular.

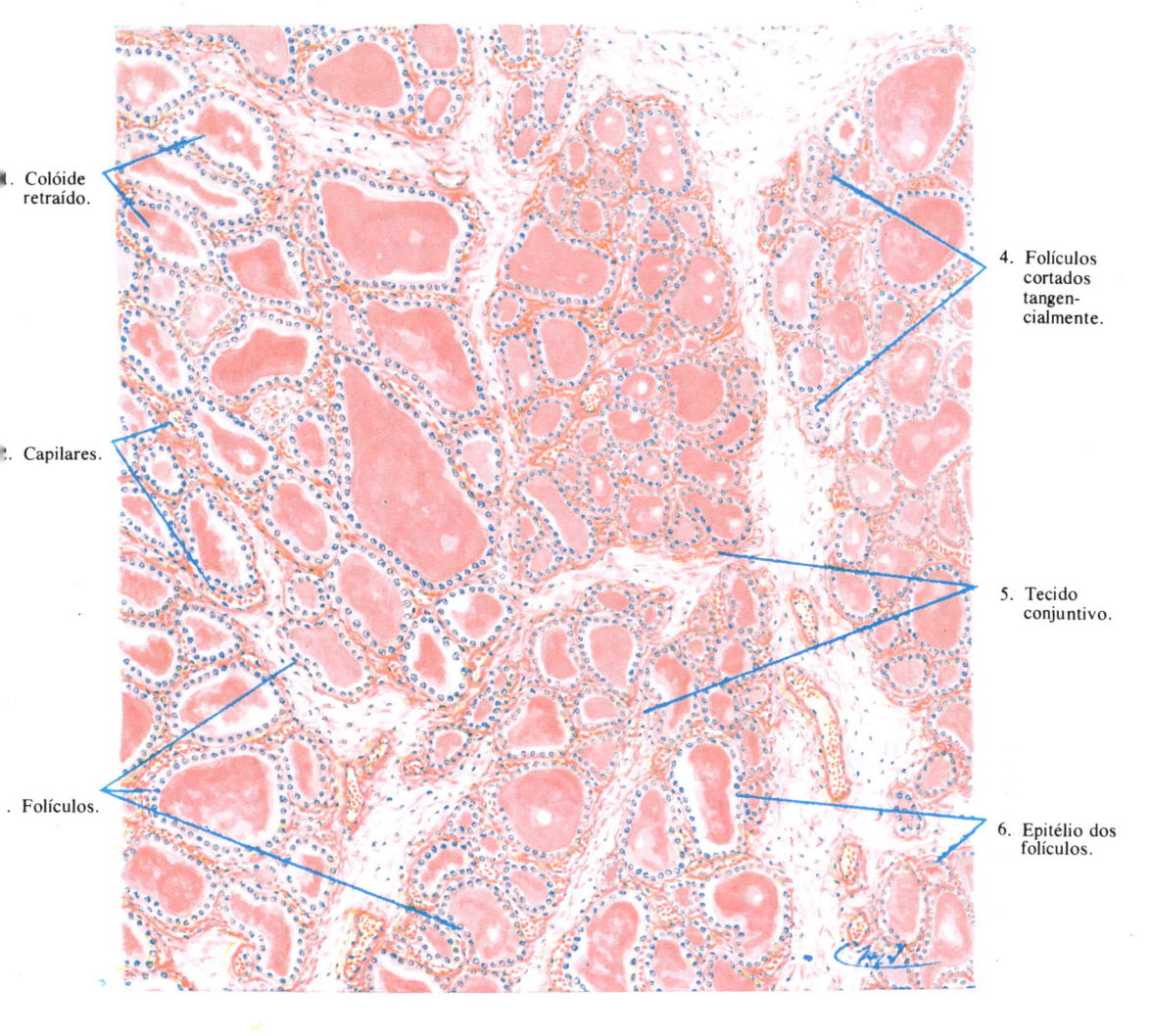

1. Colóide retraído.

2. Capilares.

3. Folículos.

4. Folículos cortados tangencialmente.

5. Tecido conjuntivo.

6. Epitélio dos folículos.

Fig. 1 — *Vista de conjunto.*
(Coloração: hematoxilina-eosina. 90 ×.)

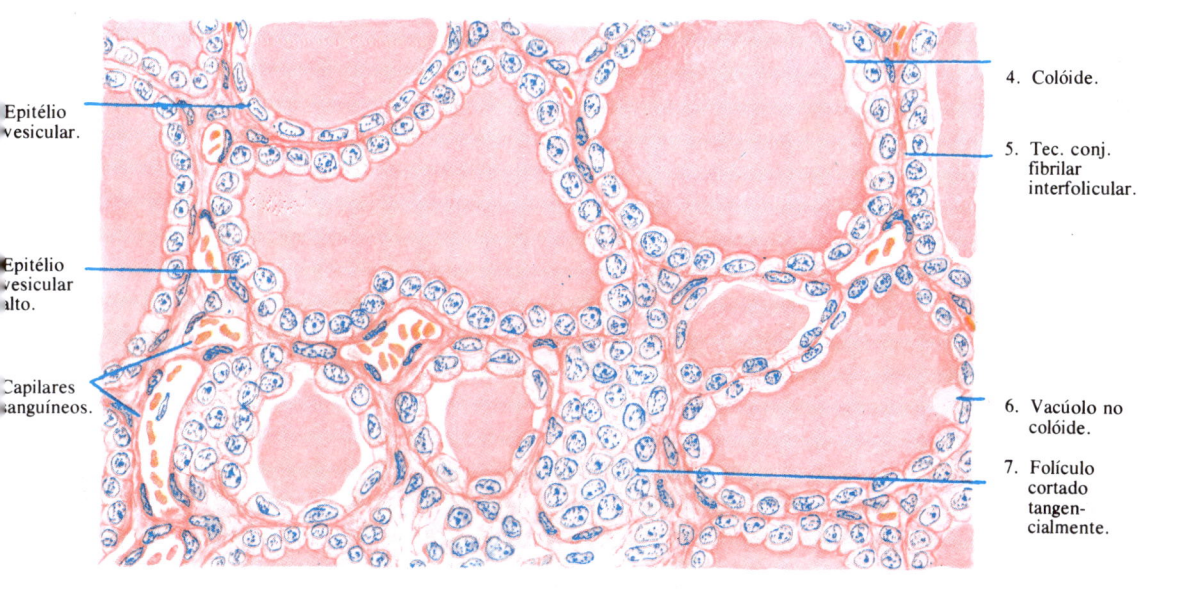

1. Epitélio vesicular.

2. Epitélio vesicular alto.

3. Capilares sanguíneos.

4. Colóide.

5. Tec. conj. fibrilar interfolicular.

6. Vacúolo no colóide.

7. Folículo cortado tangencialmente.

Fig. 2. — *Detalhe de um setor*
(Coloração: hematoxilina-eosina. 550 ×.)

LÂMINA 103

Figura 1. Glândulas tireóide e paratireóide (zona limítrofe)

A proximidade anatômica destas duas glândulas possibilita seu exame no mesmo corte histológico, facilitando o estudo de suas relações e das diferenças estruturais que apresentam.

A porção superior corresponde à glândula tireóide (*7*), com seus folículos repletos de substância colóide (*1*) e um estroma interfolicular rico em capilares sangüíneos. A porção inferior corresponde à paratireóide (*9*), cujas células reúnem-se formando trabéculas que, no corte, aparecem como aglomerações esferoidais de tamanho variado (*3*), muito próximas entre si e entre as quais encontramos numerosos capilares sangüíneos. No campo aqui reproduzido existe um grupo de células acidófilas de maiores dimensões do que as predominantes: são as células oxífilas (*4*). As menores, e muito mais abundantes, são as células principais (*3*).

A glândula é dividida em lóbulos incompletamente delimitados por septos conjuntivos, ricos em células adiposas (*5*) e em vasos (*6*). Entre as duas glândulas existe um septo conjuntivo (*2* e *8*) que as une e as separa ao mesmo tempo.

Figura 2. Glândula paratireóide (visão parcial)

Esta figura corresponde à reprodução de um campo microscópico da porção inferior da lâmina anterior, isto é: da paratireóide vista com maior aumento, permitindo-nos apreciar melhor a estrutura de seus elementos.

Assim, vemos que as células glandulares, claras e de núcleo grande (*7*), dispõem-se em sua maior parte em cordões ou aglomerados, separados somente por septos conjuntivos (*8*) e por capilares sangüíneos às vezes amplos (*4* e *5*). São as células principais ou cromófobas. Em certas zonas, as mesmas células circunscrevem espaços circulares ocupados por colóide (*2*).

Verificamos a existência de algumas células acidófilas ou oxífilas (*3* e *6*), também chamadas cromófilas, que se apresentam isoladas ou em pequenos grupos disseminados entre as anteriores. Descreveu-se a existência de outros tipos celulares considerados como de transição, não identificáveis nesta preparação.

Por tratar-se de um órgão cujas células dispõem-se em trabéculas ou cordões irregularmente ramificados ou anastomosados, muito rico em capilares sangüíneos em íntimo contato com as células que o formam, podemos dizer que estamos observando uma glândula de secreção interna. A presença de alguns folículos com colóide e, especialmente, a existência de algumas células isoladas ou dispostas em pequenos grupos, de maior tamanho, acidófilas ou oxífilas, permitem-nos afirmar que o corte examinado corresponde à glândula paratireóide.

Convém recordar aqui que as células principais (que possuem grânulos APS-positivos) são as produtoras do hormônio paratireóideo ou paratormônio, que regula o metabolismo do cálcio. Sua extirpação produz hipocalcemia, responsável pela tetania paratireopriva (convulsões tetânicas), enquanto sua hiperplasia produz a hipercalcemia com descalcificação do sistema ósseo. As células oxífilas seriam elementos funcionalmente inativos.

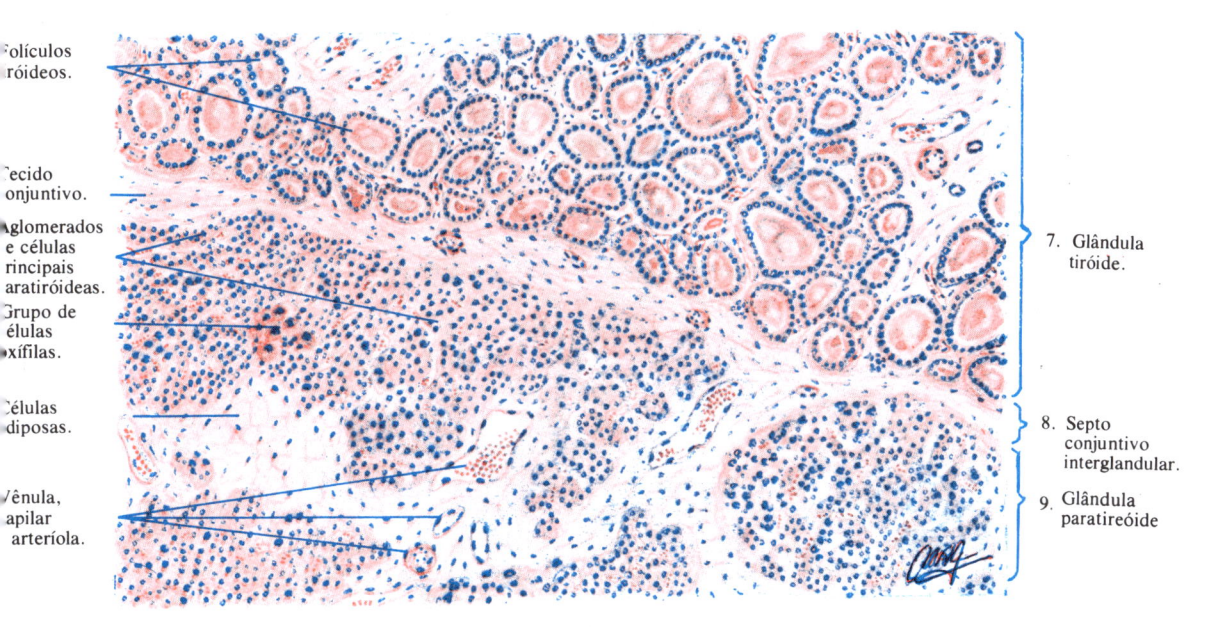

Folículos tiróideos.

Tecido conjuntivo.

Aglomerados de células principais paratiróideas.

Grupo de células oxífilas.

Células adiposas.

Vênula, capilar e arteríola.

7. Glândula tiróide.

8. Septo conjuntivo interglandular.

9. Glândula paratireóide

Fig. 1. — *Glândulas tiróide e paratireóide*
(vista de conjunto).
(Coloração: hematoxilina-eosina. 90 ×.)

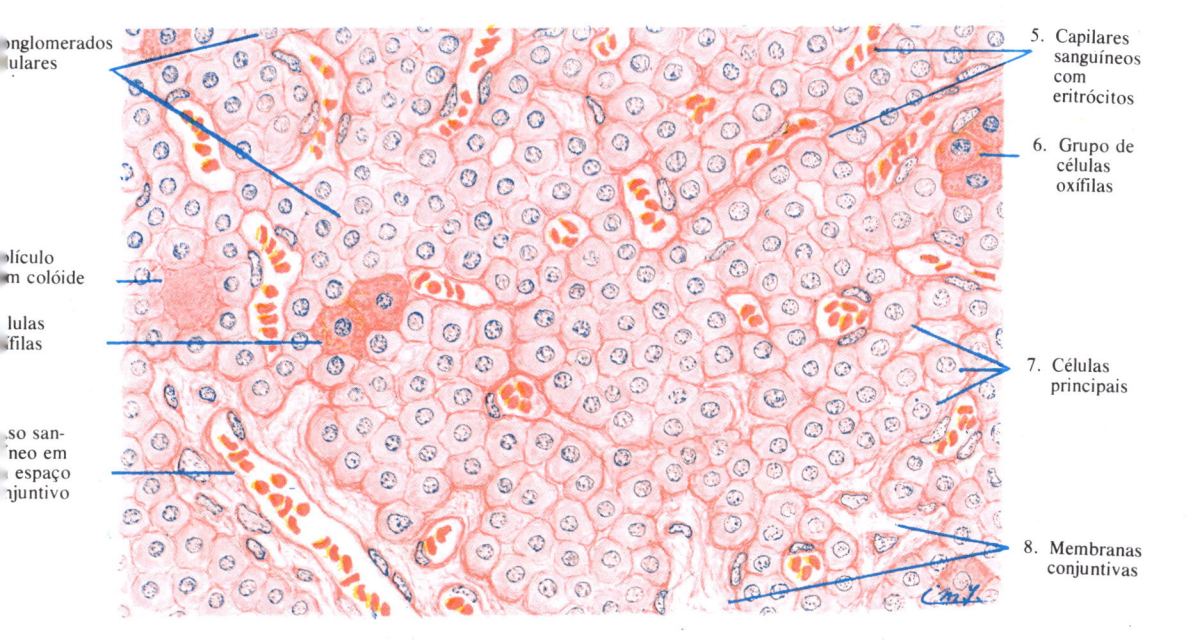

Conglomerados celulares

Folículo com colóide

Células oxífilas

Vaso sanguíneo em espaço conjuntivo

5. Capilares sanguíneos com eritrócitos

6. Grupo de células oxífilas

7. Células principais

8. Membranas conjuntivas

Fig. 2. — *Glândula paratireóide (vista parcial).*
Coloração: hematoxilina-eosina. 550 ×.

LÂMINA 104

SUPRA-RENAL

Observando o corte deste órgão com pequeno aumento e percorrendo-o em toda sua extensão, vemos que está revestido por uma cápsula conjuntiva e é formado por um maciço celular que se dispõe de forma diferente de acordo com a zona examinada. O conjunto das zonas superficiais forma a cortical do órgão (2), enquanto a porção central, rodeada em toda sua extensão pela anterior, forma a medular (3). Esta se diferencia, além da sua situação profunda e do tipo dos seus elementos celulares, pela existência de grandes vasos de parede delgada que, pelo contrário, não existem na cortical (a não ser nos septos conjuntivos que penetram no órgão partindo da cápsula, 4), onde encontramos apenas capilares sinusóides entre suas trabéculas celulares. Para examinar a constituição das diferentes zonas do órgão e estudar as particularidades estruturais de todas as células que participam da constituição de cada uma delas, convém observá-las com maior aumento. Este foi representado ao lado direito de cada uma delas.

Na região cortical da glândula (2) distinguem-se, a partir da cápsula (1), a zona glomerular (2a), a zona fascicular (2b) e a zona reticular (2c), assim denominadas pela especial disposição apresentada pelos elementos que as constituem. Na zona glomerular, a mais superficial e de menor extensão, as células dispõem-se em cordões arqueados (6) e são relativamente pequenas e acidófilas, com poucas inclusões; na zona fascicular, a mais ampla, as células dispõem-se em cordões retilíneos, paralelos, que seguem um trajeto radial, localizando-se entre eles os capilares sinusóides que seguem esta disposição radial, perpendicular à superfície do órgão (9). As células desta região são denominadas espongiócitos (8) pelo aspecto que apresentam em virtude de se terem dissolvido as gotas lipídicas que normalmente contêm; na zona reticulada, os cordões ramificam-se e anastomosam-se, formando um retículo irregular de malhas estreitas (10). Nesta zona acham-se células claras e outras menores e mais escuras carregadas de um pigmento ocre (11), considerado produto de desgaste, bem visível quando se examina a preparação com grande aumento.

As células da cortical e, com mais intensidade as da zona reticulada, são ricas em vitamina C (ácido ascór-bico) facilmente revelável com nitrato de prata.

Na região medular (3) destacam-se suas células claras dispostas em uma trama areolar e a abundância de vasos sangüíneos de luz ampla e paredes delgadas ou seios venosos (12). Estas células (14) apresentam certas reações histoquímicas que as caracterizam: reação de Vulpian (com o cloreto férrico, que as cora de verde-azulado); reação de Mulon (com ácido ósmico, em negro) e reação de Henle (com sais crômicos, em castanho). Esta última, também chamada reação cromafim, tem relação com a origem embrionária destes elementos. Convém recordar aqui que, embora a cortical seja de origem mesodérmica, a medular é de origem ectodérmica, a partir de células cromafins de esboços ganglionares simpáticos. Entre as células próprias dessa região acham-se algumas maiores que as anteriores e eosinófilas; correspondem a células nervosas ganglionares (13). Seu núcleo é vesicular, possui reduzida quantidade de cromatina, disposta perifericamente, tendo em seu centro um nucléolo muito cromático.

Na cápsula do órgão (1), além de vasos sangüíneos, existem numerosas fibras nervosas amielínicas (5). Da cápsula partem septos conjuntivos (4) que se dirigem radial e perpendicularmente para o centro do órgão, levando vasos que se ramificam no interior deste.

Todos estes pormenores nos permitem dizer que estamos diante de uma glândula de secreção interna, identificável por sua constituição como glândula supra-renal. Recordemos que se trata de uma glândula produtora de importantes hormônios: os procedentes da cortical, de natureza esteróide e por isso denominados corticosteróides (desoxicorticosterona e cortisona), que intervêm no metabolismo de alguns eletrólitos — sódio, potássio, cloro — e dos hidratos de carbono, na distribuição da água no organismo, além de atuar sobre as glândulas sexuais e interrelacionar-se com outras glândulas (tireóide, hipófise) e os hormônios procedentes da medular, a adrenalina e a noradrenalina, duas catecolaminas produzidas por células diferentes, que colaboram para a manutenção da pressão arterial e da glicemia, para a defesa do organismo e, estimulando a hipófise, para o desenvolvimento da cortical do órgão.

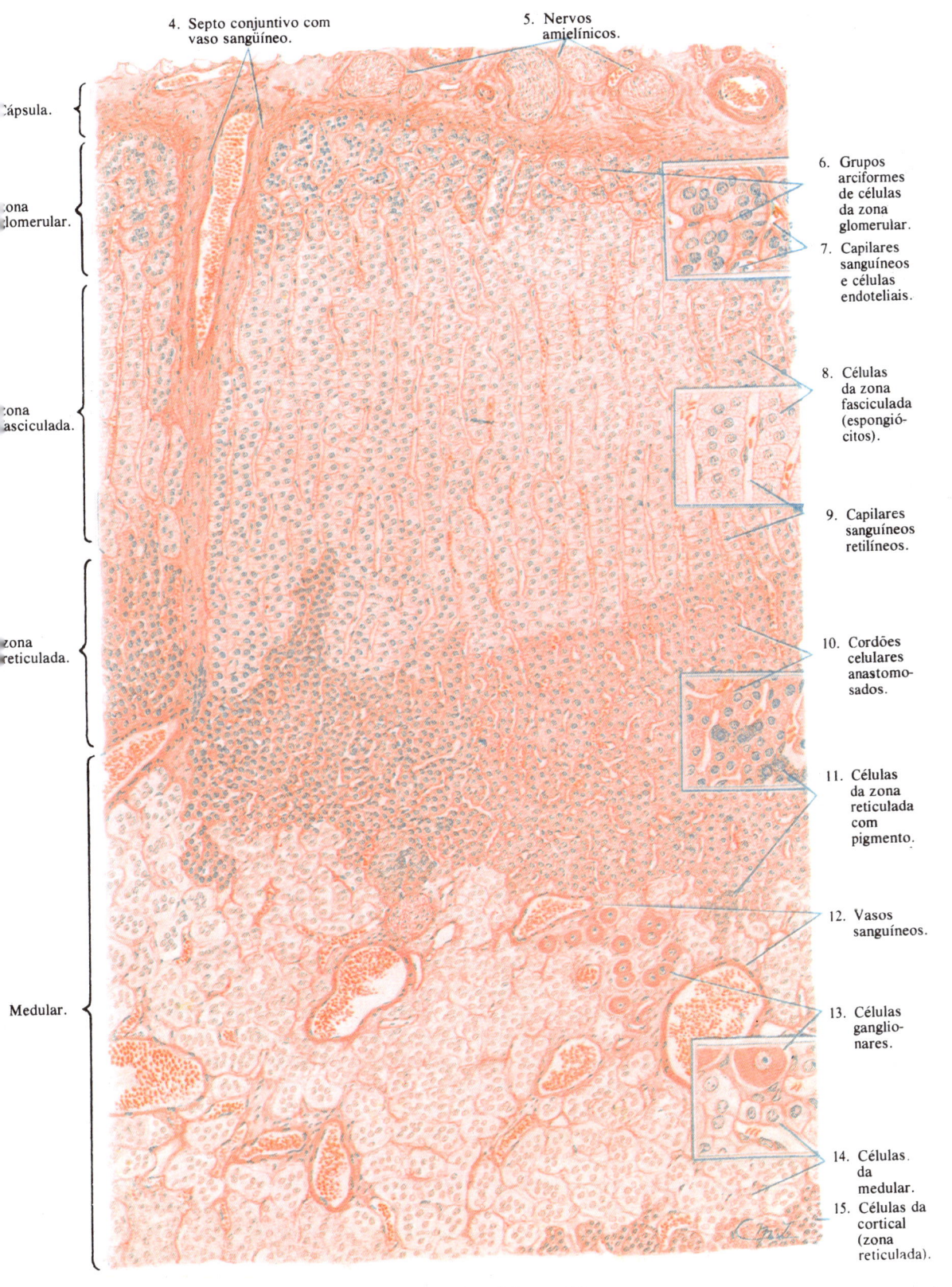

4. Septo conjuntivo com vaso sangüíneo.

5. Nervos amielínicos.

Cápsula.

Zona glomerular.

Zona fasciculada.

Zona reticulada.

Medular.

6. Grupos arciformes de células da zona glomerular.

7. Capilares sanguíneos e células endoteliais.

8. Células da zona fasciculada (espongiócitos).

9. Capilares sanguíneos retilíneos.

10. Cordões celulares anastomosados.

11. Células da zona reticulada com pigmento.

12. Vasos sanguíneos.

13. Células ganglionares.

14. Células da medular.

15. Células da cortical (zona reticulada).

Coloração: hematoxilina-eosina. 200 × e 600 ×.

LÂMINA 105

MEDULA ESPINHAL

Região dorsal média

Figura 1. Visão de conjunto. Corte transversal

Esta lâmina representa o corte transversal da região média da medula espinhal, com suas membranas envolventes e coradas pelo método de rotina: hematoxilina-eosina. Distingue-se, sob diversos aspectos, do corte de medula representado na lâmina anterior (região cervical); os cornos (ou hastes) ventrais (*24* e *25*) e dorsais (*5*) da coluna cinzenta são delgados, e possuem um corno lateral bem desenvolvido, com seu núcleo simpático lateral proeminente (*23*). Além disso, próximo à base do corno ventral acha-se a coluna de Clarke (*22*), que apresenta as células pertencentes ao núcleo dorsal, as quais se destacam por seu número e tamanho. As células dos cornos anteriores são escassas em seus dois grupos motores: médio e lateral (*24*).

Outras estruturas observadas neste corte foram descritas na lâmina 106; para não repetir, limitar-nos-emos a assinalar sua presença com as linhas correspondentes.

As meníngeas ou envoltórios da medula, que observamos, estão formadas pela pia-máter (*9*), que é a camada mais interna; adere intimamente à superfície medular por meio de sua membrana glial superficial. Em sua espessura localizam-se numerosos vasos de diferentes calibres, entre os quais se destacam os vasos espinhais dorsais (*1*) e ventrais (*15*). Separada da pia-máter por um espaço normalmente ocupado por líquido cefalorraquidiano (espaço subaracnóideo, *10*) acha-se a aracnóide (*11*), membrana muito tênue que repousa normalmente sobre a membrana meníngea externa fibrosa ou dura-máter (*13*), e que aqui aparece separada desta por um espaço artificial produzido pela retração dos tecidos provocada pela ação dos reagentes utilizados (espaço subdural, *12*).

Figura 2. Células nervosas de algumas regiões típicas da medula

As células nervosas, situadas na substância cinzenta, apresentam caracteres diferentes segundo a região que ocupam e a função que desempenham.

Em *a* observam-se algumas células pertencentes às hastes anteriores ou ventrais: células grandes com núcleo vesicular e nucléolo proeminente. A substância de Nissl (*1*) aparece sob a forma de grandes grumos, repartidos uniformemente em todo seu citoplasma e nos prolongamentos citoplasmáticos (dendritos, *4*). Falta no axônio e no cone de origem deste (*3*). Estes axônios contribuem para a formação das raízes medulares anteriores ou ventrais e terminam inervando os músculos voluntários (nervos motores).

Em *b* agrupam-se células pertencentes à substância gelatinosa de Rolando da haste posterior: são células pequenas, de forma ovóide ou poligonal, com finas granulações cromidiais.

Em *c* estão representadas células que pertencem ao núcleo simpático lateral, localizado na haste lateral. São também pequenas, um pouco maiores que as anteriores e com características similares. Seus axônios se dirigem para os gânglios simpáticos seguindo as raízes ventrais e os ramos comunicantes.

Em *d*, as células representadas pertencem ao núcleo dorsal localizado na coluna de Clarke, situada na região interna da base do corno posterior. São células volumosas, com corpúsculos de Nissl situados na periferia do citoplasma (*5*) e núcleo vesiculoso, excêntrico e provido de um nucléolo proeminente (*7*).

É comum encontrar algumas células das quais não se vê o núcleo, porque o corte as atingiu superficialmente (*2* e *6*).

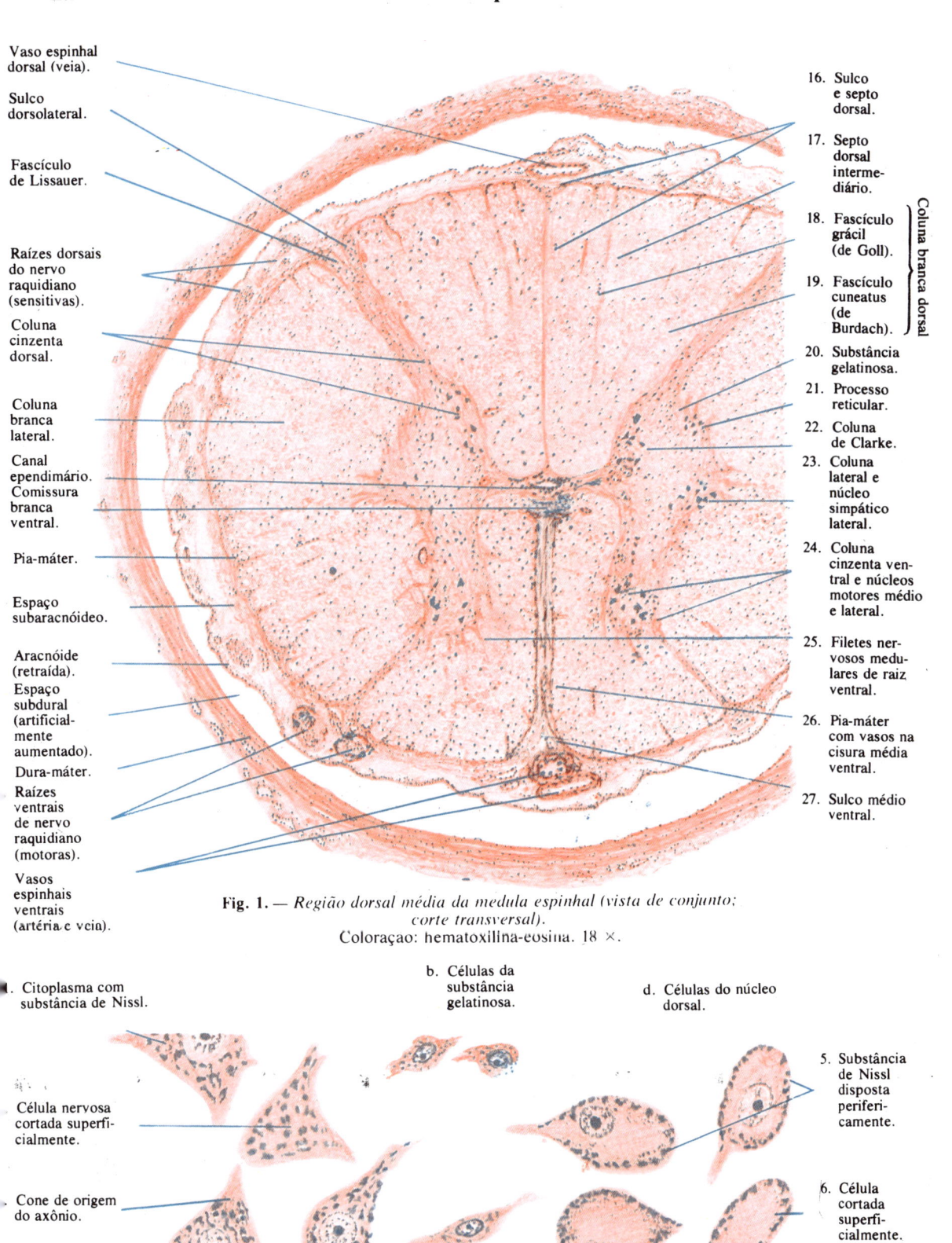

Vaso espinhal dorsal (veia).

Sulco dorsolateral.

Fascículo de Lissauer.

Raízes dorsais do nervo raquidiano (sensitivas).

Coluna cinzenta dorsal.

Coluna branca lateral.

Canal ependimário.
Comissura branca ventral.

Pia-máter.

Espaço subaracnóideo.

Aracnóide (retraída).

Espaço subdural (artificialmente aumentado).

Dura-máter.

Raízes ventrais de nervo raquidiano (motoras).

Vasos espinhais ventrais (artéria e veia).

16. Sulco e septo dorsal.

17. Septo dorsal intermediário.

18. Fascículo grácil (de Goll).

19. Fascículo cuneatus (de Burdach).

Coluna branca dorsal

20. Substância gelatinosa.

21. Processo reticular.

22. Coluna de Clarke.

23. Coluna lateral e núcleo simpático lateral.

24. Coluna cinzenta ventral e núcleos motores médio e lateral.

25. Filetes nervosos medulares de raiz ventral.

26. Pia-máter com vasos na cisura média ventral.

27. Sulco médio ventral.

Fig. 1. — *Região dorsal média da medula espinhal (vista de conjunto; corte transversal).*
Coloração: hematoxilina-eosina. 18 ×.

b. Células da substância gelatinosa.

d. Células do núcleo dorsal.

4. Citoplasma com substância de Nissl.

Célula nervosa cortada superficialmente.

Cone de origem do axônio.

Dendritos.

5. Substância de Nissl disposta perifericamente.

6. Célula cortada superficialmente.

7. Núcleo excêntrico.

a. Células da haste anterior.   c. Células simpáticas laterais.   d. Células do núcleo dorsal.

Fig. 2. — *Células nervosas de algumas regiões típicas da medula.*
Coloração: hematoxilina-eosina. 380 ×.

LÂMINA 106

MEDULA ESPINHAL

Região cervical

Figura 1. Corte transversal

As preparações reproduzidas nesta lâmina (tal como as representadas nas lâminas 107 e 108) foram tratadas pelo método de Cajal de impregnação argêntica para o sistema nervoso, que evidencia especialmente as neurofibrilas.

A substância cinzenta, que ocupa a região interna do órgão, assume, em conjunto, a forma de um H ou de duas semilúnulas unidas por uma ponte transversal, também de substância cinzenta (comissura cinzenta, *16*). Em cada semilúnula distingue-se uma metade anterior (coluna ventral, *17*) e uma metade dorsal (coluna dorsal, *14*), sendo a primeira mais espessa e curta do que a última.

Na coluna anterior, ou ventral, vêem-se as fibras amielínicas (*17*), as células nervosas dispostas em grupos (grupo anterior, *8* e grupo anterolateral, *7*) e a origem das fibras que atravessam a substância branca e que vão formar a raiz anterior dos nervos raquidianos (*9*). Na coluna dorsal só se encontram células solitárias ou isoladas (*5*). Na comissura cinzenta, na linha média, aparece o corte transversal do canal ependimário (*15*).

A substância branca envolve a cinzenta. Na face ventral apresenta um sulco muito evidente (chanfradura ventral, *19*), que penetra até a proximidade da comissura cinzenta por meio do sulco ventral (*19*), o qual se acha ocupado pela pia-máter e por vasos sangüíneos. Na face dorsal existe um pequeno sulco (o sulco médio dorsal, *10*), que penetra, por sua vez, até a comissura cinzenta, por intermédio de um delgado septo neuróglico (septo médio dorsal, *13*). Externamente, acha-se outro septo, incompleto e de direção oblíqua (o septo paramédio dorsal, *12*), que divide o cordão dorsal de substância branca compreendida entre o septo médio e a coluna dorsal em dois fascículos: o de Goll (*11*) e o de Burdach (*1*), sendo este último o externo. Por sua vez, todo o contorno medular é circunscrito por uma delgada formação neuróglica que constitui a membrana limitante glial superficial (*4*).

Figura 2. Porção da coluna ventral

Nesta figura foram reproduzidas com maior aumento as células que formam um dos grupos da coluna ventral (*9*). Vê-se bem a forma irregular destes elementos e, em alguns casos, os prolongamentos (*2*) que partem das células.

As células atingidas em profundidade no corte mostram seu núcleo vesiculoso e, muitas vezes, o nucléolo (*9*); as cortadas superficialmente parecem, pelo contrário, carecer de núcleo (*7*). O citoplasma acha-se percorrido por uma infinidade de neurofibrilas, que também se estendem em seus prolongamentos. Nos espaços intercelulares encontramos fibrilas semelhantes (*8*). Existem algumas outras células que representam elementos da neuróglia central (*6*).

Na substância branca vêem-se fibras nervosas cortadas longitudinalmente (*4*) e outras no sentido transversal (*5*). Nestas destaca-se o cilindro-eixo central (*3*), que aparece sob a forma de um pequeno ponto de cor castanha; o espaço que o circunda, no estado fresco, está ocupado por uma bainha de mielina.

1. Feixe de Burdach.

2. Zona marginal de Lissauer

3 Raiz post. do n. raquidiano.

Membrana limitante glial superficial.

Fibras mielínicas cordonais (c. transv.).

Cél. da neuróglia.

Neurônios cortados tangencialmente.

Fibras amielínicas.

9. Fibras de origem da raíz anterior.

10. Sulco médio posterior.

11. Feixe de Goll.

12. Septo para-médio posterior.

13. Septo médio posterior.

14. Cornos posteriores.

15. Conduto do epêndimo.

16. Comissura cinzenta.

17. Corno anterior (fibras amielínicas).

18. Sulco médio anterior.

19. Sulco anterior com pia-máter.

20. Raiz anterior.

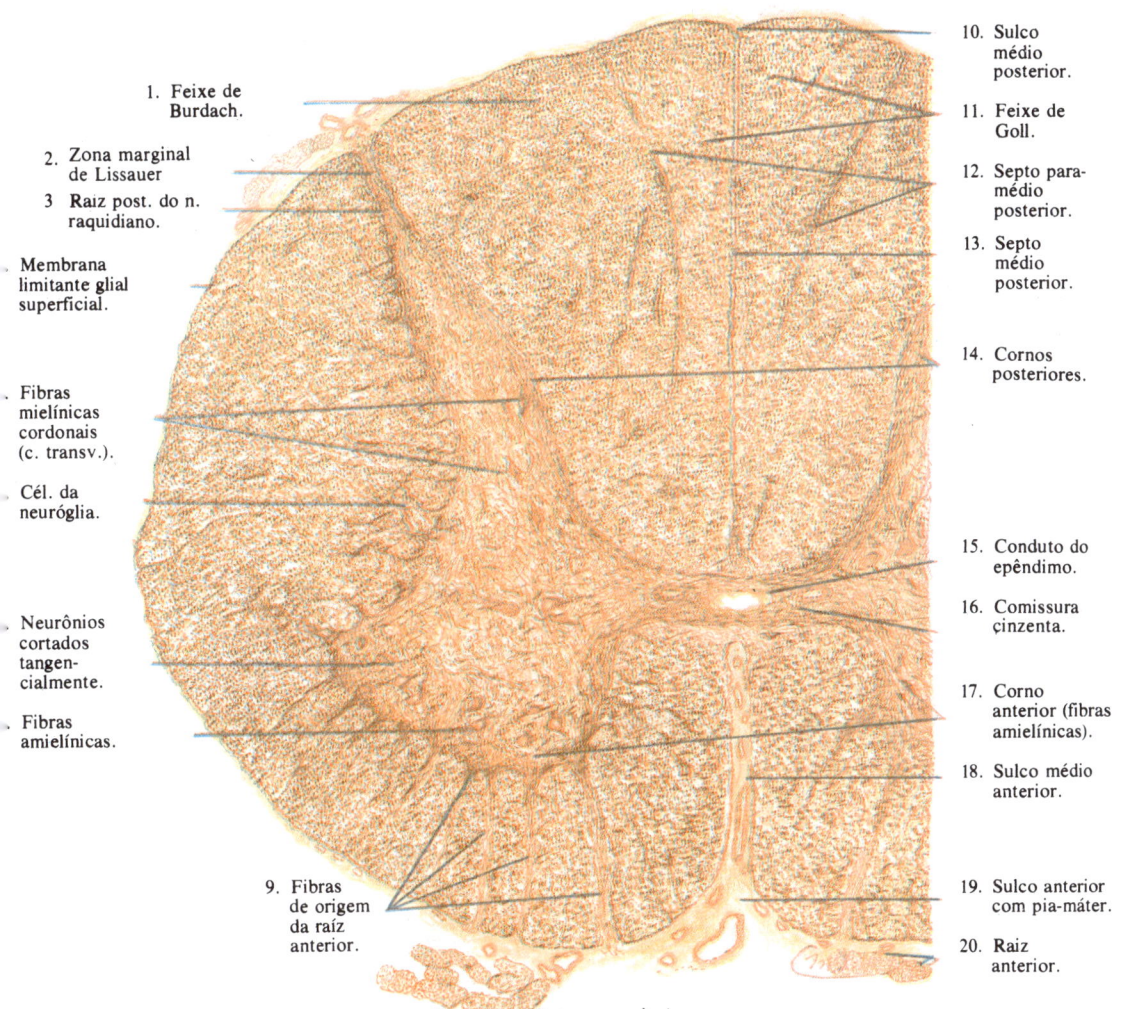

Fig. 1. — *Vista panorâmica.*
Impregnação argêntica: método de Cajal. 18 ×

1. Neuritas da raíz anterior (c. long.).

2. Prolongamentos dendríticos das cél. nervosas

3. Cilindros-eixos (c. transversal).

4. Fibras mielínicas das raízes anteriores. (corte long.).

5. Neurônios isolados.

6. Processo reticular.

7. Grupo antero-lateral de neurônios motores.

8. Grupo anteromédio de neurônios motores.

9. Neurônios motores do grupo anterior.

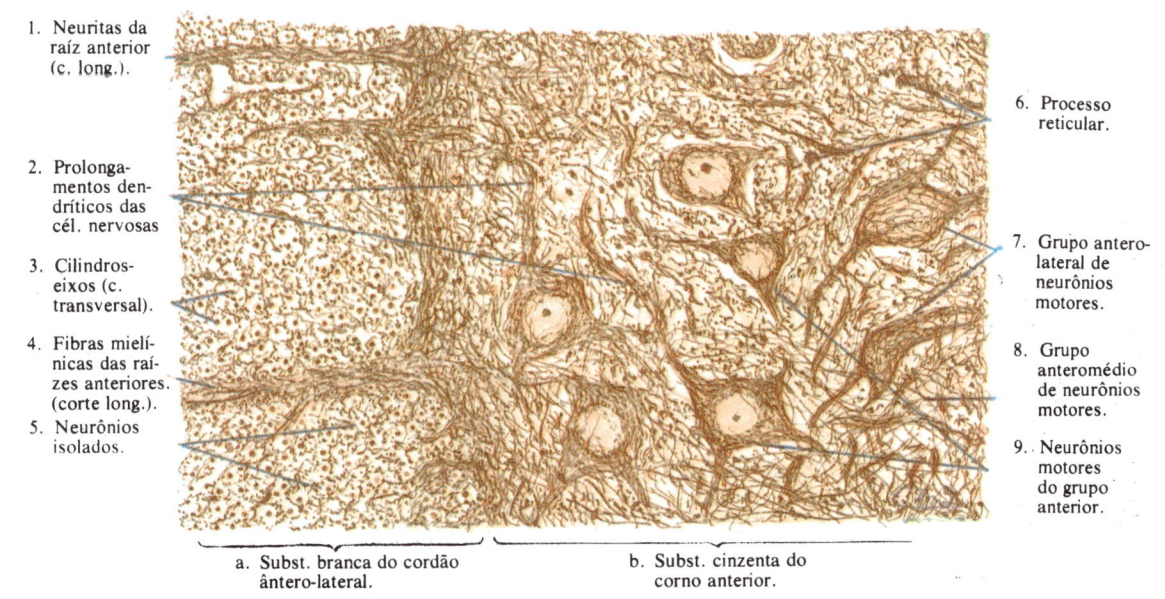

a. Subst. branca do cordão ântero-lateral.

b. Subst. cinzenta do corno anterior.

Fig. 2. — *Porção do corno anterior e do cordão ântero-lateral adjacente*
Impregnação argêntica: método de Cajal. 160 ×.

LÂMINA 107

CEREBELO

Figura 1. Lâmina cerebelar cortada transversalmente

É fácil distinguir neste corte duas zonas: a cortical, mais superficial, rica em células nervosas, e a medular, revestida pela anterior e formada exclusivamente por fibras nervosas mielínicas.

A zona medular (4), de aspecto uniforme e constituída por fibras mielínicas, envia ramificações (10) que ocupam o eixo das inúmeras pregas que formam o córtex cerebelar.

Na zona cortical (3) distinguem-se nitidamente as três camadas que a compõem: a camada molecular (6), com poucas células e fibras orientadas principalmente no sentido horizontal; a camada granulosa (7), com grande quantidade de pequenas células que se destacam por seus núcleos intensamente corados e entre ambas, a camada de células de Purkinje (8), piriformes, com uma expansão dendrítica amplamente ramificada, que se estende pela camada molecular.

Na figura seguinte, que reproduz com maior aumento uma porção da preparação anterior observam-se melhor estes elementos.

Figura 2. Córtex cerebelar

As células de Purkinje (8) situadas para a direita mostram maior número de ramificações de seus prolongamentos dendríticos (3) do que a situada à esquerda do campo reproduzido, em virtude de se tratar de um corte um tanto oblíquo, pois todas as expansões se estenderam unicamente sobre um plano transversal. Ao redor do corpo dessas células vêem-se fibras nervosas (4) que correspondem às chamadas terminações em cesta das células estreladas (7) da camada molecular.

Na camada molecular distinguem-se os corpos das células estreladas (7) dispostas horizontalmente as ramificações dendríticas das células de Purkinje (3), espessas e varicosas; as expansões das células estreladas (4), um tanto mais delgadas e homogêneas, mas intensamente coradas, e as fibras paralelas (2), que representam ramificações em T do cilindro-eixo das células "grãos", muito delgadas e somente visíveis na porção esquerda da lâmina.

Na camada granulosa distinguem-se os grãos cerebelares (5), células pequenas e extremamente numerosas, e as poucas células estreladas grandes (6), que se distinguem por serem um tanto maiores e apresentarem mais citoplasma.

Nesta camada também se encontram numerosas fibras nervosas, delgadas e dirigidas em todas as direções, que convergem para espaços denominados glomérulos cerebelares (9), limitados pelos grupos que formam os grãos do cerebelo.

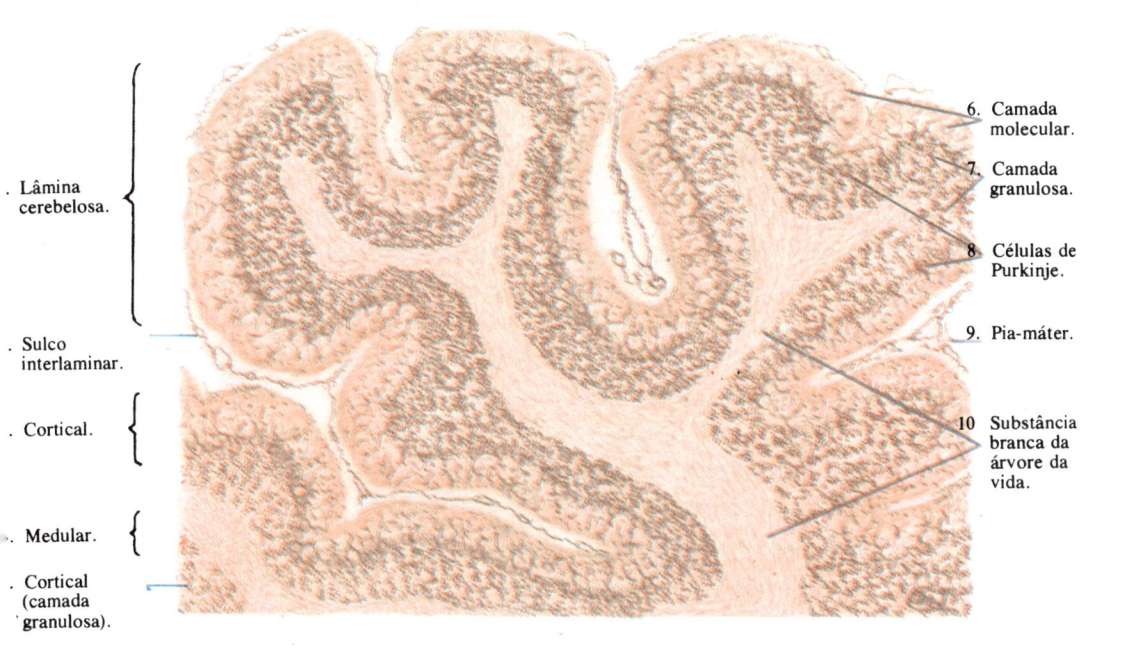

. Lâmina cerebelosa.

. Sulco interlaminar.

. Cortical.

. Medular.

. Cortical (camada granulosa).

6. Camada molecular.

7. Camada granulosa.

8. Células de Purkinje.

9. Pia-máter.

10 Substância branca da árvore da vida.

Fig. 1. — *Lâmina cerebelosa cortada transversalmente.*
Impregnação argêntica: método de Cajal. 45 ×.

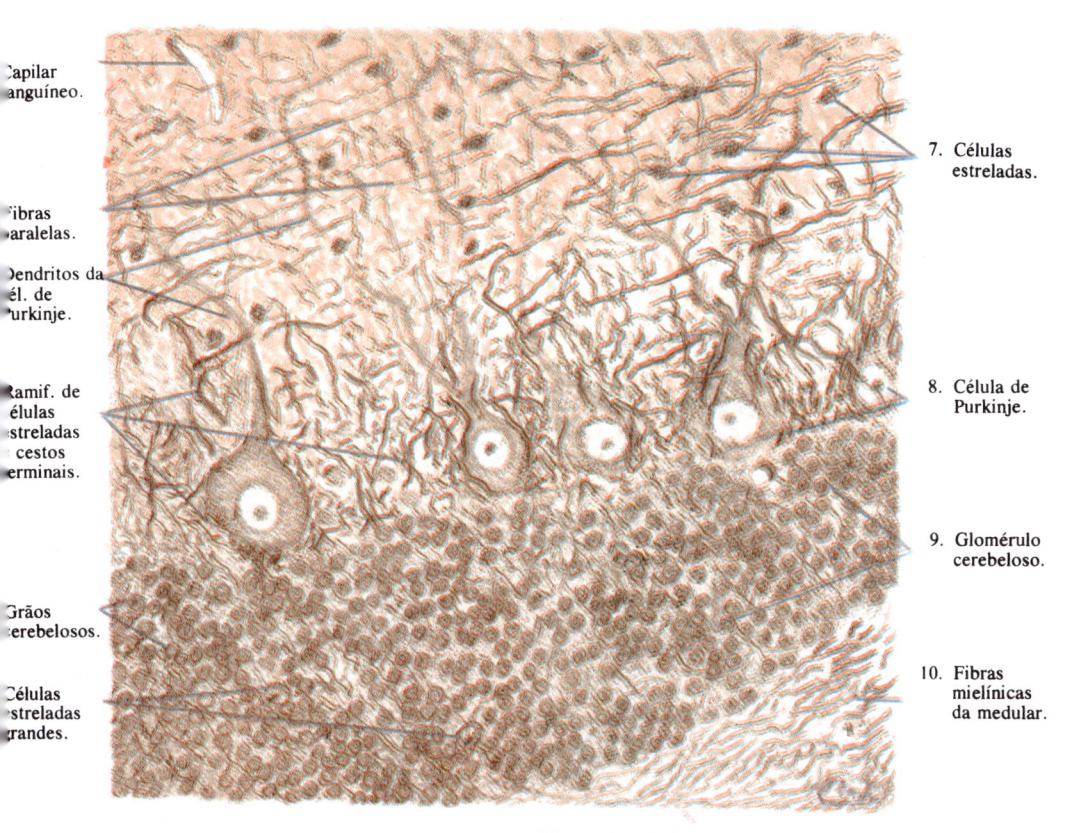

Capilar sanguíneo.

Fibras paralelas.

Dendritos da cél. de Purkinje.

Ramif. de élulas estreladas e cestos terminais.

Grãos cerebelosos.

Células estreladas grandes.

7. Células estreladas.

8. Célula de Purkinje.

9. Glomérulo cerebeloso.

10. Fibras mielínicas da medular.

Fig. 2. — *Corte um pouco oblíquo da córtice.*
Impregnação argêntica: método de Cajal. 300 ×.

LÂMINA 108

CÉREBRO

Figura 1. Corte perpendicular do córtex

Por baixo de uma pequena camada superficial, formada exclusivamente por fibras nervosas, aparecem as primeiras células do córtex cerebral, representadas especialmente por elementos fusiformes ou estrelados (*10*), cujos prolongamentos são horizontais. Correspondem às células de Cajal da camada molecular, também chamada camada zonal ou plexiforme (*1*). Mais abaixo aparecem as células piramidais (*11*), que, pequenas a princípio, aumentam de tamanho conforme se situam em um plano mais profundo (*13*). Podem ser reconhecidas pela forma triangular que apresentam no corte, e pelo robusto prolongamento dendrítico ascendente que todas elas ostentam. Existe uma zona (zona granulosa interna, *4*) na qual se encontram, além das células piramidais, células polimorfas de axônio curto (*12*) e células de Martinotti de cilindro-eixo ascendente.

Na região profunda do córtex (*6*) faltam as células piramidais, da mesma forma que na camada superficial; aqui as células que predominam são células polimorfas (*15*), cujos cilindros-eixo dirigem-se para a substância branca.

Por baixo da camada polimorfa encontram-se as fibras medulares (*16*), que formam a substância branca do centro oval (*7*). Destacam-se com nitidez numerosos feixes de fibras nervosas, que se dirigem radialmente para a periferia do órgão (*14*).

Figura 2. Zona média do córtex

Os elementos pertencentes à camada das células piramidais foram reproduzidos nesta lâmina com maior aumento. As células piramidais (*1* e *6*) apresentam o citoplasma e seus prolongamentos percorridos por inúmeras neurofibrilas, bem evidenciadas pelo método utilizado; mostram um núcleo vesiculoso (*3*), pobre em cromatina, e o nucléolo, geralmente excêntrico.

Entre todos os prolongamentos destas células destaca-se o dendrito principal ou pedículo ascendente (*5*), em alguns dos quais pode-se verificar a existência de colaterais.

Entre as células há grande quantidade de fibrilas nervosas (*2*). Das numerosas células gliais existentes nesta zona, apenas algumas estão esboçadas (*4*).

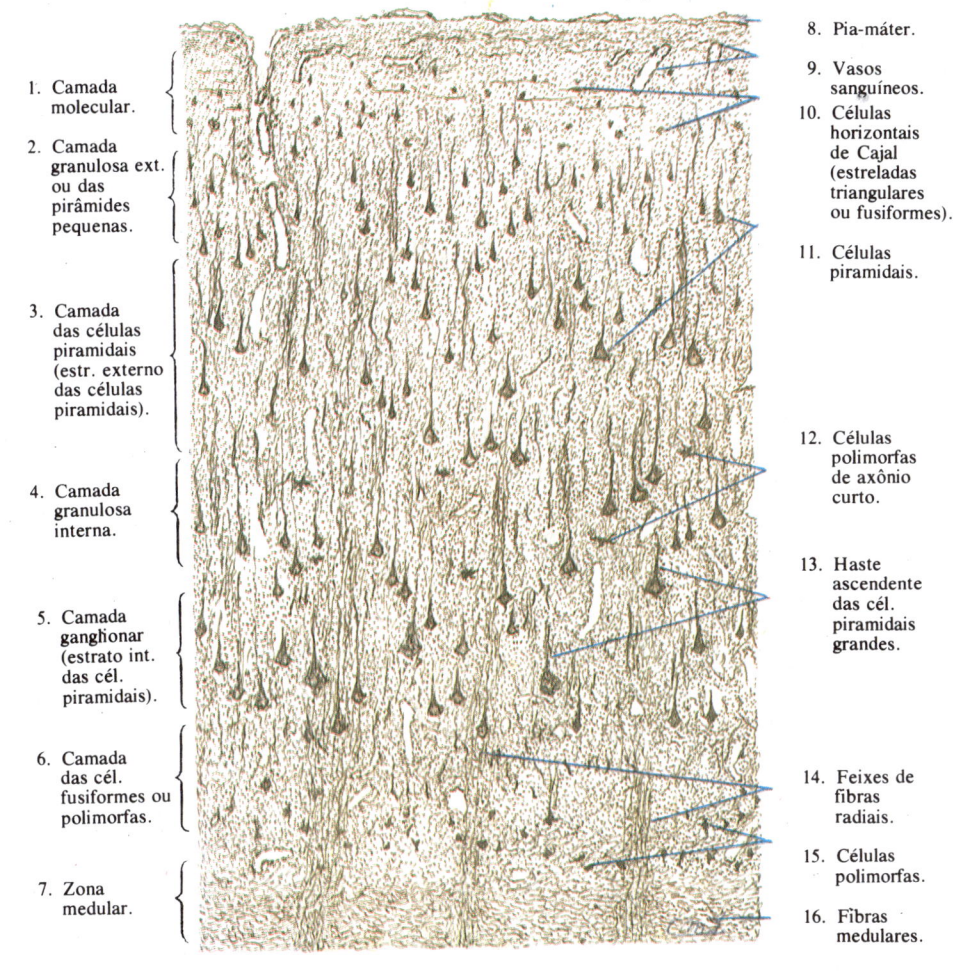

1. Camada molecular.

2. Camada granulosa ext. ou das pirâmides pequenas.

3. Camada das células piramidais (estr. externo das células piramidais).

4. Camada granulosa interna.

5. Camada ganglionar (estrato int. das cél. piramidais).

6. Camada das cél. fusiformes ou polimorfas.

7. Zona medular.

8. Pia-máter.

9. Vasos sanguíneos.

10. Células horizontais de Cajal (estreladas triangulares ou fusiformes).

11. Células piramidais.

12. Células polimorfas de axônio curto.

13. Haste ascendente das cél. piramidais grandes.

14. Feixes de fibras radiais.

15. Células polimorfas.

16. Fibras medulares.

Fig. 1. — *Corte perpendicular da córtice.*
Método do nitrato de prata reduzido de Cajal. 80 ×.

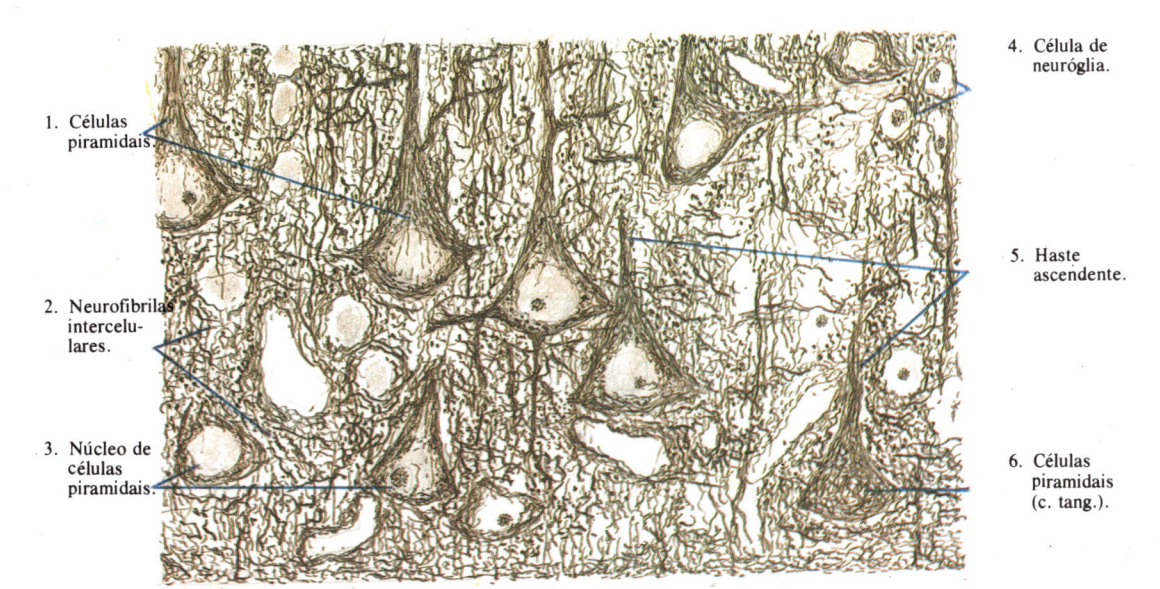

1. Células piramidais.

2. Neurofibrilas intercelulares.

3. Núcleo de células piramidais.

4. Célula de neuróglia.

5. Haste ascendente.

6. Células piramidais (c. tang.).

Fig. 2. — *Camada das células piramidais.*
Método do nitrato de prata reduzido de Cajal. 300 ×.

LÂMINA 109

GÂNGLIOS NERVOSOS

Figura 1. Gânglio raquidiano

Visão de conjunto; corte longitudinal

Esta lâmina reproduz o corte longitudinal de um gânglio espinhal, corado pela hematoxilina-eosina. Aparece envolvido por tecido conjuntivo (6), rico em células adiposas (1), em vasos e nervos (14). A massa de tecido nervoso que o constitui é composta por aglomerados de células nervosas (9) e por feixes de fibras nervosas que se dispõem, de preferência, em sentido longitudinal (10). Acha-se limitada externamente por uma cápsula ou epineuro ganglionar (2), que se prolonga, em uma extremidade do gânglio, com o epineuro (3) da raiz dorsal sensitiva (5) e, na outra, com o epineuro do nervo periférico misto (11 e 12), que se forma quando se fundem (13) as fibras aferentes ganglionares sensitivas com as fibras da raiz ventral da medula (motoras, 8). As células ganglionares destacam-se pela forma, volume e afinidade pelos corantes. Têm núcleo vesiculoso e nucléolo proeminente já visível com este aumento, mas para observá-los melhor convém examiná-los com maior aumento.

Figura 2. Setor de um gânglio raquidiano

Reproduz-se aqui, com maior aumento, um setor do gânglio raquidiano mostrado na Fig. 1. Destacam-se as células nervosas ganglionares, algumas escuras (3) e outras claras e maiores (2), com citoplasma cheio de grumos de Nissl (substância cromidial ou cromófila) e núcleo vesiculoso provido de um nucléolo bem corado. Algumas células contêm um pigmento citoplasmático de cor ocre (lipocromo, 5). Ao redor das células ganglionares acham-se outras células de mesma origem (ectoderma neural), denominadas células satélites ou capsulares (6). Na periferia há fibroblastos (4 e 7) pertencentes ao tecido conjuntivo ambiente. Entre os grupos celulares acham-se fibras nervosas mielínicas, sendo mais evidentes as que foram cortadas longitudinalmente (1).

Figura 3. Setor de um gânglio simpático

Este corte, semelhante ao representado na Fig. 2, corresponde a um setor de um gânglio simpático. Suas células nervosas (5) são um pouco menores que as anteriores, possuem contorno irregular (multipolares) e freqüentemente apresentam núcleo excêntrico e grânulos de lipocromo em seu citoplasma. São envolvidas pelas células satélites (2 e 4), menores e em menor número do que nos gânglios raquidianos (3).

Na área intercelular (3) encontram-se elementos do tecido conjuntivo, com capilares sangüíneos e feixes nervosos amielínicos ou pouco mielinizados (1 e 6), formados por fibras aferentes ou eferentes (fibras pré-ganglionares ou pós-ganglionares).

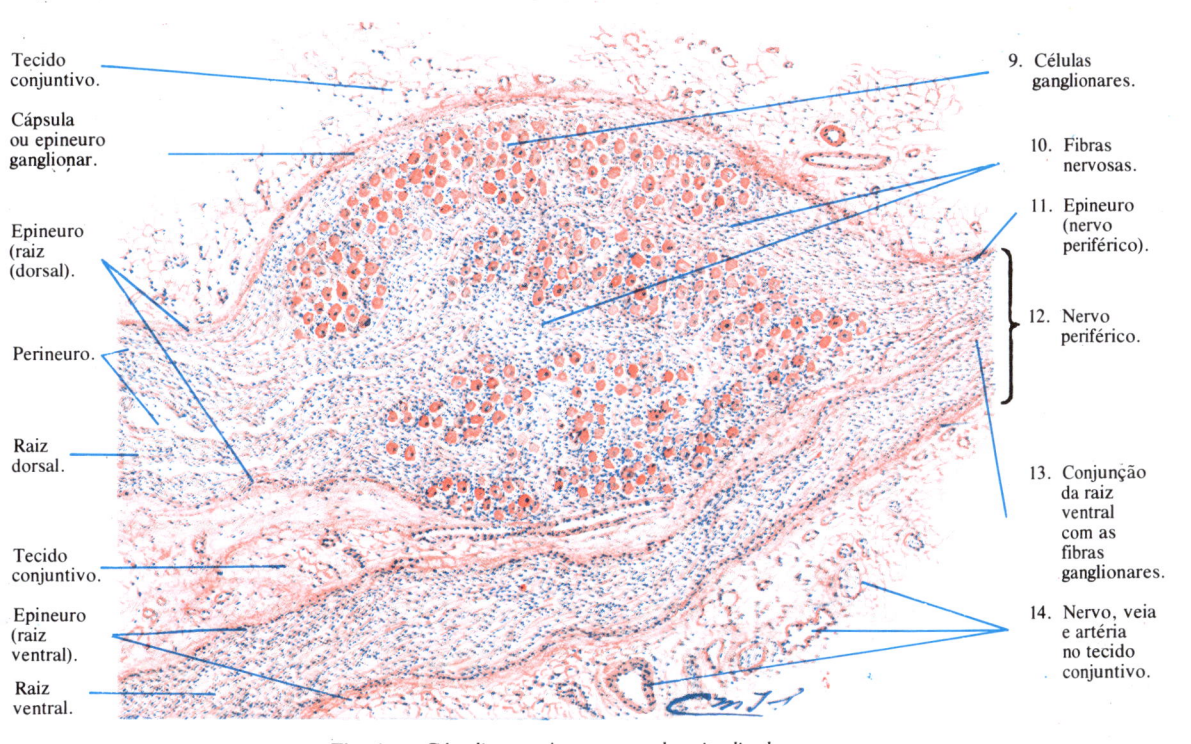

Tecido conjuntivo.

Cápsula ou epineuro ganglionar.

Epineuro (raiz (dorsal).

Perineuro.

Raiz dorsal.

Tecido conjuntivo.

Epineuro (raiz ventral).

Raiz ventral.

9. Células ganglionares.

10. Fibras nervosas.

11. Epineuro (nervo periférico).

12. Nervo periférico.

13. Conjunção da raiz ventral com as fibras ganglionares.

14. Nervo, veia e artéria no tecido conjuntivo.

Fig. 1. — *Gânglio raquiano, corte longitudinal.*
Coloração: hematoxilina-eosina. 25 ×.

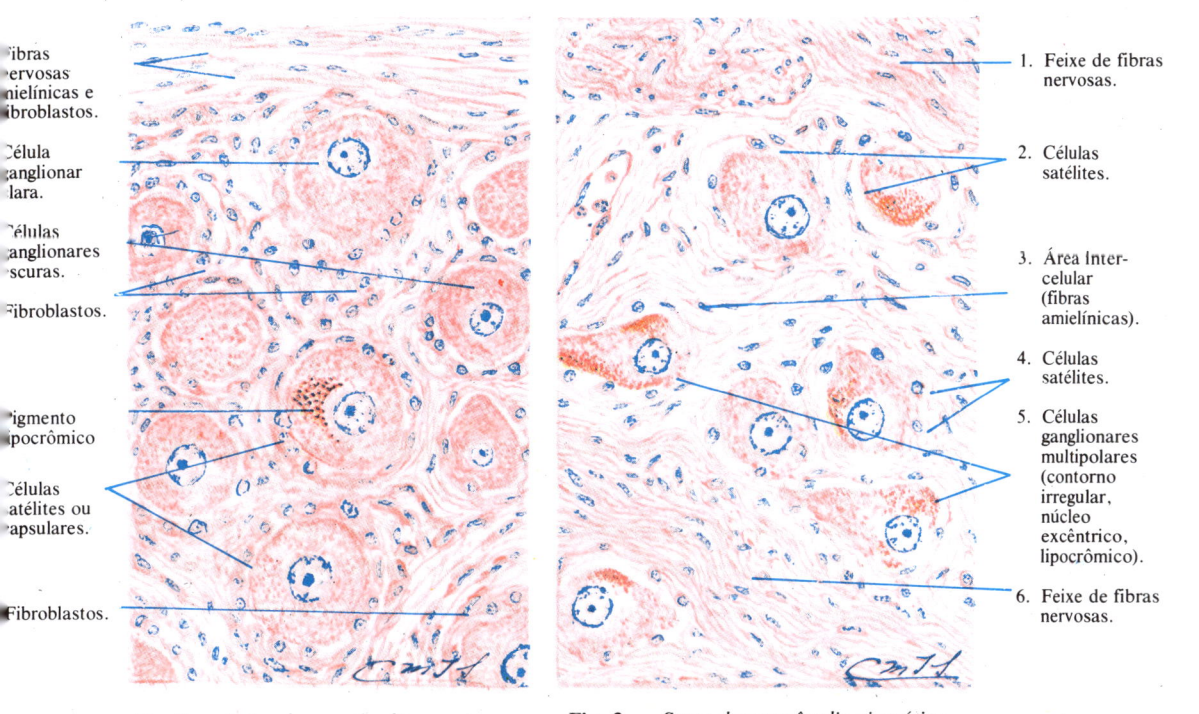

Fibras nervosas amielínicas e fibroblastos.

Célula ganglionar clara.

Células ganglionares escuras.

Fibroblastos.

Pigmento lipocrômico

Células satélites ou capsulares.

Fibroblastos.

1. Feixe de fibras nervosas.

2. Células satélites.

3. Área Inter-celular (fibras amielínicas).

4. Células satélites.

5. Células ganglionares multipolares (contorno irregular, núcleo excêntrico, lipocrômico).

6. Feixe de fibras nervosas.

Fig. 2. — *Setor de um gânglio raquiano.*   **Fig. 3.** — *Setor de um gânglio simpático.*

Coloração: hematoxilina-eosina. 400 ×.

LÂMINA 110

PÁLPEBRA

Corte sagital

A pele que recobre a face anterior ou externa desta prega cutaneomucosa é delgada. Seu epitélio é pavimentoso estratificado (*1*), com poucas camadas superficiais ceratinizadas. A mucosa que recobre sua face posterior possui um epitélio ainda mais delgado, estratificado, formado por células cilíndricas baixas, sendo suas células superficiais, em grande número, mucosas, não se ceratinizando (*11*). Ambos os epitélios repousam sobre um córion papilífero, que se relaciona com a camada celular ou o tecido conjuntivo próprio do órgão (*4*). Enquanto a pele da face externa forma pregas (mais amplas em sua porção superior), a mucosa que constitui sua face interna, aderida ao tarso, é lisa (*14*). Nesta acham-se incluídas fibras musculares estriadas (estendidas sobre o plano médio ou anterior da pálpebra), que constituem a porção palpebral do músculo orbicular (*3*), cuja contração provoca o fechamento dos olhos; folículos pilosos bem desenvolvidos (*17*) ou rudimentares (*2*); glândulas sebáceas anexas aos mesmos (glândulas de Zeiss, *7*) ou dispostas ao longo de um canal excretor comum, que corre ao longo de um plano posterior (glândulas de Meibomius, *12*), e incluídas em um tecido fibroso que forma a lâmina tarsal (tarso, *13*), à qual as pálpebras devem sua consistência; pequenas glândulas sudoríparas (*6*), vasos (*5*), nervos e tecido adiposo (*9*), presente apenas na base do mesmo. Os folículos pilosos bem desenvolvidos só se encontram na borda da pálpebra, e são eles que formam as pestanas (*17*). Estes folículos pilosos carecem de músculo eretor (o mesmo ocorre com as sobrancelhas e supercílios).

O conduto excretor da glândula de Meibomius (*15*) desemboca por trás dos folículos pilosos e, entre ambos, encontra-se o músculo ciliar de Riolano (*16*), um pequeno feixe de fibras musculares dependentes do músculo palpebral. Os folículos rudimentares (*2*) acham-se na face externa da pálpebra e são os que originam a penugem da região.

Na zona onde a conjuntiva palpebral se prolonga na conjuntiva bulbar (fórnix), o tecido conjuntivo, mais abundante e rico em células adiposas (*9*) permite a formação de pregas da conjuntiva nesta zona, rica, por outro lado, em infiltrações linfocitárias e em células plasmáticas. Em suas proximidades encontra-se a glândula lacrimal acessória, ou glândula de Krause (*10*).

O conjunto de formações que participam da constituição do corte observado assim como sua disposição especial permitem firmar para este órgão, uma vez reconhecidos, o diagnóstico de pálpebra.

Pálpebra *(Corte sagital)*

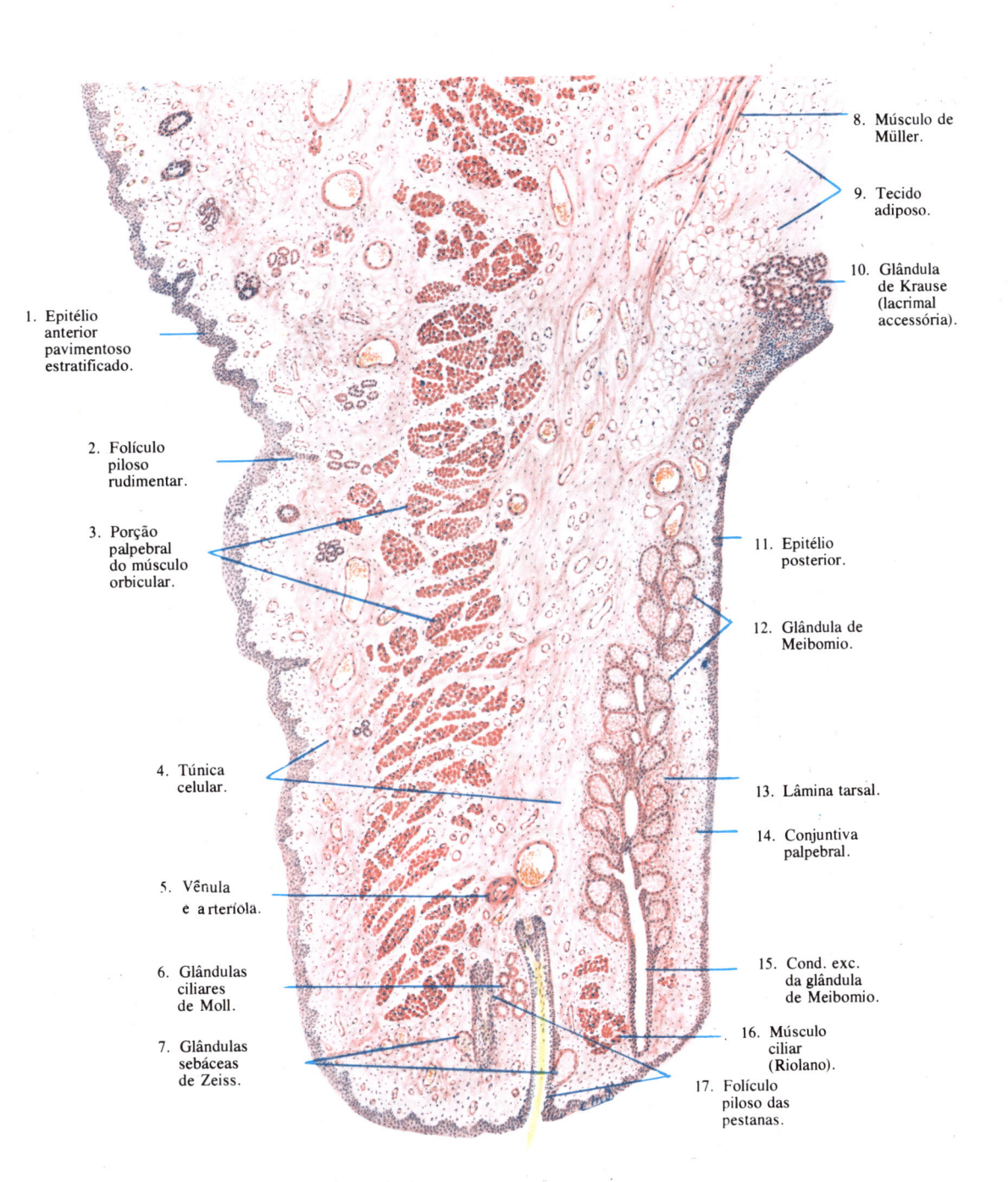

1. Epitélio anterior pavimentoso estratificado.

2. Folículo piloso rudimentar.

3. Porção palpebral do músculo orbicular.

4. Túnica celular.

5. Vênula e arteríola.

6. Glândulas ciliares de Moll.

7. Glândulas sebáceas de Zeiss.

8. Músculo de Müller.

9. Tecido adiposo.

10. Glândula de Krause (lacrimal accessória).

11. Epitélio posterior.

12. Glândula de Meibomio.

13. Lâmina tarsal.

14. Conjuntiva palpebral.

15. Cond. exc. da glândula de Meibomio.

16. Músculo ciliar (Riolano).

17. Folículo piloso das pestanas.

Coloração: hematoxilina-eosina. 20 X.

LÂMINA 111

OLHO

Corte anteroposterior, horizontal

A figura mostra um corte anteroposterior do globo ocular em plano horizontal, que passa pela fóvea central (*26*), e a papila do nervo óptico (*27*). Recordemos que a papila do nervo óptico, que corresponde à zona por onde o nervo óptico, originado na retina, se exterioriza, é o ponto cego da retina e a fóvea central, mácula lútea ou mancha amarela, é a zona de maior acuidade visual.

Na região anterior observa-se a córnea (*1*), muito convexa, e o modo pelo qual o epitélio desta se prolonga no da conjuntiva bulbar (*2*) que recobre a esclerótica (*3*). O limite entre o tecido próprio da córnea e a esclerótica constitui o limbo corneano (*14*). A íris (*16*) separa a porção anterior da câmara anterior (*13*), situada entre a córnea e a íris, da porção posterior da câmara anterior do olho (*17*), compreendida entre a face posterior da íris e a face anterior do cristalino. Aqui se encontram os processos ciliares (*18*) e as fibras da zônula ciliar ou aparelho suspensor do cristalino (*5*). O cristalóide posterior (*7*) corresponde à porção da cápsula do cristalino (6) que recobre sua face posterior. Mais atrás acha-se a câmara posterior, ocupada pelo humor vítreo (*23*). A retina (*8*) reveste a parede desta câmara e apresenta uma porção cega em sua região anterior, a retina ciliar (*19*), e outra funcional na região posterior, a retina óptica (*21*). A *ora serrata* (*20*) assinala o limite entre ambas as retinas. Por fora da retina situa-se a coróide (*9* e *22*), pertencente à túnica média ou vascular do olho, também denominada úvea, constituída pela coróide que acabamos de mencionar, o corpo ciliar e a íris. O nervo óptico (*28*) aparece em corte longitudinal, envolvido por sua bainha externa (*12*), dependência da dura-máter; inclui os vasos centrais da retina (*11*).

Na lâmina 112 (Fig. 2) veremos de forma pormenorizada a estrutura da córnea e, na 113, a da coróide e da fotossensível ou retina.

Podemos afirmar que a córnea — o humor aquoso que enche as porções anterior e posterior da câmara anterior — o cristalino e o humor vítreo são meios transparentes atravessados pelos raios luminosos, que impressionam a retina em sua região sensível depois de sofrer refração ao atravessar a córnea e o cristalino.

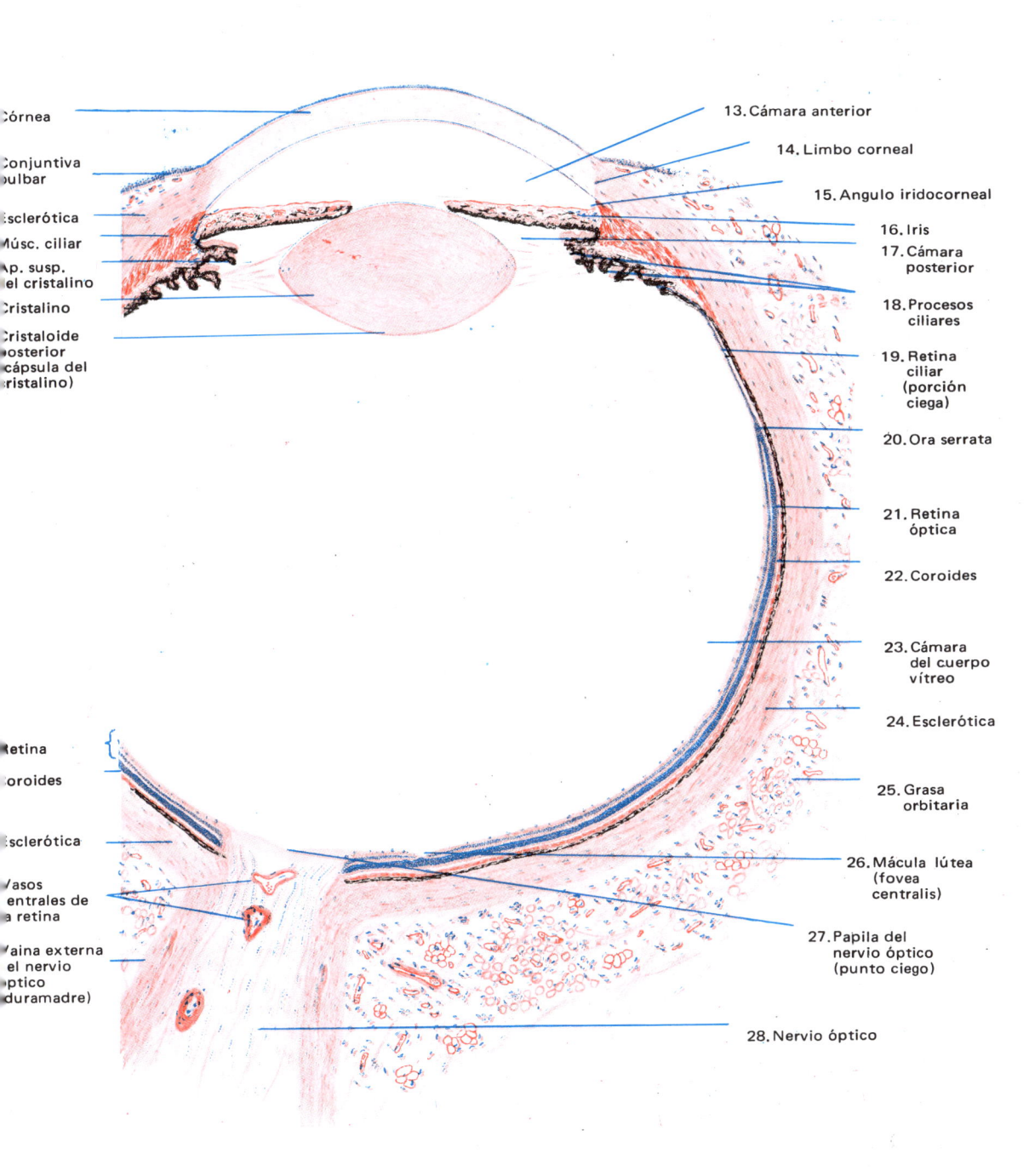

Córnea

Conjuntiva bulbar

Esclerótica

Músc. ciliar

Ap. susp. del cristalino

Cristalino

Cristaloide posterior (cápsula del cristalino)

Retina

Coroides

Esclerótica

Vasos centrales de la retina

Vaina externa del nervio óptico (duramadre)

13. Cámara anterior

14. Limbo corneal

15. Angulo iridocorneal

16. Iris

17. Cámara posterior

18. Procesos ciliares

19. Retina ciliar (porción ciega)

20. Ora serrata

21. Retina óptica

22. Coroides

23. Cámara del cuerpo vítreo

24. Esclerótica

25. Grasa orbitaria

26. Mácula lútea (fovea centralis)

27. Papila del nervio óptico (punto ciego)

28. Nervio óptico

Coloración: hematoxilina-eosina. 15 X.

LÂMINA 112

Figura 1. Glândula lacrimal

Nesta figura acha-se reproduzida uma porção de um corte histológico da glândula lacrimal, vista com pequeno aumento.

Os ácinos glandulares (*1* e *7*) são formados por células serosas altas que limitam uma luz de extensão variável, embora geralmente ampla, em relação com o estado funcional dos mesmos. Pequena quantidade de tecido conjuntivo (*8*) separa os ácinos correspondentes a um mesmo lóbulo.

Estes acham-se separados entre si por septos conjuntivos (*4*), nos quais há vasos sangüíneos (*5* e *9*), células adiposas e canais excretores interlobulares (*6* e *10*), que podem ser reconhecidos pelo seu grande diâmetro e pelo epitélio prismático em duas camadas que os reveste, o qual se cora com maior intensidade.

Entre os ácinos, em pleno lóbulo glandular, acham-se alguns canais excretores (*2*), semelhantes aos anteriores quanto ao aspecto, porém de menor diâmetro e, com freqüência, portadores de um epitélio cúbico simples.

Entre a membrana própria das células glandulares dos adenômeros e as epiteliais integrantes dos canais excretores vêem-se alguns núcleos (*3*), que correspondem a células mioepiteliais ou em cesta de Boll.

Embora existam entre esta glândula e a parótida certas analogias estruturais, seu diagnóstico diferencial pode ser estabelecido com relativa facilidade pelo fato de os adenômeros da lacrimal terem uma luz mais ampla, suas células serem um pouco menos basófilas e, sobretudo, por a glândula não apresentar segmentos intercalares e canais estriados ou excretossecretores.

Figura 2. Córnea

Corte anteroposterior

Esta figura representa o corte anteroposterior da córnea ou membrana transparente anterior do olho. Vemos como participam de sua constituição, da superfície exterior até a face profunda: um epitélio pavimentoso estratificado, denominado epitélio anterior (*1*), formado por cinco camadas celulares superpostas, que repousa sobre uma membrana basal bem demonstrável pelo método do APS; uma membrana colágena compacta, acelular e de pouca espessura, denominada limitante anterior ou membrana de Bowman (*2*); um tecido laminar, o de maior extensão, denominado tecido próprio ou estroma corneano (*3*), que apresenta grande número de fibroblastos ou células corneanas (*5*) dispostos entre as lâminas colágenas, as quais são formadas, do ponto de vista ultramicroscópico, por um entrelaçado fibrilar; uma delgada camada hialina acelular, denominada limitante posterior ou membrana de Descemet (*4*), debilmente corada pela eosina, e um epitélio posterior ou endotélio corneano (*5*), formado por uma única camada de células chatas, pavimentosas, com núcleos arredondados. Pelo que se vê, pode-se afirmar que em nenhuma das camadas da córnea existem vasos sangüíneos ou linfáticos.

É conveniente acrescentar alguns dados não observados nestas preparações: as células epiteliais anteriores contêm grande número de ceratofibrilas e são freqüentes os desmossomas, ambos reveláveis pela microscopia eletrônica e elementos ausentes no epitélio posterior. O estroma corneano cora-se metacromaticamente, ao contrário das membranas limitantes.

É fácil orientar o corte de córnea recordando que seu epitélio anterior é pavimentoso estratificado, enquanto o posterior é pavimentoso simples.

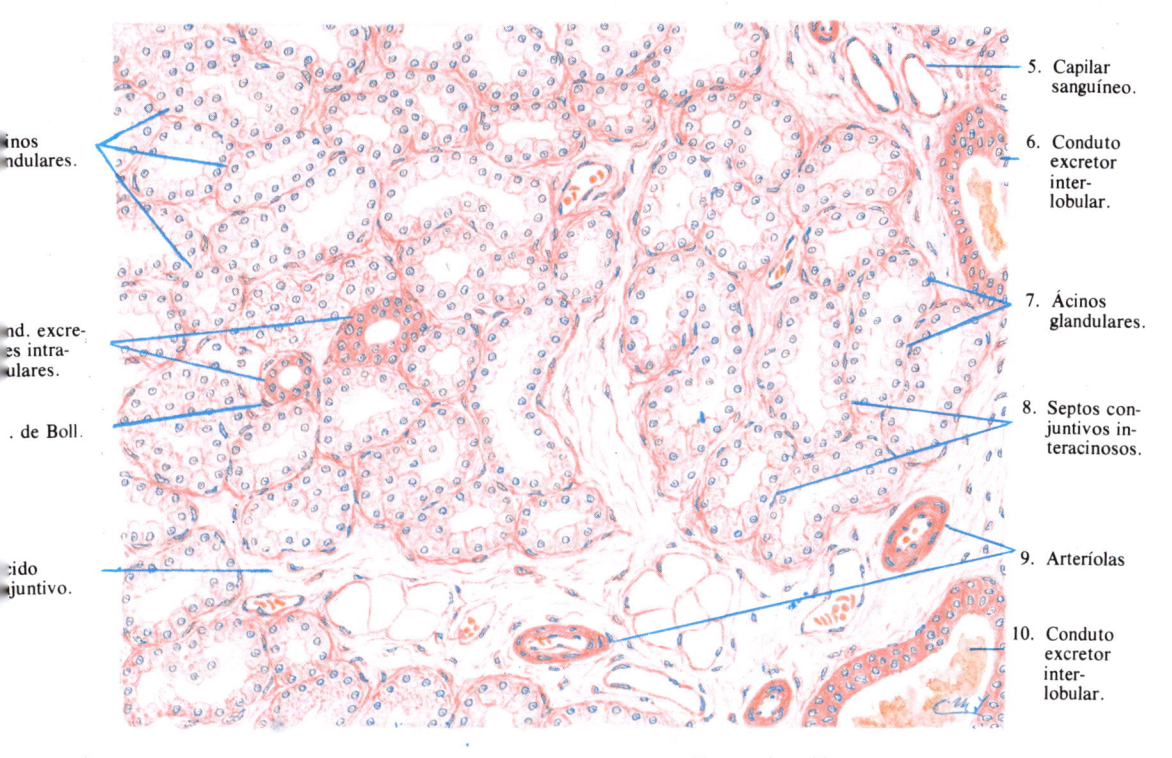

Ácinos glandulares.

Cond. excretores intralobulares.

. de Boll.

cido juntivo.

5. Capilar sanguíneo.

6. Conduto excretor inter- lobular.

7. Ácinos glandulares.

8. Septos con- juntivos in- teracinosos.

9. Arteríolas

10. Conduto excretor inter- lobular.

Fig. 1. — *Glândula lacrimal.* Coloração: hematoxilina-eosina. 20 ×.

Córnea

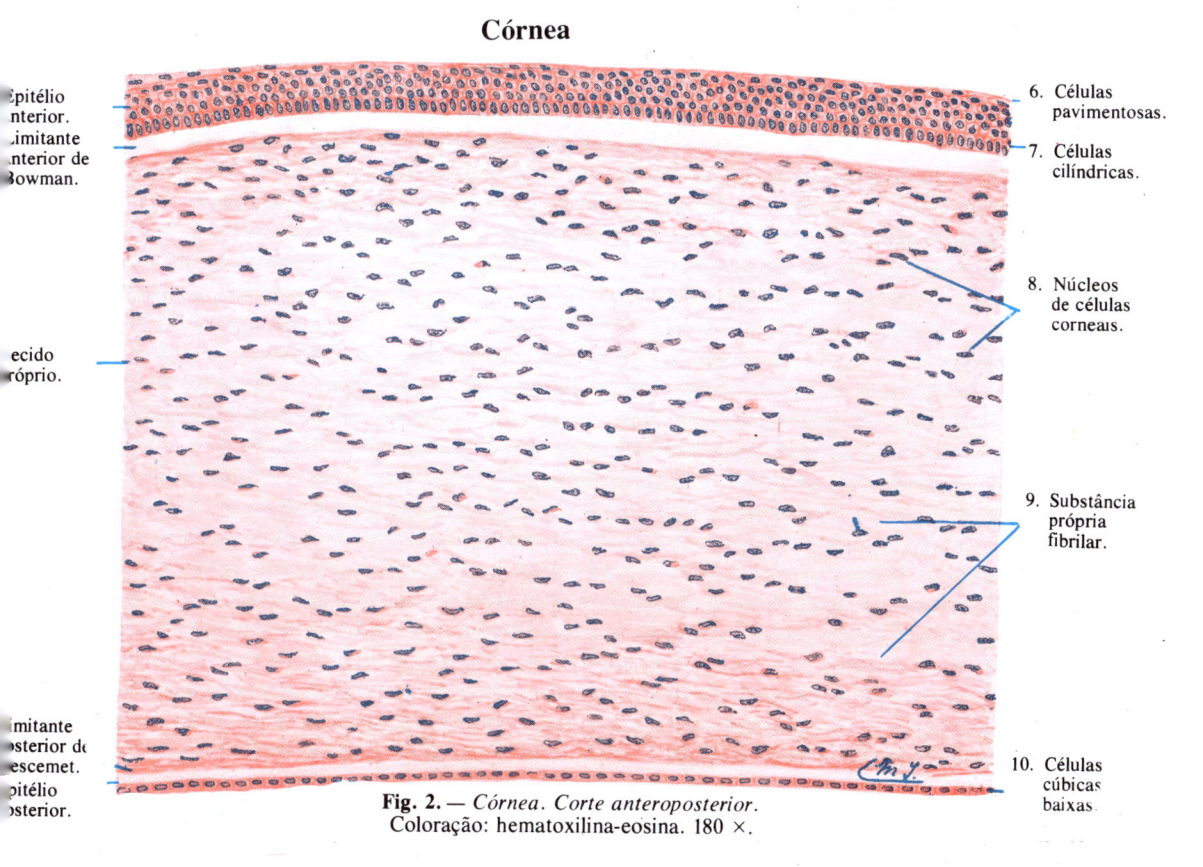

Epitélio anterior.

Limitante anterior de Bowman.

ecido próprio.

Limitante posterior de Descemet. Epitélio posterior.

6. Células pavimentosas.

7. Células cilíndricas.

8. Núcleos de células corneais.

9. Substância própria fibrilar.

10. Células cúbicas baixas.

Fig. 2. — *Córnea. Corte anteroposterior.*
Coloração: hematoxilina-eosina. 180 ×.

LÂMINA 113

RETINA E CORÓIDE

Figura 1. Corte anteroposterior. Visão de conjunto

Reproduzimos nesta figura uma visão de conjunto de um corte parcial do globo ocular que passa pela porção funcional ou óptica da retina. Examinada a partir da sua região interna (a voltada para o centro do olho), em direção à externa, encontramos: a retina (3), a coróide (2) e a esclerótica (1).

A retina (3) é formada por algumas camadas nucleadas (10, 12 e 14) e outras de aspecto fibrilar, desprovidas de núcleo (8, 11, 13 e 15), que se alternam com regularidade. A camada mais interna é a oposta à coróide (2), representada pela camada de fibras nervosas (15) que formarão o nervo óptico. É facilmente reconhecida por ser a única camada da retina cujas fibras têm direção transversal (no sentido do maior diâmetro do corte).

Segue-se a camada ganglionar (14), formada por células cujos núcleos se dispõem unicamente em dois ou três estratos, e logo a camada plexiforme interna, responsável pela sinapse entre estes neurônios e os de associação (células bipolares, horizontais, amácrinas), cujos núcleos se reúnem para formar a granulosa interna (12). Entre esta e a granulosa externa (10) acha-se a camada plexiforme externa (11), de aspecto e extensão semelhante à plexiforme interna e na qual têm lugar as sinapses entre os prolongamentos internos das células em cone e as células em bastonete, com os neurônios de associação mencionados anteriormente. As duas camadas granulosas assemelham-se notavelmente nessas preparações, e só podem ser individualizadas pelas relações que apresentam com as outras camadas, facilmente identificáveis. Também são denominadas camadas nucleares.

Por fora da granulosa externa acha-se a camada de cones e bastonetes (8), com seu aspecto estriado característico; nas preparações comuns apresenta-se, com freqüência, como uma faixa. As extremidades externas dos cones e dos bastonetes perdem-se entre as expansões granulosas das células que formam o epitélio pigmentar da retina (7), situado por dentro da membrana limitante de Bruch que a separa da coróide (não visíveis nestas preparações). Alguns autores descrevem o epitélio pigmentar como uma parte da coróide.

A membrana limitante externa (9) está situada entre a camada granulosa externa e a dos cones e bastonetes, enquanto a membrana limitante interna, já mencionada (16), forma o limite interno da retina. Sobre estas camadas limitantes repousam as extremidades ramificadas, externas e internas, respectivamente, das fibras ou células neuróglicas de Müller, cujos núcleos se encontram na granulosa interna.

Por fora do epitélio pigmentar e separada pela membrana limitante de Bruch já citada, vemos a primeira camada da coróide, ou camada coriocapilar, com vasos capilares; logo a seguir, a camada vascular (6), com veias amplas, de paredes muito delgadas. No tecido conjuntivo intersticial encontram-se numerosos cromatóforos (5), que se concentram especialmente na zona da coróide que limita com a esclerótica e se conhece pelo nome de camada supracoróidea ou lâmina fosca.

Figura 2. Corte anteroposterior. Pormenores de um setor

Vêem-se nessas figuras, com mais detalhes, os elementos que integram as diferentes camadas da retina e da coróide.

Por fora da limitante interna (15) vemos a camada das fibras amielínicas do nervo óptico (14), entre as quais observamos, de trecho em trecho, o pé das fibras de Müller (13), dirigidas em sentido anteroposterior, e na camada ganglionar (12), o citoplasma que circunda os núcleos das células que a compõem e, em alguns casos, o começo de seus prolongamentos dendríticos (externo) e axônios (interno). A conjunção de todas estas constituirá o nervo óptico. Nas demais camadas vêem-se melhor os elementos já reconhecidos com menor aumento.

Recordemos que as denominadas fibras de Müller são células gliais, de sustentação, alongadas e dispostas radialmente, que se estendem desde a membrana limitante interna — que é a camada mais interna da retina — até a limitante externa — situada entre a granulosa externa e camada de cones e bastonetes — sobre as quais repousam as expansões de suas extremidades ou pés. O corpo celular, com seu núcleo, localiza-se na granulosa interna, que contribui para formar. Convém lembrar que as células em cone e as células em bastonete são células fotorreceptoras, e representam o primeiro neurônio da cadeia eferente das vias fotossensíveis. O segundo neurônio desta cadeia é representado pelas células bipolares, cujo corpo, juntamente com o das células horizontais e amácrinas, forma a granulosa interna, que atua como neurônio de associação entre as fotorreceptoras e o terceiro neurônio, representado pelas células ganglionares. Os prolongamentos axônicos destas formam, em seu conjunto, o nervo óptico, que conduz as excitações luminosas até os centros nervosos.

Para dar uma idéia dos diferentes elementos que participam da formação da retina e das conexões existentes entre eles, acrescentamos, à direita da lâmina, um desenho esquemático da preparação, no qual coincidem a extensão e a disposição das diferentes camadas mostradas com as da retina.

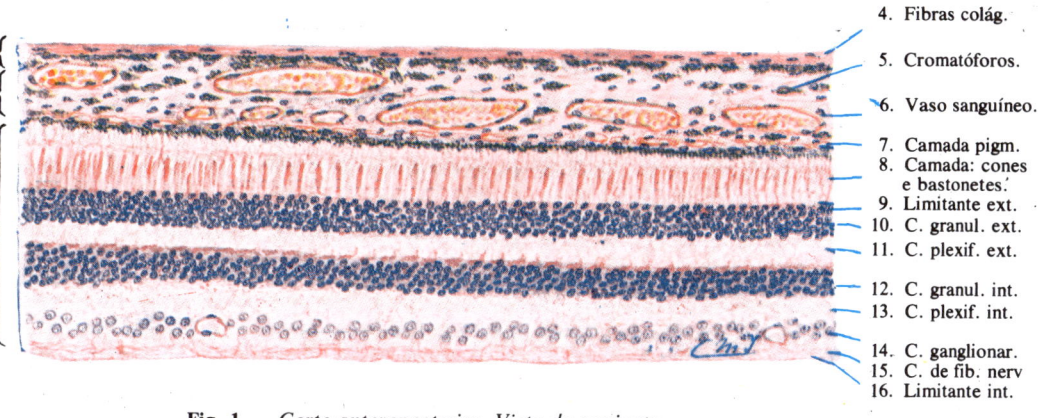

1. Esclerótica.
2. Coróide.
3. Retina.

4. Fibras colág.
5. Cromatóforos.
6. Vaso sanguíneo.
7. Camada pigm.
8. Camada: cones e bastonetes.
9. Limitante ext.
10. C. granul. ext.
11. C. plexif. ext.
12. C. granul. int.
13. C. plexif. int.
14. C. ganglionar.
15. C. de fib. nerv
16. Limitante int.

Fig. 1. — *Corte anteroposterior. Vista de conjunto.*
Coloração: hematoxilina-eosina. 130 ×.

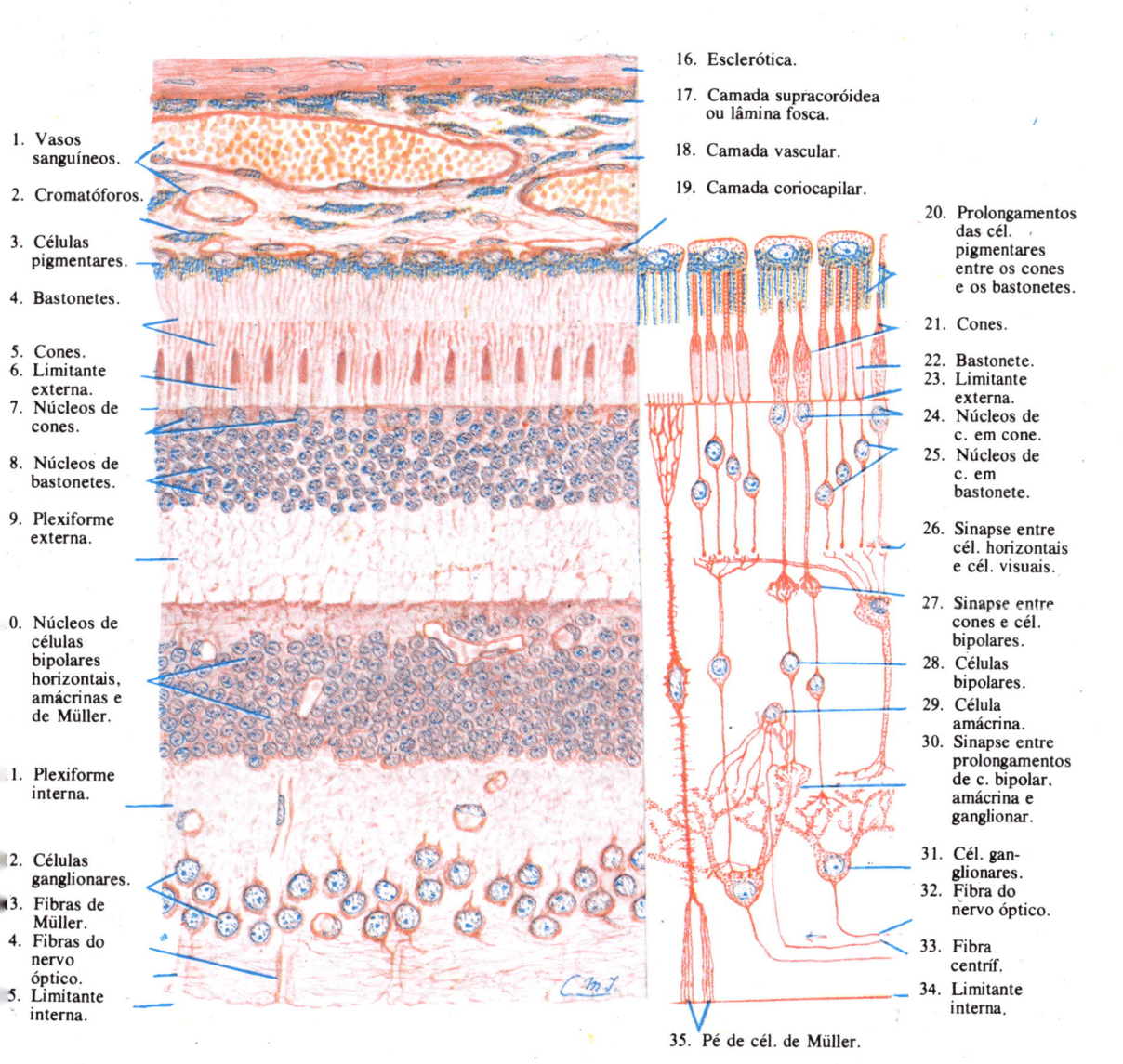

1. Vasos sanguíneos.
2. Cromatóforos.
3. Células pigmentares.
4. Bastonetes.
5. Cones.
6. Limitante externa.
7. Núcleos de cones.
8. Núcleos de bastonetes.
9. Plexiforme externa.
10. Núcleos de células bipolares horizontais, amácrinas e de Müller.
11. Plexiforme interna.
12. Células ganglionares.
13. Fibras de Müller.
14. Fibras do nervo óptico.
15. Limitante interna.

16. Esclerótica.
17. Camada supracoróidea ou lâmina fosca.
18. Camada vascular.
19. Camada coriocapilar.

20. Prolongamentos das cél. pigmentares entre os cones e os bastonetes.
21. Cones.
22. Bastonete.
23. Limitante externa.
24. Núcleos de c. em cone.
25. Núcleos de c. em bastonete.
26. Sinapse entre cél. horizontais e cél. visuais.
27. Sinapse entre cones e cél. bipolares.
28. Células bipolares.
29. Célula amácrina.
30. Sinapse entre prolongamentos de c. bipolar. amácrina e ganglionar.
31. Cél. ganglionares.
32. Fibra do nervo óptico.
33. Fibra centríf.
34. Limitante interna.

35. Pé de cél. de Müller.

Fig. 2. — *Detalhes de um setor de corte anterior e esquema da estrutura da retina.*
Coloração: hematoxilina-eosina. 400 ×

LÂMINA 114

OUVIDO INTERNO

Figura 1. Corte vertical do caracol

Em torno da columela, ou modíolo (16), observa-se o conduto ósseo chamado conduto do caracol ou lâmina dos contornos (6, 15 e 17), que se enrola em espiral, descrevendo, no total, duas voltas e meia. No seio da columela correm as fibras do nervo coclear (9), em cujo trajeto encontram-se, de trecho em trecho, aglomerados de células nervosas (13) pertencentes ao gânglio espiral de Corti.

A cavidade do conduto do caracol está dividida em dois compartimentos principais pelo septo parcialmente ósseo, que repousa na columela (lâmina espiral, 8), e parcialmente membranoso (membrana basilar, 7), que se estende desde a borda livre do anterior até o ligamento espiral (14) que recobre a face posterior da parede externa do conduto do caracol. O compartimento que, na figura apresentada, ocupa uma posição inferior (é posterior quando se considera o órgão em posição anatômica) é a rampa timpânica (4), e a superior (anterior, no órgão em posição anatômica) é a rampa vestibular (2). O canal coclear (3) está separado da mesma pela membrana de Reissner ou vestibular (10). Um orifício existente na última espira do caracol, chamado helicotrema (1), estabelece a comunicação entre a rampa vestibular e a timpânica.

Repousando sobre a membrana basilar acha-se a crista acústica ou papila auditiva, com seu típico túnel de Corti (12) e a membrana tectória (11), que a recobre como se fosse uma aba ou lábio.

Figura 2. Canal coclear

O canal coclear (11), incluído na rampa vestibular do caracol, apresenta, no corte, forma triangular. A parede superior é formada pela membrana vestibular ou de Reissner (5), que se estende desde a porção interna do limbo espiral (6) até a crista de inserção desta membrana existente no ligamento espiral (29). A parede externa é constituída por este ligamento revestido com epitélio pseudo-estratificado, entre cujas células vêem-se cortes de pequenos vasos sangüíneos (estria vascular, 17).

Na parede inferior, a mais interessante, distinguem-se duas porções: a interna é óssea e corresponde à porção externa da lâmina espiral (1); a externa é membranosa e constituída pela membrana basilar (28), na qual se difunde a zona arcuata (26), vascularizada (21), e a zona pectínea (27), desprovida de vasos.

Na crista ou papila acústica, que repousa sobre a membrana basilar, vêem-se os pilares interno (20) e externo (23) do túnel de Corti (22). Por fora desta acham-se as células de sustentação de Deiters ou células falângicas externas (24) e, entre estas, sem atingir a membrana basilar, as células ciliadas ou acústicas externas (12). As células situadas por fora das de Deiters, chamadas células de Hensen (14), prolongam-se insensivelmente com as de Claudius (19), que, mais externamente, revestem parte do sulco espiral externo (18). Por dentro do pilar interno acha-se uma célula acústica interna (9), à qual segue-se a célula falângica interna, que entra em relação com as células que revestem o sulco espiral interno (7). A elevação conjuntiva que limita por dentro este sulco é o limbo espiral, ou cinta sulcada (6); de sua borda súpero-externa parte a membrana teetória (8) que recobre a papila auditiva.

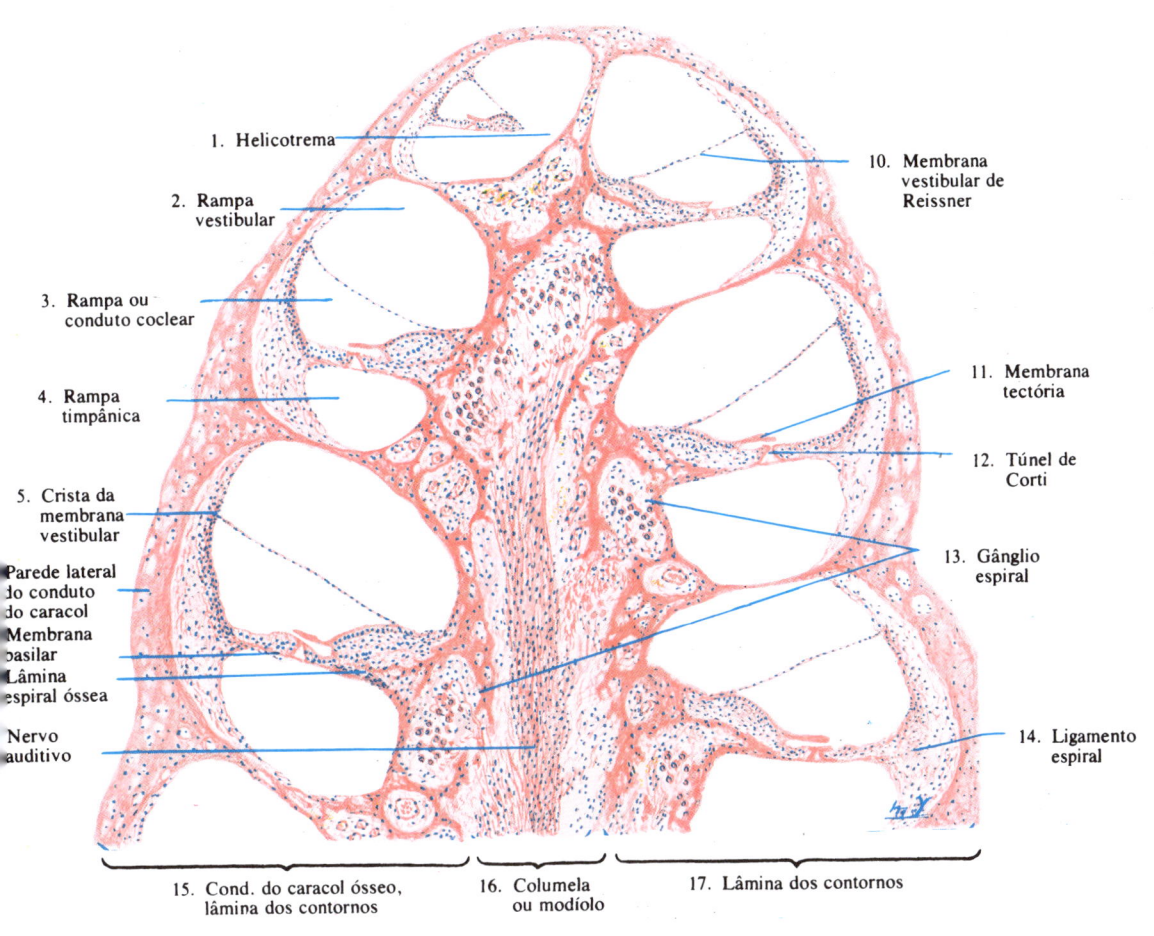

1. Helicotrema
2. Rampa vestibular
3. Rampa ou conduto coclear
4. Rampa timpânica
5. Crista da membrana vestibular

Parede lateral do conduto do caracol
Membrana basilar
Lâmina espiral óssea
Nervo auditivo

10. Membrana vestibular de Reissner
11. Membrana tectória
12. Túnel de Corti
13. Gânglio espiral
14. Ligamento espiral

15. Cond. do caracol ósseo, lâmina dos contornos
16. Columela ou modíolo
17. Lâmina dos contornos

Fig. 1. — *Corte vertical do caracol.* (Coloração: hematoxilina-eosina. 55 ×.)

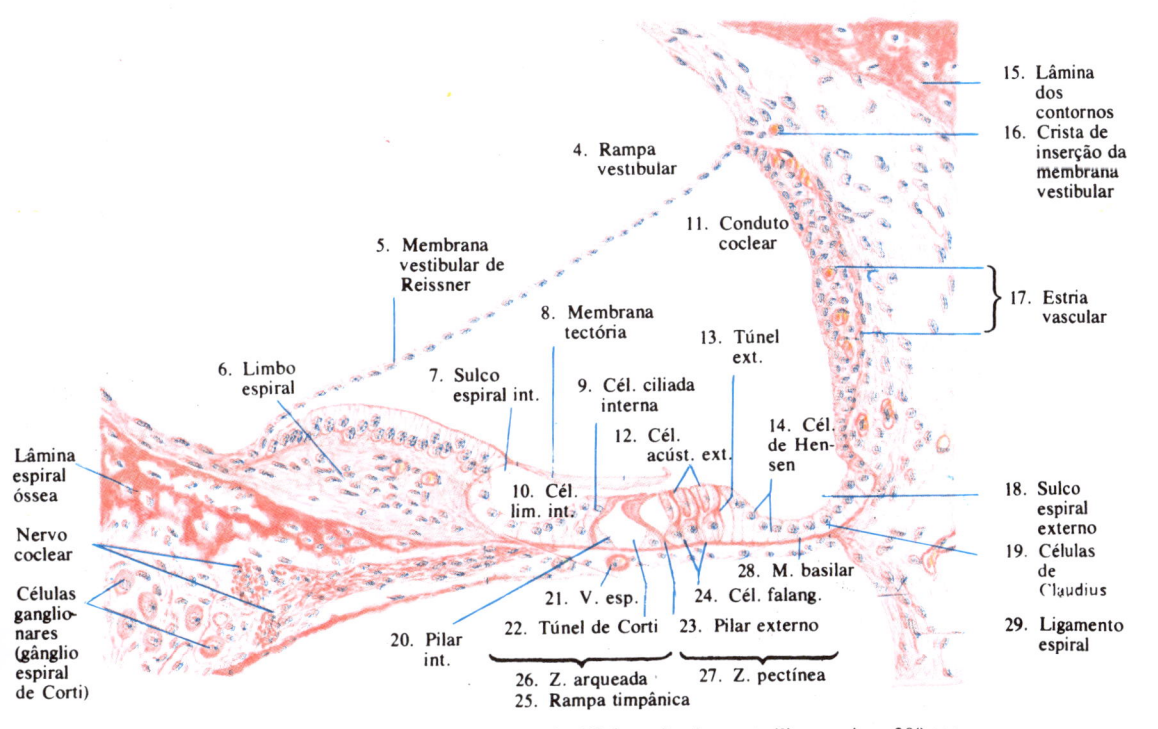

4. Rampa vestibular
5. Membrana vestibular de Reissner
6. Limbo espiral
7. Sulco espiral int.
8. Membrana tectória
9. Cél. ciliada interna
10. Cél. lim. int.
11. Conduto coclear
12. Cél. acúst. ext.
13. Túnel ext.
14. Cél. de Hensen

15. Lâmina dos contornos
16. Crista de inserção da membrana vestibular
17. Estria vascular
18. Sulco espiral externo
19. Células de Claudius
29. Ligamento espiral

Lâmina espiral óssea
Nervo coclear
Células ganglionares (gânglio espiral de Corti)

20. Pilar int.
21. V. esp.
22. Túnel de Corti
23. Pilar externo
24. Cél. falang.
28. M. basilar
25. Rampa timpânica
26. Z. arqueada
27. Z. pectínea

Fig. 2. — *Conduto coclear (corte transversal).* (Coloração: hematoxilina-eosina. 200 ×.)

Este libro se termino de imprimir
en LEVA IMPRESORES S.A.
en el mes de abril 2018